Études Psychanalytiques

Collection dirigée par Alain Brun et Joël Bernat

La collection *Études Psychanalytiques* veut proposer un pas de côté et non de plus, en invitant tous ceux que la praxis (théorie et pratique) pousse à écrire, ce, « hors chapelle », « hors école », dans la psychanalyse.

Dernières parutions

Annie COTTET, *Correspondances entre psychanalyse et théorie systémique. Clinique de l'inconscient dans les systèmes familiaux et managériaux*, 2022.
Françoise DENAN, *Souffrance au travail et discours capitaliste. Une lecture psychanalytique subversive*, 2022.
Karim MEKIRI, *Aux origines de la violence. Naît-on violent ou le devient-on ?*, 2022.
Stéphane VINOLO, *La psychanalyse existentielle : 1927-1943. Sartre (tout) contre Freud*, 2022.
Frédérique F. BERGER, *Psychanalyse avec les enfants*, 2022.
Dominique BERTHON, *Transmettre la psychanalyse. De l'hystérie au dégoût en passant par la pulsion de mort,* 2022.
Françoise DECANT, *Ce que savait Molière*, 2022.
Jean-Louis SOUS, *Avatars de la perversion*, 2022.
Jean-Paul MATOT, *De l'informe aux configurations psychiques. (Dé)peindre les processus*, 2022.
Cléopâtre ATHANASSIOU-POPESCO, *L'enfant, donner un sens aux apprentissages,* 2021.
Cléopâtre ATHANASSIOU-POPESCO, *L'adulte, donner une maison à l'enfant,* 2021.
Monica HOROVITZ et Piotr KRZAKOWSKI (dir.), *Écrits intimes de psychanalystes pendant la pandémie. Journal de voyage en Confinia*, 2021.
Bernard CHOUVIER, *Le pouvoir des choses, Pour une analyse des objets*, 2021.
Véronique MARCHISET, *L'amour vrai n'est pas sur la rive d'œdipe. L'alchimie des états amoureux,* 2021.
Valérie BLANCO, *Dits de divan. Notions de psychanalyse illustrées d'extraits de séances*, nouvelle édition, 2021.

L'Ogre d'amour

5-7, rue de l'École-Polytechnique ; 75005 Paris

http://www.editions-harmattan.fr/

ISBN : 978-2-14-033705-5
EAN : 9782140337055

Gilles Seban

L'Ogre d'amour

Les troubles des conduites alimentaires

Préface de Francine Boré

L'Harmattan

Du même auteur

Thèse de doctorat en médecine aux éditions L'Harmattan :

Création artistique et figuration délirante, Gilles Seban, préface de Michel Gourévitch, 2002.

Cinq recueils de poèmes aux éditions Librairie-Galerie Racine :

– *Fleur de peau*, Gilles Seban, 2003.
– *L'Être d'amour*, Gilles Seban, 2006.
– *Le temps d'un voyage*, Gilles Seban, 2012.
– *Passe un ange*, Gilles Seban, 2014.
– *Nous...*, Gilles Seban, 2016.

Essai, aux éditions Librairie-Galerie Racine :

– *Clinique du Sens*, Gilles Seban, préface de Didier A. Chartier, 2019.

Écrit romancé, aux auto-éditions Librinova :

– *L'Éclipse de Lune. Journal d'un psy*, Abel Nilsseg, 2020.

Rôle du psychiatre dans le long-métrage de fiction *Faire face* du réalisateur Jean Jonasson sorti le 3 décembre 2021 dans la salle du cinéma Le Saint-André des Arts, 30, rue Saint-André des Arts, Paris.

Fiches de lecture publiées dans le journal numérique *Franc-Parler*, du rédacteur en chef Yann Le Houelleur.

Préface

Je vais d'emblée attaquer très fort ! JAMAIS je ne lis les préfaces...

Pour moi elles ont le goût des coureurs dans les starting-blocks, piaffants, incapables d'attendre le coup de feu libérateur ! et... comptant le nombre de pages qu'il leur reste à souffrir avant de rentrer enfin dans le vif du sujet.

Vous avez lu la préface de la Bible ? Un cauchemar rédhibitoire...

Et c'est à moi qu'il incombe la lourde tâche d'essayer de vous divertir de cette idée fixe :

« Alors, quand est-ce qu'il commence ce film ? »

Forte de cette expérience « anti-préfaceuse », je vais donner le SMIC...

Un petit mot quand même sur moi.

Je suis anorexique-boulimique depuis l'âge de quinze ans, autant dire des siècles de cela !

On ne vit pas une anorexie-boulimie. On EST une anorexie-boulimie.

Du matin jusqu'au soir, je n'avais qu'une obsession en tête : manger... non, me gaver jusqu'à ce que j'aie la silhouette d'une femme enceinte de sept mois ! Manger à éclater et... vomir.

Parfois, dès quatre ou cinq heures du matin j'étais déjà « au charbon ». Le croiriez-vous ?

Il m'est arrivé de manger-vomir quarante-huit heures non-stop sans une seconde de repos... et de répit ! Noyée sous un déluge de nourritures, sans goûts, écœurée par toutes.

Pas de vie, cela va sans dire. Je faisais du plein-temps cuisine, alors les sorties, les amies, la mode, la musique, les films...

J'ai arrêté mes études en seconde, mais funambule, comme nous le devenons tous, j'ai réussi à passer le bac et m'offrir le luxe de dix ans de Droit. Bien sûr, avec un kit de survie dans ma besace, me permettant de tenir sans être contrainte de dévorer tout l'amphi...

Pour clore le tout, nous sommes loin de ces maladies nobles, ayant pignon sur rue : cancer, tumeur, sclérose en plaques, maladie de Charcot.

Manger-vomir, c'est sale, c'est répugnant, ça dégoûte. Cela ne vous amène aucune compassion, aucune bienveillance.

Mais après tout, que vous importe leur empathie, qu'en avez-vous à faire ?

Vous, vous vous êtes trouvé une épaule consolatrice, un mouchoir inusable. Un petit coup de baguette magique « bouffe-à-gogo » et vous êtes transportée au pays des Bisounours.

Petite précision.

Une bisounours qui après avoir terminé son dur labeur – disons trois heures du matin – se retrouvait dans son lit, secouée, hystérique de sanglots avec juste cette « bêtissime » question : POURQUOI ?

Vous cherchez le mode d'emploi d'une vie gâchée : vous venez de le trouver.

J'ai promis d'être brève.

Une ultime chose : « Connaissez-vous beaucoup de livres qui par un titre de trois mots vous disent tout » ?

« Chouette, me direz-vous, plus besoin de le lire ! »

Non. Surtout pas.

Croyant avoir fait le tour du sujet – moi ! – ce livre m'a livré des clefs que j'avais cherchées, et supplié en vain toute mon existence que l'on me fournisse.

J'ai pleuré, et je suis restée quatre jours au lit tant il m'avait fracassée.

Je vous en prie, ne passez pas à côté ; cela serait trop dommage pour vous...

Francine Boré

Le fil rouge

Nous proposons dans cet ouvrage une approche empirique et innovante des troubles des conduites alimentaires à partir de l'intuition clinique selon laquelle serait au centre de la mise en jeu l'image spéculaire d'un parent, dont, en particulier, celle de la mère pour l'hyperphagique et celle du père pour l'anorexique-boulimique. Il s'agit de présenter un nouveau paradigme qui fait notamment appel aux apports de la psychanalyse freudienne (73) autour du concept de narcissisme ainsi qu'à la trouvaille théorique du « stade du miroir » de Lacan (121). Ces situations psychopathologiques interrogent la position du sujet en regard d'un parent qui déchoit, faisant intervenir le phallus en tant que symbole et signifiant de la jouissance. S'articulerait un étroit rapport d'interdépendance dans une intersubjectivité spéculaire et confondante avec, d'un côté, l'emprise du parent-prédateur, et de l'autre, le sacrifice de l'enfant-proie. Intimement liée à la balance identité/altérité, l'expérience spéculaire fait osciller l'intériorité ressentie et vécue avec l'extériorité observée et perçue, sans parvenir à asseoir la structuration du sujet ; pour, au final, témoigner des enjeux psychiques à l'œuvre, au cœur de ces souffrances narcissiques et identitaires que sont les troubles des conduites alimentaires. L'image spéculaire est frappée d'une indétermination fondamentale permettant aussi bien d'accéder à la vérité de l'être que de se perdre dans l'illusion la plus trompeuse. Cependant, la qualification en miroir, cette interprétation où se constitue l'avènement du sens et de l'altérité, ne peut se départir d'un mouvement d'identification qui ouvre la voie à l'édification du sujet qui advient. Pourtant, ici, l'identification à un parent n'a pas cours ; elle échoue et est remplacée par l'incorporation. Notre hypothèse fondée et argumentée consiste à considérer le parent comme étant autant animé par un amour tendre envers son enfant que traversé par des intentions fantasmatiques d'ordre incestueux ou anthropophage. Celles-ci le désignent selon l'attribut d'« Ogre d'amour ». Un défaut de symbolisation rend l'enfant incapable de mentaliser cette menace de « dévoration », qui met en péril tant son intégrité psycho-corporelle que l'attache racinaire et le lien filial. Son recours défensif s'applique à « agir » oralement, c'est-à-dire, manger (ou s'abstenir ardemment de le faire) par crainte d'« être mangé ». Dès lors, ce qui l'angoisse profondément beaucoup plus que sa mort prochaine est sa non-réalité, sa non-existence. Car la relation spéculaire ne rend plus compte du fait même d'exister.

Introduction

Le cycle pérenne de la vie, qui engendre la vie, implique la mort, destin funeste et inexorable de chacun de nous. Ainsi, l'homme qui a vécu meurt ; mais avant, comme l'animal, il tue pour se nourrir, continuer à vivre et donner la vie ; et donc la mort. L'acte universel et vital de tuer pour manger et celui de s'accoupler pour perpétuer son existence sont inhérents à l'espèce animale et à l'homme, en particulier. Le monde animal, dont l'homme fait partie, nous enseigne l'évidence naturelle de l'acte de manger, c'est-à-dire, assouvir le besoin de nourriture doublé du plaisir gustatif : activer les papilles, saliver, croquer, savourer et ingurgiter la bonne chair puis se lécher les babines et arborer un air repu, pour vivre et/ou survivre. Il témoigne tout autant de l'acte de copuler dans l'ardeur éperdue de l'étreinte amoureuse, érotique, sensuelle et éprouvante pour se reproduire et/ou satisfaire le désir sexuel : mettre au service de la « bonne chair » toute la vigueur et la gourmandise pour le plus grand plaisir de consommer ; puis se relâcher après le délicieux effort, recouvrer son souffle, répandre les perles de sueur et cajoler son ou sa partenaire. Les animaux que nous sommes, avec délectation et souffrance, dans sa réalité et son mystère, comme un trésor et un défi, expérimentent la vie qui est à la fois un combat et une fête depuis la naissance jusqu'à son terme.

Cependant, l'homme n'est pas un animal comme les autres. À moins que ce soit le contraire : l'animal, un homme différent. La nature humaine est complexe, pétrie de doutes, de contradictions, de zones d'ombre et mue de sentiments aussi divers qu'étranges et incompréhensibles parfois. Selon *Le Petit Prince* (181') et sa verve poétique : « Les gens ont des étoiles qui ne sont pas les mêmes. Pour les uns, qui voyagent, les étoiles sont des guides. Pour d'autres elles ne sont rien que de petites lumières. Pour d'autres qui sont des savants, elles sont des problèmes. » Évoquer « Les Lumières », merveilleuse et profonde formule, c'est aussi se référer au mouvement littéraire et philosophique, qui est également un mode de contestation sociale et politique, lequel sévit dans la France et l'Europe du XVIIIe siècle. Il est incarné et nourri par lesdits « philosophes des Lumières » que sont Voltaire, Montesquieu, Rousseau et Diderot, lesquels remettent en cause les fondements de la religion, récusent la monarchie absolue, et dénoncent les inégalités sociales. Fondée sur la raison – qui sous-tend le rationnel, mais aussi le raisonnable –, cette mobilisation anticonformiste permet de sortir des préjugés. Elle prône la connaissance, mais pratique et encourage aussi le scepticisme à l'égard des possibilités de la raison elle-même, afin d'éviter de transformer le culte de la rationalité en une superstition d'un nouveau genre propice à toute forme d'obscurantisme. Elle vise également à promouvoir l'égalité ainsi que la liberté face à la crédulité propre à la nature humaine ; et poursuit une lutte contre l'intolérance et la tyrannie.

Ailleurs, pour les juifs, Hanouka est la « Fête des Lumières » – qui n'est pas biblique, mais instaurée par le Talmud – célébrée chaque année en mémoire d'un événement de l'histoire de ce peuple remontant au IIe siècle avant J.-C. : la ré-inauguration du saint temple de Jérusalem. Selon le livre des Maccabées, des juifs avaient tenté de contrer l'oppresseur, le roi Antiochus IV Épiphane, de la dynastie des Séleucides, lequel avait imposé son pouvoir par la violence en obligeant notamment les Hébreux à pratiquer les rites helléniques et en leur interdisant de pratiquer leur religion. Plusieurs milliers de juifs parmi les insurgés furent massacrés. D'autres, parmi lesquels une poignée de résistants, parvinrent néanmoins à défaire les troupes séleucides, à triompher et reconquérir Jérusalem, dont le temple avait été profané, édifiant un nouvel autel dans ce même sanctuaire. Le mot « hanouka », qui signifie en hébreu « inauguration », célèbre donc cette reconquête.

Les « Lumières » sont des symboles, les Écrits, des sortes de lumières de conscience faites pour guider l'homme, lui montrer le chemin de la raison, en lui offrant la possibilité de se hisser au rang de la noblesse et d'acquérir au mieux une forme de sagesse. Pour cela, il y a les Textes fondateurs, dont, évidemment, la Bible, l'Ancien et le Nouveau Testament, et ses Saintes Écritures. Il y a aussi ce qui est communément appelé la quête du Graal, cette démarche qui s'exerce sous l'influence de saint Bernard et des moines de Cîteaux, et qui s'achève en un antiroman invitant la chevalerie à abandonner les labyrinthes des prouesses profanes pour la voie droite de l'ascèse spirituelle. Citons, à cet égard, le *Haut Livre du Graal* ou *Perlesvaus* (191"), roman en prose datant du début du XIIIe siècle, qui consacrera la conversion de l'imagination barbare des origines, tout en unissant l'élucidation du désir charnel et le mystère de la Révélation. À la recherche du Graal, le chevalier chrétien doit avoir le cœur pur, et donc imiter le Christ. Cette quête devient une parabole qui exprime le don de soi, la quête de justice et de vérité ; une recherche de lumière sur les choses ; en essayant toutefois d'éviter l'aveuglement qui fait basculer dans son contraire : l'absurdité, la déraison et le fanatisme. Le caractère sacré du Graal qui, du reste, devient encore plus important avec le concile de Latran IV, en 1215, est et demeure une référence symbolique qui vise à transcender le genre humain, à l'élever dans ce qu'il a de plus honorable, de plus louable.

Et pourtant, il est assez peu contestable que l'homme dit « civilisé » peut par faiblesse, nécessité, cruauté ou folie, aussi se montrer capable de sauvagerie ; cependant que l'animal, lui, trop souvent perçu comme hostile et dangereux, peut certes se révéler monstrueux, tout en ayant également la faculté de paraître exemplaire d'humanité. L'animal observe sans nul doute l'homme à son insu d'un regard curieux, malicieux, mais aussi craintif et donc parfois menaçant ; et l'homme de se révéler, à son tour, lorsqu'il n'est pas un prédateur pour l'animal, sa proie, à travers le comportement de ce dernier.

Avec saveur et finesse, inspiré par les fabulistes de l'Antiquité gréco-romaine dont, en particulier, Ésope, Jean de la Fontaine nous décrit le comportement humain à travers le bestiaire anthropomorphe de ses célèbres fables. Elles font sa renommée. Il utilise le monde animal familier à l'enfant – rien d'étonnant à cela, et pour cause, son animalité lui est encore très proche – et transpose à l'écrit l'ironie spirituelle et mondaine de la conversation de salon. Il dit notamment avec l'intelligence et la doctrine du génie créateur : « Je me sers d'animaux pour instruire les hommes. » Sous des travers légers et cocasses, avec l'impertinence du savant et la faconde sophistiquée d'un rare talent poétique, il adresse ainsi à l'homme un message profond et édifiant, et, par là même, lui offre la morale qui lui sied si bien. Les animaux humanisés sont ici inclus de plain-pied dans la vie des hommes, éloignant la barrière qui différencie les uns des autres en leur conférant un rapport de familiarité. Ce phénomène est d'autant plus vrai lorsqu'il s'agit d'animaux qui partagent l'existence de l'homme dans un cadre domestique.

Parmi les plus courants, le chat et le chien sont apprivoisés pour devenir le compagnon de vie de l'homme. L'animal peut ainsi être l'ami de l'homme et vice-versa. Mais si, comme nous l'avons dit, l'homme peut s'avérer l'ennemi prédateur de l'animal, il n'en est pas moins souvent son véritable « apprenti ». L'animal est d'ailleurs et depuis longtemps un modèle de comportement humain. N'est-ce pas le cheval qui a appris à l'homme à courir, la grenouille qui lui a appris à sauter et l'oiseau à chanter et à voler ? L'animal est le miroir de l'homme, assurément.

Comme nous le montrent les sciences de la vie, si à bien des égards l'homme se distingue de l'animal non humain, néanmoins, la frontière entre les deux tend à s'estomper. Ainsi, et contrairement au postulat d'Aristote, l'homme ne serait pas le seul animal rationnel. Pouvons-nous dire encore, comme le suppose Descartes, que les animaux sont des machines dénuées de sentiments et d'esprit logique ? Kant, pour sa part, distingue l'homme de l'animal par la morale. Pour lui, l'homme est un être moral par essence en tant qu'il est doué de conscience, de raison et d'une volonté autonome qui lui permet d'exercer une liberté. Enfin, Bergson, de son point de vue, intègre les apports du darwinisme pour déterminer ce qui provoque l'évolution, à savoir : « l'élan vital », telle une poussée d'énergie qui conduit toutes les espèces vivantes à se différencier. Il énonce la conscience de soi comme étant le propre de l'homme. Or, depuis Charles Darwin et ses travaux lumineux il y a plus d'un siècle et demi, pour lequel il n'existe entre notre espèce et les autres, qu'une différence de degré et pas de nature, les recherches éthologiques n'ont pas cessé de se développer. Nous savons notamment que, selon les espèces, l'animal est doté d'une conscience et d'une intelligence et qu'il est, de surcroît, capable de jouer, d'inventer, de s'adapter et de communiquer. Et, outre le fait qu'il lui soit donné d'exprimer la satisfaction et le manque, le bien-être et la souffrance, son aptitude à éprouver des émotions et des sentiments ne fait, à ce jour, plus aucun doute.

À partir de son analyse de l'homme comme « animal social », Hannah Arendt (7 ; 8) nous introduit savamment dans une sorte d'anthropologie philosophique, nécessaire pour mieux comprendre la coexistence humaine et « la condition humaine de pluralité ». Pour elle, l'action (praxis) reconnaît la pluralité des hommes et les met en relation directe entre eux, indépendamment du cycle biologique. Elle comprend plusieurs éléments dont : 1° l'action politique qui postule la liberté ; 2° la parole (*lexis*) ; 3° la capacité d'initiative, c'est-à-dire, la faculté de faire du neuf ; 4° la vie contemplative, celle du philosophe. L'ensemble constitue le *bios politikos* grec qui a été transmis aux Romains pour qui vivre, c'est être parmi les hommes. Hannah Arendt dira même que l'adjectif social n'existait pas dans la langue grecque. Il a son origine dans le monde romain (latin). Le mot qui exprimait le social chez les Grecs est politique. C'est pourquoi d'ailleurs Aristote définissait l'homme comme *zôon pôlitikon*, c'est-à-dire, un animal civique, un animal citoyen. À préciser que l'adjectif *politikon* est dérivé du mot *polis*, qui signifie « cité ». Ainsi, tel un plaidoyer du vivre ensemble, Aristote dit : « L'homme est par nature un animal politique. »

Au Moyen Âge, saint Thomas d'Aquin traduit le *zôon pôlitikon* d'Aristote en *« homo est naturaliter politicus, id est, socialis »* ; qu'on peut traduire par « l'Homme est par nature politique, et donc, social ». Bien des siècles plus tard, Montesquieu reprendra la formule, en qualifiant l'homme « d'animal sociable » dans ses *Lettres persanes* (148°). C'est alors que le terme *social* fait pleinement son apparition dans la pensée politique. Or, cette apparition est, d'après Hannah Arendt, le début même de la confusion entre le social et le politique. Enfin, bien que l'homme ne puisse pas vivre hors de la société, la condition « sociale » de l'homme n'est pas une caractéristique spécifiquement humaine. Ce d'autant que l'homme n'est pas le seul animal à vivre en collectivité. Il est d'ailleurs connu depuis longtemps que la vie animale s'organise parfois en famille et/ou en cohortes, en colonies ou groupes sociaux. Enfin, nous pouvons même concevoir aujourd'hui l'idée selon laquelle des animaux non humains sont eux-mêmes engagés dans le domaine de la signification, c'est-à-dire la culture.

Pourtant, si l'homme est un animal parmi les autres, il se défend de son animalité. Il se veut même un être supérieur... et de se prétendre une suprême créature divine, selon le croyant, ou de se croire pourvu d'une conscience et d'une intelligence qui dépasseraient et de loin, selon le savant, celle de l'animal non humain. Certes, l'homme est capable de lire à l'intérieur des choses, d'en rechercher le sens et la vérité au moyen de son intelligence. Il sait qu'il sent ; c'est sa conscience sensible, selon Rémi Barjolin (25). Cependant, précise-t-il, la conscience sensible est le premier niveau de conscience qui n'est pas le propre de l'homme seul. Les animaux vertébrés ont eux aussi une forme de conscience sensible. Par exemple, un chien sent qu'il se brûle. Le second niveau de conscience, propre à l'homme celui-là, c'est la conscience réfléchie qui lui fait reconnaître ce qu'il connaît. Ainsi, à la différence des autres animaux, l'homme s'étonne de ce qui est. Il va même jusqu'à se surprendre de lui-même au point de s'interroger sur sa condition, se poser des questions existentielles. Seul, il peut se demander ce qui fait le propre de l'homme par rapport à l'animal. Et là, possiblement, réside sa « différence ».

Mais, organisé en société et enraciné dans un espace-temps, l'homme tend à donner sens à son existence, s'inscrire dans la culture et bâtir dans la durée une civilisation. Il établit des règles, édicte des lois et construit un « vivre ensemble » plus ou moins heureux conjuguant similitudes et différences autour d'une altérité qui fait sens et confère au sujet son existence. Mais son animalité demeure ancrée dans sa nature profonde même s'il cherche à se démarquer de l'animal non humain en tentant de s'élever au-dessus de lui. Pour ce faire, il édifie notamment deux tabous fondamentaux : l'inceste et l'anthropophagie.

Si ces interdits sont des tabous, c'est bien parce qu'ils sont hissés au plus haut rang de la culture, digne d'un respect absolu : le sacré. De fait, qu'il s'agisse de la scène incestueuse ou de l'acte anthropophage, force est de constater que ces deux tabous éveillent en chacun de nous une certaine mauvaise conscience énigmatique et questionnent notre éthique, les limites de notre société et le rapport à autrui : l'altérité. De fait, s'il est plus commode de les occulter ou de les écarter de notre champ de conscience, ces pratiques hors-norme recèlent des mystères qui interrogent ce qu'il y a de plus profond en nous, à savoir : notre animalité. Celle-ci déroge ou contredit l'individu social et civilisé que nous prétendons être. Or, notre propos ici consistera surtout à montrer dans quelle mesure la transgression fantasmatique de ces tabous par un parent, animé d'un amour tendre autant que d'un penchant « dévorant », et inscrit dans la relation spéculaire à son enfant incapable de la mentaliser, contribue à l'apparition d'un trouble des conduites alimentaires chez ce dernier.

Dans le cadre de ces phénomènes psychopathologiques, nous aurons à expliciter notamment : le poids de la jouissance du parent-prédateur couplée à la complaisance sacrificielle de son enfant-proie, l'archaïsme des échanges psycho-affectifs qui opèrent au sein de la relation en miroir parent-enfant ainsi que leurs incidences psychocorporelles néfastes. Au cœur de la problématique, l'enjeu porte essentiellement sur le maintien des attaches racinaires et du lien filial. D'un point de vue émotionnel, on assiste à l'émergence d'angoisses extrêmes avec vécu d'abandon, mais aussi, à l'inverse, d'impressions d'intrusion, de dévoration et d'annihilation, assortis de sentiments de rejet, de honte et de culpabilité. L'ensemble aboutit à la constitution d'une relation d'interdépendance étroite selon un rapport de proximité périlleux, morbide, en se livrant à des « liaisons dangereuses » sans pour autant aller jusqu'à « consommer l'acte de chair » et commettre des « jeux interdits » ; le tout renvoyé à un tronc commun : l'ogritude.

À considérer la spécularité, elle repose sur le concept freudien de narcissisme ainsi que sur l'élaboration conceptuelle du « stade du miroir » de Lacan. L'expérience spéculaire détermine l'interface structurante qui, en temps normal, initie un mouvement d'identification de l'enfant à un parent contribuant à la constitution de sa personnalité. La castration symbolique qui opère à ce moment-là au cours du « complexe d'Œdipe », tel que Freud l'a défini, et qui est corrélative de cette évolution, inscrit la Loi de l'interdit de l'inceste (et de l'anthropophagie). Elle permet l'avènement du sens et de l'altérité. Elle donne également accès au langage et à la culture ; elle ouvre la voie à l'édification du sujet qui advient. Cependant, ici, l'identification échoue ; elle est remplacée par l'incorporation. La situation questionne la position du sujet concernant l'enfant au moment où le parent déchoit pour devenir ou plutôt re-devenir un individu par nature. Les interdits fondamentaux sont levés laissant libre cours à l'émergence de motions pulsionnelles partielles, primaires, archaïques dont : l'horrifique penchant de l'oralité. La jouissance qu'exerce un parent sur son enfant coïncide alors avec un mouvement selon lequel l'image spéculaire de l'un se mêle et se confond à l'image spéculaire de l'autre pour tendre vers la fusion des identités.

La jouissance est une notion qui renvoie à l'étymologie « joy » (le « joy » médiéval qui désigne dans les poèmes courtois la satisfaction sexuelle accomplie). Mais, si le terme jouir se rapporte couramment à l'orgasme sexuel, selon la psychanalyse, et Lacan, en particulier, la jouissance est corrélée à sa définition juridique selon laquelle il détermine le fait d'occuper un bien, de s'en saisir, de le posséder. Dans ce sens, la jouissance désigne surtout l'action de tirer parti de quelque chose, d'occuper un lieu ou un bien et d'en faire son profit. Cependant, selon Lacan, comme le redit Monique Tricot (195) : « L'entrée dans le langage se fait aussi au prix d'une part de jouissance définitivement retirée à l'humain. C'est cette perte qui l'ouvre au plus précieux des biens : l'usage de la parole. » Ainsi pouvons-nous dire, concernant les personnes présentant un trouble des conduites alimentaires, que cette part de jouissance qu'exerce sur elles un parent inscrit dans la relation spéculaire contribue à entraver leur accès au langage. Ce qui expliquerait, en partie du moins, leur recours à l'« agir » dépourvu de signification explicite, c'est-à-dire l'action (ou bien l'abstention) irréductible de manger. Ce comportement délétère accompli en miroir d'un parent révélerait l'attitude « dévorante » de ce dernier perçue ou ressentie comme une menace dont il faut se défendre. En reprenant la formule de Nicole Borie (36) à propos des énigmes du « corps parlant », selon le concept élaboré par Lacan : « L'événement de corps montre et ne dit rien. [...] la jouissance et le sens se conjuguent sans pour autant donner une signification. »

D'après la théorie freudienne, conformément à l'évolution psychoaffective d'un enfant, le stade phallique succède au stade oral et anal. Durant cette étape qui se déroule entre les âges de trois et sept ans, s'exercent et s'organisent des pulsions partielles autour du seul organe génital masculin reconnu. Sous les traits de l'objet fétiche, le phallus représente pour Freud le substitut du pénis manquant de la mère et son déni. Mais il est aussi la Figure qui symbolise la puissance et constitue le levier du changement. Il est aussi le lieu (et le signifiant lacanien) de la jouissance. De fait, l'être humain, quel que soit le sexe, ne peut tenir son rôle dans la relation de couple que s'il a rompu son identification au phallus imaginaire tout-puissant, c'est-à-dire, après avoir subi la castration. Par cet acte, l'attribut viril est élevé au rang de phallus symbolique ; lequel confère au sujet qui advient une puissance toute relative, mesurée, limitée. Pour notre part, selon la dialectique qui fait alterner l'« avoir » et l'« être » – le phallus –, cet « objet » est surtout l'axe autour duquel pivote le miroir de la reconnaissance entre un parent et son enfant. Or, dans le cadre qui nous occupe ici, l'enfant souffrant d'hyperphagie ou d'anorexie-boulimie se situe en lieu et place du phallus manquant d'un parent : de la mère, pour le (la) premier(ère) ; du père, pour le (la) second(e). Cependant, que recouvre plus largement cette notion de phallus ?

Il est le *phallos* des Grecs et se traduit en latin par *fascinus*. Il est d'abord le membre érigé de la virilité avant de revêtir une dimension symbolique. Le Phallus avec un grand « P » (pour marquer son pouvoir et sa puissance) revêt une importance culturelle et cultuelle majeure chez les Grecs, comme chez les Égyptiens et autres peuples. J.-A. Dulaure (64) nous renseigne sur son caractère uni au culte du dieu-soleil. Selon Plutarque, qui dit notamment que les « pamylies » des Égyptiens, fêtes célébrées en l'honneur du dieu-soleil Osiris et dans lesquelles on portait le « Phallus », ne différaient guère des « phallophories » des Grecs, célébrées en l'honneur du dieu-soleil « Bacchus », et au cours desquelles on portait aussi des « Phallus ». Bacchus était nommé en Grèce « Dionysos » et ses fêtes, « Dionysiaques ». Les Grecs, très affectionnés au culte du Phallus, l'introduisirent régulièrement dans des cérémonies consacrées à plusieurs autres divinités. Vénus et Cérès, la première présidant à la fécondité de l'espèce humaine, la seconde à celle des champs, devaient avoir droit au Phallus, symbole généralement attribué à la fertilité.

Pour Pascal Quignard (172), homme de lettres à l'érudition sans faille, le « fascinus » exercerait comme un pouvoir intrinsèque sur chacun d'entre nous. Selon lui, il est le lieu d'une fascination à partir de laquelle s'« arrête le regard au point qu'il ne peut s'en détacher [...] ». Ainsi, dit-il : « la fascination est la perception de l'angle mort du langage ». Et si cette définition peut paraître un tant soit peu obscure, elle situe pourtant bien le lieu du phallus dès lors qu'il est une abstraction hautement symbolique pouvant se résumer par la dimension du pouvoir transmetteur de la signification et se figurer par la puissance de l'organe viril. Dans ses développements savants, il fait remarquer que pour les Romains, *fascinus* a été l'objet d'une préoccupation obsédante et superstitieuse, ainsi que d'une inquiétude confinant à la terreur. L'état flaccide du membre masculin – qui se dit *mantula* – comme étant la marque de l'impotence sexuelle – était redouté comme un sort maléfique, car il mettait en danger le statut subjectif et social de l'homme qui en était affecté. Et, comme dans la société grecque, la place statutaire de chacun était orientée par une bipolarité activité-passivité ; l'homme actif, la femme passive.

Pour les anciens, il se dégage que la sexualité était strictement active, donc masculine. Chez les Grecs, elle s'inscrivait sur fond d'épopées guerrières ; lesquelles rappellent d'ailleurs l'expression « faire des conquêtes » pour évoquer la fierté avec laquelle le galant parvient à nouer et/ou collectionner triomphalement des relations amoureuses. Alors que chez les Romains, elle était d'essence prédatrice. Le *fascinus* est fascination, c'est-à-dire immobilisation de la proie nécessairement passive ; il est l'instrument du rapt. Or, l'action de capturer assimile le séducteur au chasseur qui s'approprie son « gibier » qui devient une femme (ou un homme), pour en faire un trophée et/ou pour le « manger », c'est-à-dire, le consommer comme nutriment ou avoir une relation sexuelle avec elle (ou lui). Rapportée aux troubles des conduites alimentaires, nous verrons que l'action se situe précisément entre conquête et prédation, celles qui caractérisent d'un côté la relation de la mère à son enfant hyperphagique ; et de l'autre, la relation du père à son enfant atteint d'anorexie-boulimie. En ce qui nous concerne ici, il est question d'un parent qui est perçu dans la relation spéculaire comme se comportant en prédateur. Laissant triompher sur son amour tendre son amour vorace, il impose sa loi et son pouvoir « dévorant », fait de sa proie, l'enfant, une victime sacrificielle ; laquelle, à son tour, et pour se défendre, incapable de mentaliser cette perception menaçante dans le miroir de la rencontre, accomplit un trouble des conduites alimentaires. Le parent prenant possession de sa prise réduite à l'état d'objet, celle-ci n'aurait d'autre recours que de se soumettre à la manipulation sans pouvoir faire autrement que d'« agir », c'est-à-dire, manger afin de ne pas se faire « manger ». En tant qu'opérateur de la « machine à manger » actionnée « en coulisses », le parent aimant, mais animé d'intentions fantasmatiques incestueuses ou anthropophages est un ogre d'amour.

Avant d'aborder le vif de notre propos portant sur les troubles des conduites alimentaires, et, en particulier, l'hyperphagie et l'anorexie-boulimie, nous évoquerons dans les deux premiers chapitres, d'une part, ce qui constitue, selon nous, la toile de fond de ces troubles, à savoir : l'inceste et l'anthropophagie. Puis, nous détaillerons ce qui a trait aux fondements mêmes de l'individu, c'est-à-dire : les racines et le lien filial ; et ceci afin de montrer dans quelle mesure ils sont les enjeux majeurs de ces affections.

Deux loups en embuscade

Il est des comportements humains au parfum de scandale qui suscitent rejet, honte et culpabilité et pour lesquels on ignore encore autant leur déterminisme historique que l'origine exacte de leur prohibition. Tel est le cas de l'inceste et de l'anthropophagie, dont le tabou a traversé les siècles et parcouru les continents. Sans jamais vraiment savoir ni comprendre le fondement intrinsèque de ces pratiques et l'importance majeure de leur caractère répréhensible, leur seule évocation éveille en nous répulsion et censure. Nous avons d'ailleurs coutume de les repousser hors de notre champ de vie humaine ; même s'ils demeurent souvent, comme deux loups en embuscade, aux portes de notre conscience, prêts à bondir.

Pouvons-nous seulement attribuer à ces comportements une origine archaïque ou primaire propre à l'être humain que nous sommes ? Ils relèveraient du « ça », notion que l'on doit à Groddeck (96) et qui est devenue chez Freud, notamment à partir de son ouvrage *Le Moi et le Ça* (1923 : 78), l'une des trois instances conceptuelles de sa seconde topique. Pour ce dernier, le *ça*, qui est établi initialement, correspond au domaine instinctuel ou pulsionnel, alors que le *moi* regroupe la personnalité et les mécanismes de défense. Le *surmoi*, comme nous le rappellerons plus loin, constitue l'instance morale, la censure.

Nous voilà sur le point de détailler ces deux tabous afin de les articuler par la suite à notre propos portant sur les troubles des conduites alimentaires. Mais avant, laissons-nous saisir, au passage, par la corrélation, unanimement admise, entre, d'un côté, le sexe, et de l'autre, l'alimentation. Certes, marier l'un à l'autre ne va pas forcément de soi ; surtout si, d'ordinaire, les draps de lit ne se froissent pas au même moment que se chiffonnent les serviettes de table. Ils sont pourtant des pratiques compatibles et font même souvent bon ménage.

Leur proximité sémantique se retrouve d'ailleurs à travers plusieurs expressions. Parmi celles-ci, citons : « Péché de chair » (acte sexuel réprimé par la morale religieuse) ; « avoir faim » (désirer faire l'amour) ; « avoir un cœur d'artichaut » (être volage en amour) ; « traiter son amoureux(se) aux petits oignons » (considérer son partenaire avec beaucoup d'attention) ; « poser un lapin » (ne pas se présenter à un rendez-vous) ; « passer à la casserole » (consommer l'acte d'amour), « remettre le couvert » (renouer une relation amoureuse), « la beauté ne se mange pas en salade » (pour vivre en couple, il faut dépasser les apparences), « orgie » (festin sexuel collectif) ou encore « femme dévoreuse d'hommes » (femme réputée pour multiplier ses partenaires sexuels). Ces locutions traversent les âges avec la saveur de l'imagerie érotique sans néanmoins laisser place à la moindre ambiguïté. Il en va tout autrement lorsque la « chair » métaphorique du sexe rejoint la « chair » horrifique de l'oralité. Car, si dans son film *Maris et femmes*, Woody Allen décrit une de ses ex-compagnes comme une femme « sexuellement carnivore », il fait allusion à un cannibalisme sexuel, mais ne dit pas qu'elle dévore réellement ses amants. À plus forte raison, il est tout à fait impensable d'imaginer qu'un « repas » sexuel puisse se conjuguer avec une véritable consommation anthropophage. Or, le sexe peut-il aller jusqu'à la consommation de son partenaire ? Chez l'être humain, cet usage est exceptionnel, pour ne pas dire rarissime, et ne concerne guère que les psychopathes comme le tristement célèbre Luka Rocco Magnetta, le « dépeceur de Montréal ».

Pour autant, chez les animaux, les cas ne sont pas rares. Et lorsque l'on évoque le cannibalisme sexuel, on pense tout de suite à la mante religieuse qui se nourrit de son partenaire. Pour satisfaire son appétit féroce – et pour donner *a priori* plus de chance de survie à sa progéniture —, la mante religieuse ne recule devant rien. Elle s'adonne ainsi sans retenue à cette pratique, dévorant généralement en entier les mâles un peu trop légers. Or, on a tout lieu de se demander, en pointant la façon d'agir de cet insecte carnassier, pourquoi c'est toujours la femelle qui se goinfre et le mâle qui « déguste ». Le monde animal aurait-il parfois une avance sur l'homme pour prêter un sévère avantage au sexe prétendu faible, que l'on pourrait attribuer, non sans une pointe d'humour, à un « féminisme animal vorace et triomphant » ? Là réside une singulière énigme à laquelle le rechercheur donnera peut-être un jour une réponse. Quoi qu'il en soit, et plus sérieusement, tâchons d'approcher d'un peu plus près ces deux tabous.

I

Concernant l'interdit de l'inceste, lié à la nature humaine et fixé à la culture, il apparaît comme une loi universelle qui régit les échanges matrimoniaux et contribue à bâtir notre civilisation. Il détermine l'intégrité de l'enfant, de la famille et de la société tout entière. En cela, sa vertu est fondatrice et structurante.

Claude Lévi-Stauss (130) a écrit à ce sujet : « La prohibition de l'inceste n'est ni purement d'origine culturelle, ni purement d'origine naturelle. Elle constitue la démarche fondamentale grâce à laquelle s'accomplit le passage de la nature à la culture. » Or, si cette formule nous satisfait, il importe également de nous entendre sur ce que sous-tendent l'inceste et son interdit. À cet égard, Émile Littré, dans son *Dictionnaire de langue française*, apporte une définition claire et concise. En l'espèce : il s'agit de la « conjonction illicite entre des personnes qui sont parentes ou alliées au degré prohibé par la loi ». Ainsi, Littré se garde bien de restreindre l'inceste au rapport charnel ; il ne précise pas non plus que les partenaires devraient être de sexe différent ; enfin, il rapporte l'inceste à la loi qui l'interdit, dont l'ampleur sociale peu d'ailleurs varier selon les groupes humains.

Nous n'évoquerons pas ici tous les types de relations incestueuses ni les nombreuses approches explicatives visant à comprendre l'origine de ce tabou. Nous étaierons simplement notre propos en attirant notre attention sur quelques aspects qui nous semblent essentiels, éclairants et utiles. Aussi, nous prêterons un intérêt tout particulier aux problématiques du même et de l'autre qui déterminent la circulation des fluides pouvant aller jusqu'à l'accouplement de deux êtres.

Le critère fondamental de l'inceste et de son interdit reposerait sur la mise en contact des corps et le passage des humeurs identiques. Il s'avère, du reste, que nos sociétés répugnent aux rapports d'une aussi grande proximité. C'est la raison pour laquelle celles-ci fondent leur classification des humeurs du corps sur les catégories de l'identique et du différent et sur le système de régulation prohibition/sollicitation qui régit leur circulation.

À cet égard, selon M. de M'Uzan (150'), il existe, sans nul doute, une opposition entre le même et l'identique. Et celle-ci ne serait artificielle qu'en apparence, dès lors que le dictionnaire *Le Robert* déjà, ménage une distinction à l'un des sens de « même », lui conférant la valeur d'une identité approximative de l'ordre de la similitude ou de la ressemblance ; tandis qu'« identique » a trait à des objets parfaitement semblables et constituerait même une sorte de superlatif du semblable.

Le « retour éternel du même », que Freud évoque (74), n'est nullement la répétition indéfinie de l'identique. La répétition du même s'inscrit dans une dynamique complexe qui relève, plutôt que d'une simple addition, de l'élaboration d'un nouveau récit à partir de deux autres, tous trois pourtant presque semblables. Ainsi, elle diffère singulièrement de la répétition de l'identique. Elle est notamment celle à laquelle Verlaine fait allusion dans son poème « Mon rêve familier », évoqué par M. de M'Uzan. Il est question d'un rêve, précisément d'un rêve répétitif – « Je fais souvent ce rêve étrange et pénétrant... » – où fait constamment retour une femme inconnue qu'il aime et dont il est aimé, mais qui n'est chaque fois ni tout à fait la même, ni tout à fait une autre. Or, la répétition de l'identique, le plus près de la sensorio-motricité, s'applique aussi à l'expression de Michel Fain (cité par de M'Uzan (150')) lorsqu'il parle de « la pauvreté d'élaboration [qui] est compagnon de misère de l'automatisme de répétition ». Nous verrons que c'est de cette répétition de l'identique dont il est question dans les troubles des conduites alimentaires. En l'occurrence, se met en marche un automate, « une machine à manger », qui ne répond d'ailleurs pas à un besoin de se nourrir selon un rapport entre appétit, et satiété. Cette mécanique rend compte d'un autre besoin, ou d'une nécessité, celui (ou celle) de manger d'une manière irréductible (ou de se restreindre avec ardeur) et qui fait écho avec l'attraction qu'exerce son parent-prédateur pour se défendre d'être « dévoré » par celui (ou celle)-ci. Car, l'opérateur « ogre d'amour », c'est-à-dire la mère de l'hyperphagie, et le père quant à l'anorexie-boulimie, applique, selon une répétition morbide, une force d'emprise avec jouissance du corps de l'enfant réduit à l'état de proie et actionne inlassablement ledit automate.

Cette approche mécaniciste nous permet de mettre en évidence les principaux enjeux de l'action répétitive de manger, observée dans les troubles des conduites alimentaires. Cependant, afin d'unifier une théorie et de mieux comprendre dans quelle mesure interviennent l'inceste et son interdit dans ce cadre, il nous importe de rendre compte, à présent, de tous les aspects de ce phénomène. Il nous faut donc faire apparaître celui-ci comme étroitement lié dans chaque culture à des ensembles totaux de représentations qui portent sur la personne, l'organisation sociale et les relations entre ces trois dimensions. À cet effet, nous ne pouvons que constater le point de vue selon lequel le primat du symbolique se trouve affirmé : du symbolique ancré au sein même de ce qu'il y a de plus physique dans l'humanité, à savoir : la différence hiérarchique des générations et la différence anatomique ou imaginaire des sexes. À préciser que l'inconscient ne tient pas compte de l'anatomie pour différencier les sexes. Ainsi peut-on concevoir l'existence possible de règles qui n'ont de sens que dans le registre du symbolique, tout en étant profondément enracinées dans le pur biologique. Elles seraient posées selon l'idée de substances partagées d'humeurs et de fluides et qui se propagent d'un corps à l'autre pour aboutir à l'inceste.

La loi symbolique qui régit l'individu fait appel aux ressorts des sources prolifiques de la mythologie grecque. Elle est édifiée, en l'occurrence, à partir de la tragédie *Œdipe roi* de Sophocle, modèle parfait, s'il en est, de l'inceste fils-mère. Celui-ci est d'ailleurs devenu mythe fondateur depuis Freud, sa découverte sur l'inconscient et sa méthode heuristique : la psychanalyse. Il a défini le « complexe d'Œdipe » comme étant l'ensemble des investissements amoureux et hostiles que l'enfant fait sur ses parents lors de la phase phallique de son développement psychogénétique. Son évolution conduit à la disparition des investissements, remplacés par des identifications, et concourt à l'organisation psychique individuelle. La loi édifiante qui régit l'interdit de l'inceste est, par l'intermédiaire du phallus, transmise d'une génération à l'autre, selon Freud, repris par Lacan. Elle est énoncée par l'Instance tierce (ou fonction paternelle), qui concourt à la castration symbolique. C'est par cette entremise que le désir incestueux cède au refoulement, qui le repousse et le maintient dans l'inconscient. Elle forge la culpabilité et introduit le sujet au manque structural, celui qui marque l'insuffisance inhérente à sa condition humaine. Ainsi s'érige notre loi interne aussi appelée « Instance judiciaire de notre psychisme », selon Freud. Il définit le surmoi comme l'héritier de cette transformation ; lequel porte en lui l'interdit de l'inceste. Le surmoi se dresse en censeur et renferme la fonction vertueuse, structurante et transmissible de notre conscience morale. Nous l'avons dit, le phallus participe à l'opération et constitue en quelque sorte le vecteur de cette transmission.

L'irrespect ou la transgression de l'interdit de l'inceste traduit une défaillance de la fonction paternelle. Il est un fait « hors-la-loi », dont l'archaïsme désocialisant témoigne d'une dérive de notre civilisation (184). Car l'inceste convoque les fondements mêmes de notre humanité. Et par le clivage qu'il tend à opérer en nous, entre, d'un côté, fusion et rejet total, et de l'autre, clarté céleste et ténèbres abyssales, notre éprouvé de l'inceste oscille inexorablement entre fascination et horreur. Et la jouissance déshumanisante qu'il suscite réduit à la sidération silencieuse.

L'organisation sociale vis-à-vis de l'inceste s'avère alors prise, elle aussi, dans le « jeu » déstructurant de ses effets pervers. Ce sont des clivages qui induisent déni, exclusion et rejet à l'intérieur de la famille. Leurs effets s'étendent, telle une « onde de choc », à l'ensemble du Corps social ; et l'inceste en est à la fois la cause et l'effet de la cause. Au sein de la famille, cette transgression résulte d'une dialectique de la séduction, où attirance et enchantement cèdent au pouvoir de l'emprise pour aboutir à une relation sexuelle. Ainsi, l'inceste ne serait autre que la manifestation du désir dérivant des avatars et des impasses de la loi symbolique qui détermine son interdit. Même si, du reste, celle-ci s'exprime d'une manière plus ou moins subtile, pouvant se résumer notamment à un regard ambigu, à quelque allusion déplacée, à une gestuelle équivoque ou licencieuse, à un certain exhibitionnisme ou voyeurisme, sans qu'il y ait nécessairement pénétration génitale ni agression sexuelle véritable. À cet égard, contemporain de Freud, Ferenczi (cité par G. Seban (184)) a introduit la notion, certes bien trop indulgente, de « confusion de langue entre les adultes et l'enfant » pour rendre compte d'un malentendu pernicieux et dommageable qui peut aboutir à l'inceste.

D'un point de vue psychopathologique, la transgression de la loi symbolique, ou sa non-inscription, prend part à une défaillance de la fonction paternelle annihilant toutes les barrières de l'interdit de l'inceste. La force du Dire n'opère pas ; elle n'a pas (plus) cours ; elle est supplantée par le pouvoir de Montrer. Ainsi, tout se passe comme si le Visuel et le Regard attribués à la mère faisaient écran afin de prendre le pas sur l'Audible et l'Écoute pénétrants du père conformément à la primauté de l'Image sur la Parole. Cette situation pourrait coïncider avec l'avènement de Narcisse, triomphant sur Œdipe. À l'échelle de l'individu, ce phénomène conduirait à l'attrait erroné du rapport réciproque des images de soi, dans le « face-à-face » puis le « corps-à-corps » muet et confondant de l'enfant avec un parent, là où la Parole sonore du père s'efface et laisse place à l'Image silencieuse du partenaire. L'inceste serait alors le résultat d'un trouble du narcissisme à l'endroit où l'idéal du moi, qui rivalise avec le surmoi, tendrait à triompher en devenant la figure prépondérante, et en empêchant par là même à la Loi de l'interdit de cette pratique de faire son œuvre. Nous verrons d'ailleurs par la suite dans quelle mesure l'instance « idéal du moi » est issue de la mère lorsque le surmoi relève du père. À préciser que cette référence spéculaire rapportée au mythe de Narcisse, et qui se définit par l'amour immodéré et mortel porté à l'image de soi, caractérise, selon Freud, l'étape initiale du premier investissement psychogénétique : l'auto-érotisme. Il s'agit, en l'occurrence, de toutes les attentions libidinales que l'*infans* – ce très jeune enfant qui n'a pas encore acquis le langage – consacre à lui-même. Cette étape se réfère à la définition du narcissisme primaire de Freud, laquelle renvoie à ce que nous pouvons considérer comme l'individu « indivisible », c'est-à-dire ce qui n'est pas encore l'identité spéculaire. Lacan a repris ce concept en introduisant ce qu'il a déterminé comme « le stade du miroir » (121). D'après lui, celui-ci correspond avec le moment privilégié de reconnaissance d'une image de corps unifié dans le miroir, comme lieu d'une première identification structurante à partir de laquelle advient le « Je » du sujet. « Le stade du miroir » coïncide avec le narcissisme secondaire de Freud. Il confère au sujet sa « divisibilité » – le sujet est forcément flanqué de son double – et inaugure l'avènement du sens et de l'altérité. Ici, en ce qui nous concerne, l'inceste marquerait donc une prévalence du Visuel, c'est-à-dire, de l'Image silencieuse de la mère, qui n'est ni « sage » ni « innocente », parce que transgressive, unifiante et clivante à la fois. Elle est encline à rapprocher les visages puis les corps, l'emportant sur l'Audible, c'est-à-dire, la Parole pénétrante et séparatrice du père. Cette dernière est, à Elle seule, vertueuse et structurante, non seulement parce qu'elle détient la valeur et le pouvoir d'opérer la séparation symbolique mère-enfant. De telles qualités lui sont également attribuées dès lors qu'Elle intervient dans l'Œdipe à partir de son pouvoir transmetteur de la loi de l'interdit de l'inceste par l'intermédiaire du vecteur dont il est solidaire (38°) : le phallus.

Par analogie au modèle médical, l'inceste contamine la famille qui en elle contient son germe, traduisant, par sa virulence, son effet « mutagène » sur l'organisme humain. Il est agression sexuelle et atteinte à l'intégrité corporelle de l'enfant. Il représente également un préjudice pour le rapport de parenté identitaire diachronique et se transmet à travers les générations en compromettant le sentiment identificatoire synchronique d'appartenance à une filiation. Le dommage atteint le domaine social, augurant des répercussions sur des comportements humains néfastes. Par son impact singulier, qui se propage, telle une véritable « maladie sexuellement transmissible » mutagène inter et trans-générationnelle, il heurte et fracture l'édifice de la personne, de la famille et de la filiation. Et le brouillage de sa perception et de sa lecture contribue à étendre ce fléau à la société tout entière, créant accrocs dans son tissage et archaïsme dans son traitement. De fait, l'inceste est à la fois cause et expression de la cause de l'« appauvrissement » de la fonction paternelle, entravant (ou résultant d'une défaillance de) sa vertu symbolique et de la mise en œuvre structurante de l'individu dans son statut de sujet. Elle dénature les repères structurels et fondamentaux de la société. Elle crée un désordre dans la culture.

Par extension, la propagation de l'inceste ne viendrait-elle pas annoncer le déclin du Père et de sa Parole en tant que dépositaire et transmetteur de la Loi structurante au sein de la famille, au profit de l'Image de la Mère à la fois permissive et clivante qui s'imposerait à tous et qui, d'ailleurs, paraît faire de plus en plus « office » de loi dans le Corps social ? Pour Geneviève Morel (148'), même si Freud récuse « la loi de la mère », celle-ci serait faite de mots noués au plaisir et à la souffrance, bref à la jouissance maternelle, qui sont transmis à l'enfant dès son plus jeune âge et s'impriment à jamais dans son inconscient, modelant fantasmes et symptômes. Cette auteure dit, notamment :

> « Ma thèse est la suivante : encore *infans*, nous sommes confrontés à la jouissance de notre mère. Pour ne pas nous y perdre, nous devons nous séparer de ce qui s'en impose à nous avec la force d'une loi, d'une loi singulière et folle qui fait de nous des "assujets". De ce premier assujettissement, notre inconscient garderait des traces toute notre vie. Or, se séparer de la "loi de la mère" est coûteux : nous fabriquons des symptômes séparateurs qui sont en fait l'enveloppe de la seule loi universelle que reconnaît la psychanalyse, selon Freud : l'interdit de l'inceste. Si ne pas se séparer de la mère constituerait certes une pathologie gravissime de la loi, le symptôme qui nous en sépare en est un autre, mais nécessaire et inévitable. »

Elle est constituée d'équivoques, comme la langue maternelle (« lalangue » selon le mot de Lacan (190'°)), qui rend compte d'une certaine ambiguïté sexuelle. La loi, elle, celle édictée par la Parole, est vertueuse et salutaire. Elle détermine la séparation d'avec la mère, interdit l'inceste, introduit le langage et fonde le sujet de la culture.

Dans nos sociétés modernes, l'Image semble justement avoir pris le pas sur la Parole. Et sa séduction est puissante. Nous assistons d'ailleurs à l'avènement du culte de la beauté plastique, celle de l'esthétique qui est superficielle, factice et trompeuse, figée et éteinte, morte, au détriment de la beauté intérieure qui, elle, est authentique et sincère, et où réside la faille sensible, lumineuse et perceptible du vivant.

Une nouvelle ère a vu le jour, celle qui fait primer le Paraître sur l'Être, la fausseté des apparences sur la vérité profonde. L'engouement puéril et généralisé du selfie n'en est qu'un futile exemple. Car, à n'en pas douter, se cultive un certain « art de vivre » auquel prend part la course effrénée au jeunisme avec l'obsession médiatisée et tapageuse, soumise à la force de vente et au marketing, autrement dit, à la loi du profit, visant l'entretien du corps, l'explosion des « programmes-minceurs », l'essor du marché des crèmes anti-âge et autres pratiques cosmétiques de blanchiment de la peau, des teintures et des implants capillaires ainsi que l'offre accrue en matière de chirurgie esthétique. D'une manière générale, l'âgisme, concept créé en

1969 aux États-Unis par le gérontologue Robert Butler (40′), fait surtout référence aux discriminations touchant les personnes âgées. Mais il est un terme également employé aujourd'hui pour toutes les personnes qui en sont victimes, quel que soit leur âge. Ce terme regroupe toutes les formes de discrimination, de ségrégation, de mépris fondées sur l'âge. Tout se passe comme s'il fallait lutter contre le processus naturel du corps, celui de vieillir, qui est inhérent au cours inexorable et beau de la vie, sous prétexte que l'âge rendrait les personnes à tout point de vue inutiles.

Par ailleurs, nous pouvons témoigner d'un paradoxe sociétal, celui qui fait conjuguer mondialisation, favorisée par l'Image, largement sollicitée, utilisée, surexploitée sur – et par – la Toile, nouveau mode de diffusion, nouvelles technologies, etc., avec désunions, fragmentations et cloisonnements qui, ajoutés à la lutte des classes et aux toujours actuelles guerres de religion, engagent une bataille dérisoire des clans et des territoires. C'est ce à quoi on assiste un peu partout, aussi bien dans les centres urbains que dans les banlieues sous diverses formes, mais dans un entre-soi convenu et selon des codes de langage et de comportement spécifiques. On distingue : les snobinards des beaux quartiers ; les bobos, ces enfants de bourgeois implantés dans les quartiers populaires ; les beaufs des gradins de stades et des terrains de camping ; les mafias racaillous des cités ; les squatters occupant illégalement un bâtiment ou un terrain ; et tous les « anonymes » parmi lesquels les clodos consignés sur le pavé et dans le métro, confondus parfois avec les migrants et les nombreux autres – hommes, femmes avec ou sans enfants – issus d'horizons divers, aux abris de fortune, et qui investissent les trottoirs et s'installent sous les tunnels ou sous les ponts. Se craquellent nos structures sociales sous forme de multiples clivages d'appartenances : identitaires, ethniques, culturels, cultuels, corporatistes, nationalistes... ouvrant la voie à de nouvelles formes d'enracinement plus ou moins précaires, aux communautarismes de toutes sortes – lesquels s'opposent à l'universalisme – et qui font le lit des populismes de tout poil. Telle est, selon nous, la marque d'un recul, d'une régression, voire, d'une dérive ou, du moins, d'une mutation de notre civilisation.

À cet égard, les réseaux sociaux sont les indicateurs des grands changements à venir, mais déjà en marche rapide depuis plusieurs années.

Courroies de transmission et caisses de résonance, ils recèlent, en tant qu'extraordinaires accélérateurs d'informations, les multiples avantages d'une communication plurielle et instantanée. Mais ils ont aussi les inconvénients d'un média virtuel désocialisant, générant des échanges désincarnés et des pratiques banalisées, parfois préjudiciables, voire illicites ou bien même dangereuses. Ils peuvent notamment véhiculer de fausses informations ainsi que transmettre des messages partisans de discorde, attiser la haine, promouvoir des conduites de harcèlement, des intimidations, jusqu'à proférer des menaces de mort ou bien inciter à commettre des meurtres. Dès lors, témoin et/ou générateur du monde actuel, ils sont autant les formidables avancées de notre modernité que les révélateurs d'un retour des hordes totémiques, sauvages, ou primitives. Ces phénomènes sont vecteurs de diverses formes néfastes de propagation dont, parmi les plus toxiques : les *fake news* (traduites par « infox » ou informations fallacieuses) diffusées dans le but de manipuler ou de tromper le public ; le complotisme qui récuse la version communément admise et accréditée d'un événement, visant à démontrer que celui-ci résulte d'un complot fomenté par une minorité active ; le prosélytisme terroriste, qui est le zèle déployé afin de recruter des adeptes. Ces méthodes insidieuses et nocives sont susceptibles de mettre en péril la cohésion et la sécurité de la société.

Quoi qu'il en soit, dans l'entreprise comme ailleurs, le profit est la règle et la loi du marché, hégémonique et souveraine.

Ainsi trône l'argent des riches, désigné « Argent roi », soumettant nos sociétés modernes à sa représentation anachronique et paradoxale : l'effigie du Veau d'or. Il s'érige et s'affiche en Phallus matériel tout-puissant. En Maître suprême et détenu par une poignée de personnes, il tend à régner sur la planète et à générer d'une manière antinomique autant de révulsion idolâtre que d'attrait méprisant. Et, telle la pratique simultanée d'un culte et sa profanation, son Image, aussi vénérable que source d'avidité, brille de tous ses feux, de la monstrueuse idylle à la superbe détestation. Pourtant, la symbolique de l'opulence est, pour beaucoup, synonyme de puissance, de force, de plaisir absolu. L'âpreté au gain et le consumérisme renvoient à un archaïsme humain caractérisé par la psychanalyse, pour rendre compte d'une oralité exacerbée couplée à une analité accrue. Il est ainsi établi une corrélation entre le rapport qu'entretient le sujet avec l'argent – et par extension, avec les biens matériels – et les pulsions orale et anale. De fait, satisfaire un besoin de consommer abondamment coïncide avec une oralité débordante, excessive, qui rappelle l'avidité du nourrisson à l'égard du sein maternel. En outre, les excréments sont le premier « cadeau » que le jeune enfant, conformément à son développement psychomoteur, peut offrir à ses parents en gage d'une récompense : une gratification affective. Ils sont le premier don, mais aussi la première transaction. Celle-ci caractérise la dialectique rétention/expulsion symbolisée et déplacée sur l'argent, et sous-tendue par la seule satisfaction de remplir ses poches, d'amasser de la monnaie, ou encore d'alimenter un compte en banque, autant que celle de dépenser un pécule ou d'« exonérer » un capital, et qui est animée par le même plaisir anal. S'adonner aux machines à sous ou se livrer au jeu de la loterie nationale dans le vain espoir de remporter la cagnotte procède de la même démarche infantilisante. Et tous les moyens de promotion et de communication d'aujourd'hui, avec ou grâce au support de l'Image, favorisent et encouragent ces pratiques. Ce phénomène est désigné communément comme société de consommation. À noter qu'un nouveau courant sociétal, en contrepoint de cette culture du « Fast-life » (qui se conjugue avec le « Fast-food », traduit par « mal-bouffe »), tend à se développer depuis quelques décennies. Il s'agit du « Slow-life », qui gagne du terrain et qui invite précisément à ralentir notre rythme quotidien, à renouer avec la simplicité et à prendre le temps de vivre pour soi et pour autrui. En toute bonne foi ou pour simplement apaiser sa conscience, un nouvel état d'esprit s'est ainsi hissé en véritable philosophie de vie, mixant éthique et bien-être, reconnexion de la nature avec un plus grand soin envers la planète (lutte contre les émissions de gaz à effet de serre, réduction des matières plastiques, transition écologique...), une meilleure hygiène alimentaire (nourriture bio ou la plus naturelle et plus la saine, végétarienne, végane), et dont l'ensemble pourrait se définir selon la locution latine *« Carpe diem »*, conformément à un hédonisme d'ascèse, c'est-à-dire, à une recherche de plaisir ordonnée, raisonnée, qui doit éviter tout déplaisir et, en même temps, toute suprématie du plaisir. Il s'agit donc d'un hédonisme *a minima*.

Il n'en demeure pas moins que l'Image et son culte iconolâtre focalisent tous les désirs. Et son silence assourdissant hurle comme *Le cri*, tableau célèbre du peintre expressionniste norvégien Edvard Munch, cependant qu'énoncée par la Parole profane qui édicte la conduite d'un monde réellement civilisé et juste, la Loi est de plus en plus muette ou inaudible. Le pouvoir de l'Image intervient en trompe-l'œil, laissant prévaloir le silence sur la voix, le non-dit sur le parler. Le silence est pourtant salutaire pour rompre avec le vacarme toujours plus fort et stressant que la rue et d'autres lieux nous imposent. Il est d'ailleurs valorisé et son usage recherché. Il est même sacralisé parfois. Ont ainsi depuis plusieurs années le vent en poupe des pratiques issues de la culture extrême-orientale, empreintes de spiritualité, prônant la « zen attitude ». Pour ne citer que ceux-là, il y a : le yoga, le chi yoga, le tai chi, le qi gong, et plus récemment, la pleine conscience et la méditation. Il s'avère pourtant que seuls la parole et le langage sont porteurs de sens. La psychanalyse (comme d'autres techniques verbales) en témoigne ; même si le silence, celui de l'analysant, tout comme celui de l'analyste, prend part à la cure par la parole (*talking cure*). Selon Lacan, d'ailleurs, le sujet passe du cri à la demande – allusion à la fois au cri du nouveau-né et à l'œuvre de Munch évoquée plus haut –, et il stipule avec sa pertinence et son tranchant habituel : « quand la demande se tait, la pulsion commence ».

Qu'en est-il, à présent, de l'interdit de l'inceste en regard du Droit qui gère le Social ? Que nous disent notamment les Grecs, en dehors des textes juridiques, inexistants sur ce point ? Platon, dans *Les Lois* (166'), nous montre clairement que la prohibition de l'inceste relève de la « loi non écrite ». De son côté, Plutarque (167''') rejoint Platon pour lequel la loi fonctionne par prétérition, ce qui veut dire qu'elle est si profondément ancrée dans l'esprit qu'il n'est pas nécessaire d'y faire référence. C'est pourquoi elle n'a pas besoin d'être édictée puisque la honte et la peur suffisent à contenir les désirs. Selon lui, la prohibition de l'inceste porte sur le désir et son expression ; par conséquent, l'acte est empêché plutôt qu'interdit.

Mais, en la matière, nous ne détaillerons pas ici l'histoire de la lente évolution de la loi dans la société. Nous évoquerons simplement le fait selon lequel toute la législation en droit canon et en droit civil, concernant les interdits sur l'alliance, est calquée sur les interdits en consanguinité et l'exogamie. Dans son *Totem et tabou* (80), Freud, pour sa part, tente de répondre à la question posée par les anthropologues de son temps à propos de la prohibition de l'inceste au sein des groupes sociaux. C'est la raison pour laquelle il s'intéresse à la formation du tabou, ainsi qu'au rôle du totem dans les sociétés dites « primitives », par le biais de récits de voyages et de monographies, comme les travaux de James Frazer (*Totem and Exogamy*, 1910). Il met bien en évidence notamment comment les membres d'un même totem, appartenant donc à un même clan, ne peuvent s'accoupler entre eux. Cette règle est d'ailleurs demeurée très longtemps. Nous aurons l'occasion d'y revenir un peu plus loin. Dans l'époque contemporaine, le fait le plus marquant de ces dernières années en France a été l'entrée du mot « inceste » dans le Code pénal, conformément à la loi du 14 mars 2016 relative à la protection de l'enfance. Cette nouvelle disposition a d'ailleurs été favorablement accueillie et saluée comme une avancée. Pourtant, il pourrait bien s'agir, au contraire, d'un recul. Car, en cherchant à protéger les enfants, le législateur a, sans le vouloir, implicitement, légitimé l'acte incestueux commis sur des personnes majeures. Quoi qu'il en soit, la qualification de l'inceste est le motif d'inculpation qui s'impose dorénavant en tant qu'« acte inscrit » à valeur symbolique. Celui-ci permet ainsi d'établir un premier jalon visant à restituer à la victime et à sa famille la part d'historicité entachée, relativement au fait incestueux, lequel est, par ailleurs, maintenu secret durant une longue période. Par cet acte légal et symbolique pourrait également d'emblée débuter la réparation de l'atteinte inter et transgénérationnelle de la parentalité et de la filiation.

II

En préalable à notre second développement, il nous importe de faire un point sémantique. Car les termes anthropophagie et cannibalisme, qui sont *a priori* équivalents, relèvent, dans un premier temps, d'un emploi indifférencié pour désigner le fait de consommer de la chair humaine. Cette distinction ne semble d'ailleurs pas avoir soulevé de controverse. Nous verrons néanmoins que la terminologie a pu, dans une certaine mesure, influer singulièrement sur la manière dont est considéré ce phénomène : ce d'autant que ces deux mots, aux étymologies différentes, sous-tendent aussi des points de vue réellement autres. Cela étant posé, il importe de considérer, parmi les critères retenus et qui sont fondateurs de l'altérité – c'est-à-dire, le rapport à l'autre identifié comme semblable et différent de soi-même –, que la consommation de chair humaine est sûrement la plus prégnante. Plus déroutante ou plus odieuse que l'inceste, l'anthropophagie s'est rapidement déterminée comme un des éléments fondamentaux de la structuration de la pensée anthropologique du XIXe siècle. À cet égard, K. Sténou (191) précise que cette pratique s'est toujours affirmée en tant que discriminant absolu entre humanité et inhumanité dans l'imaginaire des sociétés européennes. Or, cette construction a été remise à l'honneur par les premiers récits de voyageurs de l'Ancien Monde (Malaisie, Nouvelle-Guinée, Afrique) et surtout du Nouveau Monde (Tupinambas du Brésil, Indiens caraïbes des Antilles, Aztèques du Mexique) ; elle ne faisait que reprendre les mythes occidentaux fondateurs de l'altérité proposés par les Égyptiens, les Grecs et les mythologies nordiques.

De tout temps, il est de fait que la seule évocation de l'homme dévorant son semblable suscite l'horreur et l'effroi avec la peur panique d'être à son tour mangé. De fait, l'appréhension du cannibalisme a toujours oscillé entre deux écueils : d'abord, celui de la réprobation morale vis-à-vis de l'état de sauvagerie générique qui place d'emblée son auteur hors de l'humanité et de la civilisation. Ensuite, celui de la contrainte matérielle, c'est-à-dire, la nécessité de se nourrir pour continuer à vivre (ou survivre), mettant en évidence la nature bestiale des peuples qui usent de cette pratique, lesquels pourront être en droit exterminés, ramenés ainsi, à leur tour, au rang de gibiers pourchassés par d'autres. Or, si ce tabou n'a cessé d'être bafoué depuis que le monde est monde, il demeure difficile de faire la part entre ce qui relève du pur fantasme, du fruit de l'imagination, d'une légende et de la réalité. À ceci près que la transgression de ce tabou suprême, dans la répulsion qu'elle fait naître, éveille une peur venue du fond des âges, comme si persistait en nous une part d'animalité défendue, enfouie, la trace mnésique d'une faute originelle. Il y va autant de l'inconscient individuel que de celui qui appartient au collectif. Pour s'affranchir de cette animalité (supposée et résiduelle), les populations dites « civilisées » ont souvent accusé de cannibalisme les groupes humains qu'elles souhaitaient stigmatiser, en particulier, au cours de la période coloniale où le « sauvage » était présumé mangeur d'hommes. Néanmoins, nous verrons aussi que l'anthropophagie a été sans nul doute une pratique réelle et ancestrale.

L'homme sauvage est une figure qui apparaît dans l'art et la littérature en Europe à l'époque médiévale, aux alentours du XIIe siècle. Couvert de poils et souvent armé d'un gourdin, cet être cannibale, emblématique et caricatural, représente le lien entre l'humanité et l'animalité, entre le sauvage et le civilisé. Selon Jacques Le Goff (124) :

> « Ce qui est sauvage n'est pas ce qui est hors de portée de l'homme, mais ce qui est sur les marges de l'activité humaine. La forêt (*silva*) est sauvage (*silvatica*), car elle est le lieu des animaux que l'on chasse, mais aussi des charbonniers et des porchers. Entre ces rôles asymétriques que sont la sauvagerie et la culture, le chasseur sauvage et fou est un médiateur ambigu. »

Nous verrons d'ailleurs, dans le chapitre destiné à l'ogre, que la plupart de ses figures de légende se mettent en scène dans un endroit obscur, ténébreux et caverneux qui est la forêt. Nous en apporterons aussi une compréhension. Du reste, l'animalité humaine tout comme l'humanité animale s'avèrent, à bien des égards, des leviers romanesques et des thématiques fréquemment retrouvées dans les contes. À titre d'exemples, nous ne citerons ici que *La Belle et la Bête* de Jeanne-Marie Leprince de Beaumont et *Frérot et Sœurette* tous deux issus de la tradition orale et populaire allemande et qui ont été recueillis et transcrits par les frères Grimm. Ces deux cas illustrent métaphoriquement la dualité animale et spirituelle de l'être humain.

À son époque, Montaigne a écrit des pages remarquables sous le titre « Des cannibales » (148), dont l'ouvrage se donne à lire d'abord et avant tout comme un essai du jugement. Il formule une appréciation sur le sens du cannibalisme compris et présenté comme une coutume. Il déclare d'ailleurs : « Chacun appelle barbarie ce qui n'est pas de son usage. » Or, Montaigne ne pouvait juger du cannibalisme selon les codes de sa propre culture, la culture bourgeoise, nobiliaire ou européenne. Car, dans ce cas, il n'aurait fait que s'apparenter à ce même anthropocentrisme, qu'il dénonce par ailleurs. Le critique Gérard Defaux, cité par Marc Foglia (69), écrivait ainsi : « Pour Montaigne déjà – n'aurions-nous décidément rien inventé ? – l'esprit humain ne voit et ne comprend vraiment que ce qui lui ressemble. Il ne saurait appréhender la différence que selon soi, non selon elle. » Marc Foglia propose de nous attacher à un passage précis dans lequel est donnée par Montaigne une interprétation du cannibalisme comme vengeance :

> « Cela faict, ils le rotissent et en mangent en commun et en envoient des lopins à ceux de leurs amis qui sont absens. Ce n'est pas comme on pense, pour s'en nourrir, ainsi que faisoient anciennement les Scythes : c'est pour représenter une extreme vengeance. »

Selon cet auteur, Montaigne invite le lecteur à adopter le point de vue des Cannibales pour comprendre ce que signifie le cannibalisme selon eux et selon nous. De cette manière, le sens ne saurait être compris de l'extérieur. Le sens d'une coutume est relatif à ceux pour qui elle vaut comme croyance, loi de conscience et pratique ordinaire. Pour autant, reposant sur le présupposé de l'altérité extrême, le cannibalisme épouse souvent les traits du monstre ou du diable. Et cette figure est retrouvée dans les mythes, les contes et légendes, empruntant la forme d'un personnage aussi repoussant que terrifiant, dont : le loup, la sorcière, le croquemitaine, le zombie ou encore le vampire. Nous y reviendrons lorsque nous aborderons la représentation de l'ogre. Ainsi, sauvage intégral, radicalement autre, sous divers aspects, le cannibale échappe à l'humanité.

La question de l'anthropophagie fascine parce qu'elle est incluse dans les phobies de l'Occident face aux sociétés dites exotiques ; et c'est le même Occident qui attribue trois causes à cette pratique : la nécessité, la gourmandise et la superstition.

Or, selon l'anthropologue, il n'est plus question d'une essence monstrueuse ou de simple satisfaction d'un besoin alimentaire. Le problème réside dans le fait que nombre de sociétés pensent et ritualisent cette pratique. Ainsi, comme nous l'indique Mondher Kilani (116), le cannibalisme, avant d'être une façon de manger, est une façon de penser les relations sociales. À cet effet, nous nous devons de situer cette pratique dans l'ensemble des usages et représentations habituels des sociétés considérées. En l'occurrence, lorsqu'il énonce avec pertinence et détermination : « Le barbare, c'est d'abord celui qui croît en la barbarie », Claude Lévi-Strauss (131) rejoint le point de vue de Montaigne. Mais, alors, qui sont les barbares ? pouvons-nous nous demander. Les individus nommés de la sorte, seraient-ce ceux qui ne reconnaissent pas dans les autres êtres humains des semblables, ou bien qui les traitent de façon « inhumaine » ? La question demeure sans réponse, et le débat toujours actuel.

L'exemple du repas « endocannibale » rend compte d'une pratique en groupe socialisé et ritualisé. Il désigne un cérémonial funéraire consistant à absorber les restes d'un parent décédé qui dépasse la simple manducation pour s'inscrire dans un fantasme de survie et d'immortalité. Il s'agit, en somme, de nier le processus de mort et de perpétuer le défunt dans le circuit de la vie. Le cannibalisme affirme par là une continuité entre la vie et la mort et entre les générations. Il concrétise en quelque sorte la dette payée aux ancêtres. En outre, l'endocannibalisme n'est pas seulement fait de chair et de sang. Il est soumis à des façons de préparer, à des règles de cuisson ainsi qu'à des manières de table. Selon Lévi-Strauss (129), on pourrait ainsi :

> « [...] inférer que le cannibalisme [...] adopte plus volontiers la technique du bouilli [élaboré-culture] que celle du rôti [non-élaboré-nature], et que les cas de rôtissage du cadavre [...] doivent être plus fréquents pour l'exo-cannibalisme (consommation d'un ennemi) que pour la catégorie endo-cannibalique (consommation d'un parent). »

Cependant, pour les anthropologues du XIXe siècle, deux théories s'opposent : la première considère le cannibalisme comme stade nécessaire – et commun à tous – du développement des sociétés humaines, sans pour autant le démontrer ; la seconde explique tous les phénomènes sociaux par la religion, sans nous dire pourquoi certaines sociétés pratiquent le cannibalisme alors que d'autres non. Il s'agit bien là de l'une des grandes questions que se posent les chercheurs de cette époque à son propos : s'il avait été un « passage » obligé dans le processus de développement et s'il existait toujours et dans quel type de société. L'idée était donc de comprendre cette pratique soit comme étant une preuve de rémanence du naturel (en l'occurrence de la bestialité), ou, au contraire, une forme particulière d'adaptation culturelle, conforme à une transcendance.

C'est ainsi que l'anthropophagie sera décrite tour à tour, comme une façon de faire persister l'animalité et la sauvagerie, en particulier pour certains auteurs (dont Jehan de Saint Clavien, Corre ou Topinard), de perpétuer la décadence pour Pruner-Bey, ou, au contraire, comme une forme de développement social, pour d'autres (Vogt, Girard de Rialle, Letourneau ou Zaborowski). Pour autant, nous voyons d'une manière générale dans quelle mesure cette pratique se situe d'abord et avant tout dans une continuité du sacrifice humain. Il y va d'une pratique communielle qui sert à renouveler, par un cannibalisme ritualisé (l'endo-cannibalisme), l'alliance avec le monde surnaturel, et à s'approprier, en incorporant la matière du sacrifice, consacrée au divin, des influences mystérieuses et puissantes. Freud soutenait, dans une lettre à Marie Bonaparte, qu'« il y a naturellement de bonnes raisons pour que, dans la vie moderne, on ne tue pas un homme pour le dévorer, mais aucune raison [...] pour ne pas manger de chair humaine au lieu de viande. Pourtant, la plupart d'entre nous trouvent cela tout à fait impossible. » Jean Pouillon (171), reprenant les écrits de Freud (76) sur le sujet, montre le relativisme des interdits de l'inceste et du cannibalisme : il constate, comme le fait remarquer G. Boëtsch (33), que le premier est généralement justifié et souvent violé alors que le second injustifié, mais respecté. Pour cet auteur, nos sociétés ont plus souvent à juger des affaires d'inceste que des affaires de cannibalisme. Ainsi, la chair humaine serait, tout du moins dans notre culture, davantage considérée comme un objet de désir (de consommation sexuelle) plutôt que d'envie (de consommation alimentaire). À préciser, selon cet auteur, d'une part, que le cannibalisme est plus distant de nous que l'inceste, parce qu'il nous est plus étrange ; d'autre part, que l'interdit de l'inceste est la marque de la culture, comme d'ailleurs l'endo-cannibalisme, mais pas l'interdit de l'anthropophagie, dont la prescription ou l'interdiction ont un égal statut culturel. En attestent, d'ailleurs, autant le regard de l'Occidental que celui des « autres ». Nous verrons néanmoins plus loin que ces deux modes de consommation prohibés par la morale et la culture – l'inceste et l'anthropophagie – procéderaient d'un interdit apparenté, voire analogue, celui qui est véhiculé et transmis par la Loi inhérente à la fonction paternelle. Mais, en ce qui nous concerne ici, et pour la clarté de notre propos appliqué aux troubles des conduites alimentaires, nous considérerons surtout le cannibalisme (ainsi que l'inceste) non pas en tant que réalité crue et tangible, mais bien en tant que fantasme, celui d'un parent, témoignant de la réminiscence imaginaire d'un archaïsme pulsionnel de l'être de nature ainsi désigné : ogre d'amour.

Ainsi, placés toujours du point de vue extérieur, Jean de Léry (126′) et Michel de Montaigne (148) utilisent la catégorie « cannibale » pour éclairer les logiques sociales en vigueur dans certains pays, à l'époque. Les Africains, de leur côté, racontent des histoires de cannibales locaux vues de l'intérieur dans lesquelles ce sont habituellement les « gibiers » qui sont les narrateurs et les « cannibales » les « autres ». Du reste, cette réalité tend à accréditer le concept de l'« autre » comme dimension acceptable, mais fantasmée, selon la position « révisionniste » de Arens (9) sur le plan des faits ; dès lors que cet auteur conteste, étonnamment d'ailleurs, l'existence même de l'anthropophagie qui ne serait qu'un fantasme. A. Green (94), à cet égard, développe cette question en faisant la part entre, d'un côté, la réalité avérée du fait cannibale, et de l'autre, son fantasme agi. Les récits concernant les faits d'anthropophagie ont, certes, le plus souvent des structures de contes, lesquels expriment bien une certaine universalité de la frayeur face à cette pratique, dont le frisson qu'elle produit en nous suscite autant la fascination que la peur d'être mangé. De son côté, la psychanalyse rend compte de l'oralité comme étant la première étape du développement psychogénétique du petit enfant. Elle est, sans doute, comme nous aurons à nous en expliquer, la trace mémorielle inscrite en chacun de nous comme la dette imprescriptible de notre propre animalité. Cette phase cannibalique individuelle peut être mise en connexion avec ce que Freud a décrit dans son *Totem et tabou* (80) au niveau des sociétés primitives et de l'invention de son mythe de meurtre du père.

Depuis la nuit des temps, la question du repas pris en commun revêt une importance majeure sur le plan symbolique. Et c'est aux confins de l'ethnologie, de la mythologie, de la philosophie, de la psychanalyse, ainsi que de ce qui relève de l'inconscient collectif, que s'en dégagent les significations. Cette question, dans l'histoire de l'humanité, ou plutôt dans sa préhistoire, semble s'amorcer autour de la question du totem. Les auteurs non freudiens, dont, en particulier, les anthropologues, ne croient pas nécessaire de faire appel au meurtre du père. Ils expliquent le banquet rituel comme simple désir de participer à la puissance du père ou des ancêtres. La communion est, selon eux, un moyen de s'assimiler à ce qu'on souhaite le plus : un surcroît de force et de vitalité. La médiation de l'animal consommé (le totem, emblème du clan) atteste qu'on entend préserver la transcendance du père ou des ancêtres, dont la victime n'est qu'un représentant. Tous les sacrifices-communions conservent ce double trait (même dans les cas où c'est un dieu qui prend la place du père et en joue le rôle) : d'une part, il y a toujours un substitut, une médiation ; d'autre part, à travers le substitut, c'est bien avec quelque chose de transcendant qu'on communie. Le banquet rituel est donc à la fois symbolique et efficace : par un détour expressif, mais respectueux, il permet de s'unir soit au père (ou aux ancêtres), soit à la divinité. De son côté, Freud établit un parallèle entre le meurtre du père symbolisé par le totémisme et le parricide quant au mythe fondateur de la psychanalyse : le complexe d'Œdipe. En effet, après avoir tué le père, ses fils, les frères de la horde sauvage qui s'étaient ligués contre lui, le mangent au cours d'un véritable festin cannibalique. Le banquet rituel serait alors la reproduction et la fête commémorative d'un événement historique, à savoir le « parricide primitif », en remplaçant le père par un animal totem. Au cours de ce repas pris en commun, les fils se réconcilient rétrospectivement avec le père offensé. En consommant la chair de l'animal totem, symbole du père, ils renforcent leur identité à celui-ci et vis-à-vis d'eux-mêmes. Ils accomplissent rituellement, c'est-à-dire selon des règles, ce qu'ils s'interdisent en dehors de la cérémonie : l'incorporation du totem. Ils démontrent ainsi que ce qui est prohibé en temps ordinaire (comme expression de leur culpabilité et de leurs regrets) devient permis et même obligatoire dans certaines conditions définies, sous le signe du sacré. Mais cette réalisation n'est que symbolique : c'est elle qui serait d'ailleurs l'essence du sacrifice.

En outre, Freud met en évidence le fait que partout où ce système est en vigueur, il est établi un principe incontournable selon lequel les membres du même totem ne peuvent en aucun cas avoir de rapports sexuels ou contracter mariage. C'est la loi de l'exogamie, laquelle demeure inséparable du totémisme. Et sa transgression, c'est-à-dire la violation de cette prohibition, est vengée par la tribu tout entière comme s'il s'agissait de détourner un danger qui menace la collectivité dans son ensemble. Nous voyons bien là dans quelle mesure le système totémique fournit les principes fondamentaux d'une organisation sociale et représente, en quelque sorte, une phase préparatoire à une étape ultérieure, qui sera la phase religieuse proprement dite. Donc la question totémique en introduit une autre qui est celle du tabou. Ce terme d'origine polynésienne présente d'ailleurs deux significations opposées : il est à la fois sacré ou consacré, mais aussi dangereux, interdit et impur. Or, les deux commandements capitaux qu'il instaure et qui sont les deux prescriptions taboues formant le noyau, à savoir la prohibition de tuer le totem (commettre un parricide symbolique) et celle d'épouser une femme appartenant au même totem (selon la règle de l'exogamie), coïncident quant à leur contenu avec les deux crimes du héros de la tragédie grecque : *Œdipe roi*, celui-là même qui, à son insu, a tué son père et épousa, également sans le savoir, sa mère. Après ce bref aperçu du cannibalisme socialisé, interrogeons à présent ses origines et son histoire.

Des études et recherches archéologiques approfondies tendent à montrer la réalité plusieurs fois millénaire du cannibalisme. Des traces de cette pratique auraient d'ailleurs été identifiées chez l'homme de l'ère paléolithique par l'examen d'ossements de Néandertaliens datant d'il y a près de 78 000 ans retrouvés à la Gran Dolina Sierra d'Atapuerca (Espagne). Dans l'Antiquité, des cas sont transmis, comme dans Hérodote où il est question d'« androphages » (forme dérivée de l'anthropophagie) à propos de nomades, seul peuple parmi d'autres à manger de la chair humaine. En fait, la représentation collective de l'anthropophagie s'est nourrie, au fil des siècles, et trouve principalement sa source, dans les apports de la culture gréco-romaine et judéo-chrétienne.

Chez les Grecs, cette pratique se mêle à la mythologie ou au registre fantastique. Le monde grec y est même exemplaire, comme modèle du monde ordonné, dans le sens donné par Gernet (89), c'est-à-dire comme Cosmos. On pense au dieu Cronos, mythe de souveraineté, qui en fait partie et qui dévore ses enfants à la naissance de peur qu'ils prennent le pouvoir, le détrônent et le tuent. Mais d'autres figures sont également incluses dans ce

Cosmos, dont les Lestrygons, géants anthropophages qui dévoraient aussi les étrangers. Les Cyclopes de l'*Odyssée* (tel Polyphème) forment à leur tour une véritable confrérie mythique et constituent un renversement possible de l'ordre établi en transformant les humains en nourriture.

De nombreux récits mythologiques grecs intègrent l'anthropophagie dans la gestion des conflits : on mange rarement l'autre par plaisir – sauf Tydée mangeant la cervelle de Mélanippos ou Camblès, roi de Lydie, si avide de nourriture qu'il dévora sa propre femme –, mais on le fait par vengeance ou par provocation. Ainsi, Lycaon donne en repas à Zeus les membres de son fils, Arcas, que celui-ci aurait eu avec Callisto ; Atrée, de son côté, tua les trois fils de Thyeste et les fit servir à leur père durant un banquet. L'anthropophagie mythologique s'exprime encore à travers : Harpalycé, fille de Clyménos, roi incestueux d'Arcadie, qui fit manger à son père, par vengeance, ses trois jeunes frères (dont un devait être aussi son propre fils) ; Procné qui donne en repas leur fils à manger à son mari Térée pour se venger de son inconduite et de la cruauté dont il usa à l'encontre de sa sœur Philomèle ; chez Homère et Virgile, Polyphème fait partie des cyclopes géants sauvages et anthropophages. Il est combattu par Ulysse. Le corps de l'homme devient à nouveau nourriture dans l'*Odyssée* lorsque Circé transforme les compagnons d'Ulysse en animaux, en particulier en porcs (Grimal (95)). Le mythe de Dionysos constitue un second type de cannibalisme en symbolisant la sauvagerie de l'homme en état d'ivresse. Pour les Romains, la définition de l'anthropophagie reste floue. Il s'agit, selon eux, de toute consommation de matière de provenance humaine, à l'exception du lait maternel. En Occident, le terme cannibale coïncide avec la culture gréco-romaine pour définir l'anthropophagie.

Dès lors, au cours de la formation des sociétés méditerranéennes, l'« homme-viande » renvoie à la réalité biologique de la nature humaine : le fait d'être un animal, donc un mets possible puisque « consommable » sur le plan nutritif. Pour autant, les mythes occidentaux intégrant le cannibalisme en font le plus souvent un objet sacrificiel, proche du religieux, mais en tout cas, pas forcément un mode alimentaire. C'est la raison pour laquelle on peut dire que le passage de l'anthropophagie alimentaire à l'anthropophagie religieuse devient le passage obligé de la nature à la culture. Par ailleurs, ce mythe donne naissance à des modèles politiques développés par Platon dans

La République (167'). Les tyrans sont des dévoreurs qui veulent égaler les dieux en s'incorporant leur peuple. L'époque contemporaine en donne un exemple éloquent dans l'Allemagne nazie. En l'occurrence, Adolf Hitler est le dictateur qui endoctrine, fanatise et incorpore les jeunesses hitlériennes pour servir la cause de ladite « race aryenne », l'idéologie du nazisme. Il est un monstre despote et totalitaire, avide de conquêtes guerrières et assoiffé de sang et de cendres. Il met en œuvre la « Solution finale » et exécute l'Holocauste, la mort industrielle avec l'extermination de près de six millions de juifs, génocide reconnu crime contre l'humanité. Par sa volonté diabolique de puissance dominatrice sur l'Europe, il occasionne et conduit, jusqu'à la défaite, la guerre la plus meurtrière de l'histoire.

Tuer et manger quelqu'un était aussi révoltant dans la culture biblique que dans la nôtre. Pourtant, certains récits des Saintes Écritures évoquent des actes cannibales. Des villes assiégées pendant les guerres donnaient lieu à la famine et engendraient toutes sortes de crimes dont celui de consommer des enfants. Les sièges de Samarie et de Jérusalem en sont les principales illustrations. Dans l'Ancien Testament, le cannibalisme sacrificiel est retrouvé à travers la parole divine adressée à Abraham à l'encontre de son fils, Isaac. Celui-ci aurait pu périr. Mais il est remplacé par un bélier ; ce qui transforme cet acte de foi en une parabole qui enseigne aux hommes que Dieu, refusant la violence en son Nom, est un Être d'amour.

De leur côté, les chrétiens et, en particulier les catholiques, ne sont pas en reste en matière d'anthropophagie, qui, paradoxalement, fascine autant qu'elle fait horreur. Évoquons à cet égard le mystère de l'Eucharistie, le Sacrement qui commémore et perpétue le sacrifice du Christ : « Jésus est mort pour nous » ou « Jésus est mort pour nos péchés » ; de telles phrases font partie du langage traditionnel des Églises. Pierre Bülher (39) nous propose de comprendre le sacrifice de Jésus-Christ comme le don de sa vie, par amour pour les humains. Pour autant, le rite de communion, dans son ambiguïté, fait toujours débat. C'est d'ailleurs l'usage polémique qu'en font les protestants pour condamner les catholiques. Selon eux, les catholiques se révéleraient pires que les « sauvages » lorsqu'ils considèrent cet acte, certes symbolique, d'anthropophagie du Christ aggravé de « théophagie ». Du latin *hostia* qui signifie « victime offerte en expiation », par opposition à une « victime offerte en remerciement », d'où le sens liturgique d'« offrande », l'hostie représente le corps du Christ sacrifié, et le vin, son sang. Or, selon Dominique Jaillard (106), l'Eucharistie serait, en l'occurrence, le comble de l'idolâtrie au cœur du christianisme.

Si l'anthropophagie a ainsi traversé les siècles d'une manière imagée ou réelle, elle a revêtu différentes formes. Nous avons évoqué le repas rituel endo-cannibale des peuples primitifs. Il existe également le rite exo-cannibale guerrier très usité par les Aztèques. Par ailleurs, des périodes de l'histoire rendent compte des nécessités anthropophages pour survivre. Ainsi, outre les famines médiévales, bien d'autres cas au cours des siècles et dans le monde furent à l'origine de cet usage. Nous citerons, en particulier, le naufrage de la frégate *La Méduse* de la marine coloniale française qui a échoué le 2 juillet 1816 au large de l'actuelle Mauritanie. Le tableau ô combien célèbre, intitulé *Le Radeau de la Méduse,* en est une magistrale représentation réalisée par Géricault, peintre français issu du mouvement artistique romantique. À l'époque, ce funeste événement au cours duquel ont été commis des actes d'anthropophagie a fait couler beaucoup d'encre et a donné lieu à un scandale d'ampleur internationale. Plus proche de nous, le terrible crash mondialement connu du vol 571 dans la cordillère des Andes en 1972 a défrayé la chronique. Un survivant, Pedro Algorta, témoigne : « L'objectif était de rester en vie. » Sur les 40 passagers et cinq membres d'équipage ayant décollé d'Uruguay à destination du Chili, seules 16 personnes ont survécu grâce à une combinaison unique réunissant force mentale, effort collectif, et cannibalisme forcé.

Bien d'autres pratiques anthropophages peuvent être répertoriées, dont celle de dévorer son amant à l'instar de la mante religieuse, aussi rare que réelle et qui paraît pour le moins invraisemblable. Les dérives sexuelles pouvant aller jusqu'à dévorer son partenaire recèlent un raffinement morbide extrême et demeurent, fort heureusement, tout à fait marginales. Nous ne ferons pas cas des actes cannibales commis par des malades mentaux et dont la forme autant que le procédé peuvent nous laisser cois de perplexité et d'effroi tant ils s'avèrent aussi horribles qu'étranges et le plus souvent inexplicables. Mais, aux confins de la nature et de la culture, l'anthropophagie renferme autant de vice que de vertu. Nous savons notamment que la consommation de chair humaine serait à l'origine d'une maladie neurodégénérative gravissime et dévastatrice appelée le Kuru. Cette encéphalopathie mortelle atteint certains aborigènes de Nouvelle-Guinée dont les us et coutumes cannibales sont avérés. À l'inverse, notre modernité, les progrès de la science et de la médecine offrent aujourd'hui, conformes à un avis éthique éclairé, le miracle de la transplantation d'organes, instituant par là une forme d'anthropophagie organisée, thérapeutique et salutaire. De surcroît, elle génère le sentiment de pérennité et d'immortalité. Nous savons, néanmoins, que cette pratique occasionne aussi quelques dérives, dont le commerce d'organes illicite et lucratif qui sévit à l'échelle mondiale.

Les Européens sont attachés au terme « cannibale » dont l'étymologie daterait de Christophe Colomb lors de sa conquête des Antilles en l'an 1422. Il serait issu d'un rapprochement effectué par déformation phonétique entre des hommes ayant un « museau » de chien – d'où la racine « canis » – présumés anthropophages et les redoutables Caribes ou Caraïbes qui vivent dans certaines îles des Antilles. En apparence synonyme d'anthropophage, le substantif cannibale recèle un sens sensiblement différent. En l'occurrence, il ne s'agit plus d'attribuer ce terme à des hommes se nourrissant de leurs semblables, selon l'origine grecque *anthropos* qui signifie « être humain » et *phagia* qui se rapporte à l'action de manger. Car, le cannibale, lui, désigne un être hybride mi-homme mi-chien mangeurs d'hommes. Ainsi, le cannibalisme n'est plus le propre de l'homme ; tout comme il ne se définit pas par le fait de consommer les siens. Le cannibale n'est pas semblable à l'homme. Tout comme le prétendu barbare, d'ailleurs, dont parle Montaigne, et pour lequel le terme a également été inventé pour extraire l'animalité originelle de la nature humaine. De cette manière, et selon un glissement sémantique avéré, l'altérité s'éloigne ; pendant que l'homme, lui, dénie sans la résoudre sa propre problématique anthropophage et ainsi s'exonère de ce lourd tribut versé à l'humanité et la civilisation.

Mais alors, si par essence l'être humain se doit de s'affranchir quant à son éventuel penchant par nature anthropophage, de quelle dette serait-il redevable ? Au passage, les termes « dette », « culpabilité » et « faute » recouvrent un sens commun dès lors qu'ils sont tous trois réunis en allemand sous le même mot : *schuld*. Son étymologie provient du vieux haut allemand *sculd*, dérivé du verbe *sculan* devenu *sollen* ; qui est apparenté à l'anglais *shild*. Dans le latin *scelus* (« crime, forfait »), la métaphore semble être la même que dans le français *tort*, le gothique *skulan*, « être coupable » dont est issu l'allemand *schuld.* Le sens de « dette » coïncide avec le mot *sollen* et relève sémantiquement du sens de « tort, tordu, tourné » et est proprement « ce qui doit être retourné, rendu » ; on dit en anglais *« to return a favor »*. Cette dette est là une délicate question à laquelle nous allons tenter de répondre.

Pour ce faire, il nous importe de comprendre l'origine du tabou qui s'y rattache, précisément : l'anthropophagie. De fait, il interroge le mystère insondable de la vie en général, et de celle de l'homme en particulier. Nous sommes conduits, selon des registres différents, à apporter une explication rationnelle pour la science, et spirituelle pour le sacré. Pour autant, ni l'un ni l'autre de ces domaines, qui se confrontent sans se rejoindre, ne nous offrent de certitude. Essayons néanmoins de saisir ce qui appartient aux fondements mêmes de l'être humain, enracinés dans ce qu'il a de plus profond en lui, cette part originelle que nous nommerons, à dessein : son animalité primordiale. L'homme est un être de culture, c'est-à-dire, certes fait de chair et de sang, mais aussi pourvu d'une parole, et donc d'un savoir, d'une pensée, la psyché selon la science, ou l'âme selon le sacré. Pour autant, du point de vue de la phylogenèse, l'homme ne peut s'extraire de ses prédécesseurs, ses ancêtres ; et pas davantage de ses origines, c'est-à-dire du monde qui l'a fait naître avant de devenir ce qu'il est, cette part de nature à laquelle il appartient et qui est « viscéralement » à jamais ancrée en lui, en tant que sujet de la culture.

L'éthologie et l'observation du comportement animal, en particulier, celui des mammifères non humains, révèlent une constante quant à l'attitude de la mère à l'égard de sa progéniture. À travers l'attention et le soin qu'elle porte à ses petits, elle peut se montrer tantôt tendre et chaleureuse, tantôt glaciale, hostile, voire féroce. Et c'est avec sa gueule surtout qu'elle manifeste ses sentiments. Dès la parturition, ou mise bas, elle peut sortir délicatement ses crocs pour attraper un à un par la peau du dos ses rejetons chamailleurs pour les séparer ou exprimer avec âpreté son mécontentement jusqu'à mordre. Elle témoigne aussi de son affection en donnant ardemment des coups de langue et de babines avant d'indiquer le chemin de la tétée. Ainsi les mammifères non humains rendent-ils compte d'une oralité voisine de la nôtre. Le monde des volatiles n'est pas en reste de gestes d'amour maternel. En tient lieu de preuve le comportement de la maman oiseau qui veille sur sa couvée avec une attention toute particulière et donne autant la becquée à ses oisillons que des bécots.

L'art pictural a illustré en image l'attention aimante entre les humains. Celle-ci est notamment immortalisée par l'œuvre magistrale du peintre symboliste autrichien Gustav Klimt : *Le Baiser*. Mais qu'en est-il du baiser de la mère dès la venue au monde de son rejeton, dès lors que celle-ci est potentiellement partagée entre amour tendre et amour dévorant, ersatz de son oralité archaïque ?

L'oralité pourrait bien être un phénomène général dans le monde animal, dont l'homme fait partie, et peut-être, de différentes façons, universel. Chez l'homme, elle est un domaine largement étudié. La psychanalyse, par ses apports et ses avancées, nous éclaire sur la place de l'oralité dans la psychogenèse. Il ne s'agit pas ici pour nous d'en faire un exposé détaillé qui serait fastidieux et évidemment trop long. Retenons juste que le stade oral est admis, selon le point de vue de la psychanalyse freudienne, comme étant celui qui va introduire l'individu dans son rapport au monde, et plus initialement à la mère. Le sein maternel est la toute première expérience dans l'épreuve de la satisfaction nourricière orale. Mais, pour notre part, nous supposons que l'oralité du nourrisson prend également appui sur les premiers échanges entre la mère et lui. Ainsi, avant la tétée, il n'est pas exclu que la bouche de la mère offerte à l'enfant lors du premier baiser inaugure l'oralité du nouveau-né ; même si, par ailleurs, l'on sait depuis l'invention et la pratique de l'échographie que le fœtus suçote déjà son pouce dans le ventre de sa mère.

Quoi qu'il en soit, l'oralité est au cœur de la psychopathologie des troubles des conduites alimentaires. Si nous devons comprendre et répondre à la question de la dette évoquée plus haut, à laquelle l'homme tente en vain de s'affranchir en regard d'une anthropophagie constitutionnelle naturellement humaine, nous nous référerons à K. Abraham (1), suivi et repris par Freud (75 ; 122), lesquels ont proposé de subdiviser le stade oral en fonction de deux activités différentes : la succion (stade oral précoce) et la morsure (stade sadique oral). Freud (122) décrit une sexualité orale qu'il met en évidence chez l'adulte et qu'il retrouve chez l'enfant en s'appuyant sur les observations du pédiatre Lindner (signification masturbatoire de la succion du pouce). Ainsi, l'activité de suçotement prend dès cette époque une valeur exemplaire permettant à Freud de montrer comment la pulsion sexuelle qui se satisfait d'abord en étayage sur une fonction vitale, celle de se nourrir, acquiert une autonomie et se satisfait de façon auto-érotique. Dès lors, le désir et la satisfaction sont à jamais marqués par cette première expérience. Freud rejoint K. Abraham (1) et confirme ses apports pour décrire, comme étant le premier stade de la sexualité, le stade oral ou cannibalique. La source est la zone orale, c'est-à-dire les lèvres et la bouche ; l'objet est dans un rapport étroit avec celui de l'alimentation ; le but étant l'incorporation. Mais la psychanalyse montre aussi que l'incorporation, dans les fantasmes infantiles, n'est pas cantonnée à l'activité buccale, mais peut se transposer aussi sur d'autres fonctions (respiration, vision, génitale, anale, notamment). Par la suite, l'apparition des dents introduit une étape supplémentaire, intégrée au stade oral avec l'activité de morsure et de dévoration qui implique la destruction de l'objet en bouche. Intervient alors et conjointement le fantasme d'être mangé, détruit par la mère.

Ainsi, à travers cette approche issue de la psychanalyse, nous pouvons considérer l'être humain comme habité par une dimension pulsionnelle orale plus ou moins vorace qui le porte originellement à commettre un acte de dévoration et qui peut s'exprimer plus tard sous la forme de fantasmes cannibaliques. En l'occurrence, nous retrouvons souvent des paroles innocentes prononcées par l'un et/ou l'autre des parents à l'égard de leur progéniture témoignant de ce penchant : « Il est mignon à croquer ! », « Je le mangerais tellement il est beau ! », « Tu as vu les jambonneaux qu'il a »... En outre, il n'est pas rare d'observer des mères (ou des pères) jouer avec leur bébé en allant notamment parfois jusqu'à mordiller un de ses membres en simulant sa consommation. L'anthropophagie est bel et bien en toile de fond de cette façon qu'ont parfois certains parents d'appréhender le nouveau-né. Elle est celle-là même dont le sujet tend à se départir et qui, pourtant, lui est constitutive.

Aux avant-postes : deux sentinelles

S'il y a lieu de considérer le sujet selon un point de vue tant diachronique que synchronique, c'est bien parce que sa vie et son existence sont déterminées aussi bien par ce qui forge et jalonne ses racines, c'est-à-dire son terreau environnemental et son héritage vertical transgénérationnel, son identité, que ce qui se construit dans son rapport à l'autre, les liens, son maillage relationnel, horizontal et intergénérationnel : son altérité. Ainsi, l'identité procède de la connaissance de soi selon une dimension, un patrimoine, qui, pour une part, se ramifie et s'imprègne de l'entourage ; et pour une autre, se transmet d'une génération à une autre. Alors que l'altérité relève d'une reconnaissance qui se partage, qu'il y ait ou non lien familial et quelles que soient les générations, entre soi et l'autre, son semblable et à la fois différent, conformément à la mêmeté identificatoire. À noter que l'emploi des termes « connaissance » et « reconnaissance », dans leur distinction sémantique, pourrait, à lui seul, donner lieu à un vaste développement philosophique. Pour notre part, nous nous limiterons à la définition la plus concise possible. Une tradition platonicienne attribue à la connaissance l'expression « croyance vraie justifiée ». Or, celle-ci satisfait notre point de vue dès lors qu'en tant qu'« objectivité », la connaissance de l'être, c'est l'individu « objet » que l'on est pour soi. Dans le *Théétète*, un des dialogues tardifs de Platon (167°), celui-ci énonce : « Il me semble que quelqu'un qui sait quelque chose perçoit la chose qu'il sait, et pour autant que je puisse dire à présent, la connaissance n'est rien d'autre que la perception ». La reconnaissance de l'être œuvre et ouvre la voie à la « subjectivité ». Elle est le sujet que l'on est pour soi et pour l'autre ; et réciproquement. Les apports de Paul Ricœur (175') nous permettent de considérer la reconnaissance selon deux dimensions : l'une active, qui est le fait de reconnaître l'autre ;

et l'autre passive, qui correspond à la demande pour être reconnu. Pour lui, être reconnu implique : « le recours d'autrui pour donner à la certitude personnelle [qu'a un agent humain concernant ses capacités] un statut social ». Ricœur aborde et enrichit les différentes définitions de la reconnaissance et sa nature polysémique. Dans une certaine mesure, nous pouvons définir (ou traduire) cette pensée d'une autre façon. La connaissance de l'être équivaut à la conscience de la perception de soi (et de l'autre) ; c'est-à-dire : je me connais, car il m'est donné la conscience de ce que je suis à travers ce que je perçois de mon ressenti intérieur de moi-même (et vis-à-vis de l'autre). Tandis que la reconnaissance de l'être est le fait ou la mémoire de la perception de soi (et de l'autre) : ce qui est m'offert de percevoir de moi-même (et de l'autre) de l'extérieur à partir du reflet que me procure le rapport spéculaire. Ainsi, la connaissance de soi, pour l'individu, c'est simplement se sentir vivant ; la reconnaissance de soi (et donc de l'autre), pour le sujet, se sentir exister.

Il y a lieu d'envisager les deux aspects essentiels à la constitution du sujet qui advient : le poids des racines, qui l'ancre dans une trajectoire de vie et la force des liens, qui lui confère une existence. Ces deux dimensions fondamentales déterminent les tenants et aboutissants de la structuration du sujet en tant qu'être social. D'une part, il est sujet inscrit dans une diachronie, une verticalité, une histoire, laquelle prend également part à l'édifice du « roman familial ». Il s'agit d'une activité fantasmatique inconsciente qui s'apparente au rêve diurne et qui consiste, peu ou prou, à inventer une famille fictive à la place de la vraie. Le procédé permet d'accomplir une partie des désirs œdipiens. Il réalise aussi les souhaits d'accomplissement existentiel en s'imaginant appartenir à une autre famille que la sienne propre quand on est issu d'une famille qui ne nous convient pas. D'autre part, le sujet est perçu dans une synchronie, une horizontalité, une existence, reconnue par les autres, en s'octroyant (ou en se faisant offrir) une place parmi ses semblables. Selon un vocabulaire militaire choisi à dessein pour définir leur fonction, les racines et les liens sont ainsi comme deux sentinelles situées aux avant-postes d'une ligne de front psycho-corporelle, véritable « armature » ou « squelette » destinée à maintenir la fiabilité, la solidité et l'indépendance du sujet.

En temps normal, l'expérience spéculaire fait osciller les rapports identité/altérité, concourt à l'avènement du sens et confère au sujet son existence et sa conscience d'exister. C'est par cette voie, comme pour un morceau de musique qui fait entendre la mélodie et pas les notes les unes après les autres, telle une Gestalt – les formes se manifestent à notre vision dans leur ensemble et non pas dans une multitude de détails –, que le sujet prend conscience de ce qu'il est dans sa globalité. Or, comme nous le verrons, l'apparition d'un trouble des conduites alimentaires est susceptible de mettre en péril cette même structure selon une interdépendance spéculaire illusoire et néfaste entre parent et enfant. Caractérisons alors ce bastion à défendre, cette frontière ou « enveloppe » qui renvoie notamment au concept de Moi-peau élaboré par D. Anzieu (5).

Le champ conceptuel de la psychanalyse et de la psychosomatique nous permet avant tout de prendre en compte le sujet dans son intégralité somato-psychique, et, par conséquent, de déterminer sa manière physique et mentale d'intervenir dans le cadre des troubles des conduites alimentaires. Considérons la dimension défensive, d'expression et de communication du sujet en termes de « mur » avec : d'une part, son corps désigné comme « mur physique » constitué de peau, de chairs et d'os, et appliqué à un langage infra-verbal silencieux ; et d'autre part, son mental, que nous appellerons le « mur psychique » du langage verbal et sonore de la parole. Les deux murs se conjuguent et interagissent. Le tout constitue un corpus langagier. Le sujet prend son essor de vie et suit son destin, s'il en est, traçant un sillon, une trajectoire de vie selon ses racines, c'est-à-dire, ses acquis identitaires ajoutés à son développement psychocorporel, sa maturation. Il advient selon un chemin d'existence frayé par les liens identificatoires qu'il tisse à travers ses échanges verbaux et analogiques, infra-verbaux. Il nous importe de mener notre réflexion quant à ce parcours qui inscrit la trajectoire existentielle d'un individu, en général, et qui, en revanche, nuit à la vie et compromet l'existence des patient(e)s souffrant de troubles des conduites alimentaires. Notre démonstration repose sur le postulat selon lequel l'apparition de ces phénomènes est déterminée par la singularité de la relation intersubjective entre l'enfant malade et un parent : la mère vis-à-vis de l'hyperphagique, le père à l'égard de l'anorexique-boulimique. À cet égard, nous aurons notamment l'occasion de montrer de quelle manière l'interface spéculaire parent-enfant est au cœur de cette dynamique psychopathologique. Et, précisément, située au carrefour de l'expression orale la plus aboutie, la parole, et de l'activité de manger, la bouche, est ce gouffre béant qui privilégie ici l'oralité primaire comme problématique : l'insatiable consommation alimentaire.

I

Le corps humain, cette extraordinaire création terrestre pour le profane, et créature divine pour le croyant, aussi solide et fort que vulnérable et fragile, est notre première (et dernière) demeure depuis qu'il a quitté son logis initial, la matrice, la mère. À l'instar d'une plante, il est un organisme biologique issu d'une graine – le spermatozoïde – déposée par le père dans le ventre de la mère, laquelle a germé sous terre – Gaïa, Terre-mère – avant d'éclore au grand jour, sortir de terre : c'est l'avènement de « la plante », la venue au monde de l'être humain. Ainsi, quand les conditions de lieu, d'humidité et d'ensoleillement sont réunies, la graine commence à germer pour donner vie à une nouvelle plante. Or, si celle-ci conserve ses ramifications racinaires souterraines et nourricières toute sa vie durant, l'enfant, lui, en naissant, et à la rupture du cordon ombilical, a largué ses amarres « charnelles » à la mère. Il a, néanmoins, besoin de se raccrocher à « Terre-mère » afin de pouvoir se nourrir et continuer à vivre. Le sein maternel est alors et très vite son « rocher », son « port d'attache » et sa « poire pour la soif », sa source de vie. Son édifice non immuable et unique est une structure vouée en permanence à se créer et se recréer selon la loi naturelle qui régit les êtres vivants. Ainsi, à l'intérieur de son corps, vivent, meurent puis se renouvellent des cellules, des tissus, des organes, des appareils en perpétuel mouvement et régénération assurant le changement de l'organisme humain et son maintien dans la continuité : sa conservation. L'ensemble qu'il constitue se compose comme un concert, tel un orchestre dirigé par son chef, la tête, pour produire la merveilleuse musique que sont la vie et son mystère. Cette formidable « machine vivante » qu'est l'homme, par le souffle qui la traverse, au rythme des battements de la pompe et de l'énergie qui la fait se mouvoir, est gouvernée par la dimension qui l'habite, l'être selon le scientifique ou le philosophe, l'âme ou l'esprit pour le spirituel et le religieux. Le petit être sorti du ventre de sa mère est une entité physiologique vivante et sensible vouée à émettre et recevoir des sensations, à se développer et maturer au contact de sa mère puis de son père et plus largement de son environnement afin de devenir un jour un homme ou une femme. Il est aussi une entièreté psychoaffective munie de capteurs le prédisposant à ressentir les impressions et les expressions à travers le monde qui l'entoure pour à son tour éprouver des émotions et des sentiments. S'effectuent ainsi depuis sa naissance de multiples et divers échanges corporels, sensoriels, affectifs et psychiques aussi manifestes que fins et subtils et qui vont contribuer à son essor pour, à terme, faire de lui un être humain à part entière.

À l'origine, le cri du nouveau-né, sa toute première expression orale, est à la fois l'épreuve qui le fait passer de l'oxygénation sanguine via le placenta à la respiration atmosphérique de son appareil pulmonaire. Il est aussi bien possiblement un signal qui annonce sa naissance qu'une manifestation défensive avec une perception du monde extérieur qui possiblement lui fait peur. C'est d'ailleurs un bruit vif et strident, mordant et retentissant. À cet égard, inclus dans la mouvance des thérapies *New Age* des années soixante, le psychologue américain Arthur Janov élabore et met au point le « cri primal » (107'), en référence à cette première expérience du nouveau-né, comme thérapie novatrice et prometteuse. Il édifie sa théorie à l'appui du point de vue de Otto Rank, un contemporain et dissident de Freud, selon lequel la naissance est le premier trauma, comme vécu primordial et réservoir du mal-être futur. La thérapie du cri primal, dont le fondement sera par la suite battu en brèche, repose sur l'idée que toutes les maladies mentales comme la dépression, les psychoses et les maladies psychosomatiques proviendraient des souvenirs refoulés lors « du premier trauma » de la naissance. L'ouvrage inaugural aura durablement un franc succès et la pratique de cette thérapie fera de nombreux émules. Mais en 2015, l'APA (l'Association américaine de psychiatrie) récuse définitivement la théorie de Janov et rend compte du fait que le cri primal crée de faux souvenirs de naissance.

Il a d'ailleurs été démontré que la mémoire n'est acquise chez le nourrisson qu'à un âge entre 18 mois à 2 ans. Pour autant, le cri du nouveau-né est aussi puissant et déchirant que le hurlement d'un loup. En l'occurrence, le loup hurle pour signifier un « appel social ». En fait, l'animal indique sa position aux autres membres de la meute de façon à obtenir leur position en retour. Cette indication sonore tient également son rôle crucial pendant la chasse : il avertit d'autres groupes s'approchant que la zone est déjà occupée par la meute. C'est donc un appel stratégique qui rend compte de la stricte hiérarchie respectée par la meute. Parmi les volatiles, le corbeau, de son côté, pousse un cri, un croassement, caractéristique du bruit strident des oiseaux sentinelles qui avertissent les autres membres de leur clan même à la plus grande distance. Pour sa part, le cri du nouveau-né est, peut-on dire, la première pierre à l'édifice du « mur psychique » qui se bâtit. Il est son premier passage du soma au mental. Dès lors, le corps humain est comme un mur de peau, de chairs et d'os, mais aussi un mur psychique émis par l'individu et qui deviendra, par la suite, une parole, et, pourquoi pas, un chant.

Mais le cri émis par l'individu restera par la suite un signal de détresse, à l'instar du tableau d'Edvard Munch *Le Cri*, évoquée précédemment, et qui est une œuvre éminemment expressive symbolisant l'homme moderne emporté par une crise existentielle. Lacan (119) a d'ailleurs fait un commentaire de cette œuvre. Pour lui : « Cet être, cet être ici dans la peinture d'aspect plutôt vieillot – au reste forme humaine si réduite qu'elle évoque les images les plus sommaires de l'être phallique [...] – se bouche les oreilles, ouvre grand la bouche, il crie. » Et Isabelle Morin (149) d'ajouter, dans ce qu'elle désigne par le règne du silence, une remarque pertinente concernant la photographie qui a fait le tour du monde, celle de la petite fille vietnamienne qui court nue, brûlée par le napalm. « La photographie de ce cri d'enfant que l'on entend sans vraiment l'entendre figure, telle une image sonore, comme l'œuvre de Munch, l'horreur de la Chose irreprésentable. »

Ainsi naît l'être humain. Il entre en scène, la scène du monde, c'est-à-dire ce théâtre vivant, remuant et sonore, tantôt consonant, tantôt dissonant, tantôt harmonieux, tantôt cacophonique de la communication inter-humaine. Et le corps est pour cet être qui l'habite, ce sujet qui advient, aussi bien une demeure qu'un véhicule et un instrument. Or, parfois, un passage entre des mains expertes s'impose pour examiner cet édifice, prêter l'oreille et mesurer la justesse des mots pour comprendre et traiter l'éventuelle origine des maux, effectuer un réglage et une révision des pratiques ; prodiguer, en somme, les meilleurs soins. Mais l'usure est néanmoins incontournable et la mort, inéluctable.

Pour autant, l'être humain en action, en vie, prend toute possession de ses moyens pour acquérir et occuper une place parmi les autres, ses semblables. Il est alors, à lui seul, un des éléments de la courroie de transmission et contribue à la chaîne d'émissions, de diffusions et de liaisons que forment entre eux les hommes organisés en sociétés selon la culture qui les caractérise : en mondialité, selon les échanges effectués à l'échelle de la planète. Et cette réalité se trouve facilitée et largement favorisée grâce aux formidables progrès technologiques que sont les moyens de communication d'aujourd'hui dont, parmi les plus avancés et mis en œuvre : les satellites, la téléphonie moderne, Internet, l'intelligence artificielle. Ainsi, le mur physique que forme le corps de l'homme couplé à son mur de parole revêt une fonction, celle d'articuler son message à celui d'un autre pour contribuer à l'essor du Corps social, ce grand Mur que constitue la Maison société. Au niveau de l'individu, la constitution de ce mur participe du processus d'enracinement. Mais quel est-il ?

L'enracinement est, selon la philosophe française Simone Weil (199) « le besoin le plus important et le plus méconnu de l'âme humaine ». C'est aussi un des plus difficiles à définir. Il est, d'un point de vue génétique, l'attitude ou l'action, la disposition ou le fait pour quelqu'un d'implanter, ou de s'implanter, s'installer, s'établir durablement quelque part, ou de ressentir un attachement profond, ou d'avoir des liens étroits avec quelque chose. Cette auteure énonce :

> « Un être humain a une racine par sa participation réelle, active et naturelle à l'existence d'une collectivité qui conserve vivants certains trésors du passé et certains pressentiments d'avenir. Participation naturelle, c'est-à-dire amenée automatiquement par un lieu, la naissance, la profession, l'entourage. Chaque être humain a besoin d'avoir de multiples racines. Il a besoin de recevoir la presque totalité de sa vie morale, intellectuelle, spirituelle, par l'intermédiaire des milieux dont il fait naturellement partie. »

D'autres auteurs se sont penchés sur ce thème, parmi lesquels Jacques Julliard, qui a montré que l'enracinement, loin d'être conservateur, répond au souci de (ré-)ancrer les individus, de les émanciper de toute domination extérieure. Michel Lussault souligne, pour sa part, l'actualité de la notion à l'heure de la mondialisation. Quant à Pierre Pachet, il présente l'enracinement comme visant à renouer le lien entre l'homme, le monde et le divin.

Mais alors, quel est ce mur qui abrite l'être (ou l'âme) de l'humain ? Nous pouvons dire que ce mur de peau, de chairs et d'os et de paroles incarné par le sujet s'enracine sur la scène du monde habité de semblables. Il est la part du vivant de son être qui s'exprime, pétri de son histoire, celle qui lui a été transmise et celle qu'il prolonge, à partir de laquelle il s'inscrit à la place qu'il occupe parmi les étants. Il est un rempart, mais aussi une surface ou plutôt une interface, écran et projecteur, qui se présente, menant des rencontres et des conversations avec les autres. Vibre alors sa structure qui reçoit, mais aussi émet et diffuse des ondes. Ce mur pèse de tout son poids de valeur sûre. Pour autant, son vrai poids ne se mesure pas sur une balance. Tel est le leurre des apparences, en trompe-l'œil, d'une vérité autre. « Avoir du poids » ou « faire le poids » ne nécessite pas de « prendre du poids », illusoire atour ; et pas davantage de parler plus fort en émettant « une grosse voix » ou de parler abondamment pour ne rien dire. Il est question ici de son sens figuré. S'imposer alors, ou prendre place, c'est peser autrement sur la scène du monde. Charisme, prestance ou aplomb sont les maîtres mots de cette façon de s'imposer parmi les autres. Une présence, en somme, au sens plein du terme ; avec bienveillance, mais fermeté, soit : une façon de faire autorité.

Pourrait alors s'ouvrir un large débat sur la notion d'autorité, qui est, en l'occurrence, selon nous, assimilable au phallus. L'étymologie du terme « autorité », issu du latin *« auctor »* qui signifie fondateur, auteur, renvoie à un autre nom latin : *auctoritas*. Or, dans la Rome antique, l'*auctoritas* était l'apanage du Sénat, qui n'avait pas de pouvoir décisionnaire ni de pouvoir exécutif, contrairement à la *potestas* (pouvoir), qui imposait la force du peuple. *« Potestas in populo, auctoritas in senatu »*, dit d'ailleurs un adage populaire depuis Cicéron. Ainsi, selon A. Bilheran (32), l'*auctoritas* était donc la qualité et la légitimité des Anciens, qui l'avaient eux-mêmes obtenue, par héritage et transmission (comme le phallus), de la part de ceux qui avaient posé les fondations pour toutes les choses à venir. Les détenteurs de l'*auctoritas* étaient, par conséquent, les garants de la fondation sacrée. Ainsi, cette auteure constate que l'autorité n'est pas synonyme de pouvoir. Elle peut même exister sans la force du pouvoir et incarner un contre-pouvoir d'ordre symbolique. A. Bilheran précise, d'ailleurs, que le verbe augurer, dont provient l'*auctoritas*, signifie faire naître, augmenter, produire à l'existence. Ce qui ajoute à notre parallèle entre autorité et phallus, à savoir : ce qui fait ex-ister, du latin classique *existere* « réveiller, faire sortir, animer, provoquer ». Nous ne ferons qu'évoquer, ici : « le bourdon de pèlerin » dont se servaient les pèlerins comme soutien et comme arme blanche contre les indésirables ; « le bâton de commandement », qui symbolise la dignité du « maréchal de France » ; « le bâton de gendarme », cet équipement dont est notamment pourvu le personnage emblématique particulièrement crédule et fort peu clairvoyant du théâtre traditionnel de Guignol ; ou encore l'expression « le bâton pour se faire battre » qui consiste à fournir à autrui, par ses dires ou son comportement, l'occasion, la raison ou le simple prétexte de se faire blâmer, condamner ou punir. Nous rapprocherons également ce symbole de la fameuse « épée de Damoclès » ; même si cette allégorie morale issue de la mythologie grecque est employée plutôt pour décrire ou évoquer une menace face à des circonstances particulièrement pénibles et périlleuses. Chacun de ces instruments de forme phallique désigne une arme dont l'usage est largement de portée dissuasive. Elle matérialise l'autorité.

Cependant, conformément à la définition actuelle, en tant que pouvoir de décider, de commander, d'imposer sa volonté à autrui, l'autorité est aussi nécessaire et structurante que parfois, à tort ou à raison, controversée et sa crise est composante de celle de la culture, qui traverse tout le XXe siècle jusqu'à nos jours. Attribuée au père, selon la tradition patriarcale, lequel est d'ailleurs prétendument détenteur du phallus, l'autorité serait-elle possiblement dépendante d'une « autorisation » que lui accorderait (ou non) la mère ; elle-même susceptible de s'octroyer un pouvoir phallique ?

Si tel est le cas, nous comprenons mieux la sociologie qui révèle l'actuelle évolution de nos sociétés occidentales, dans lesquelles la femme, sous l'impulsion du mouvement féministe en lutte contre le patriarcat, mais aussi le considérable essor du pouvoir de l'Image tendent à priver ou du moins réduire l'autorité de l'homme et à prendre davantage de pouvoir ; jusqu'à amoindrir voire éradiquer le statut traditionnel et ancestral de chef de famille : le « Pater familias ». Nous aurons l'occasion de développer cet aspect dans le cadre de notre conclusion.

L'autorité accompagne d'ailleurs le développement, nous dit Hannah Arendt (7), ainsi :

> « Puisque l'autorité requiert toujours l'obéissance, on la prend souvent pour une forme de pouvoir ou de violence. Pourtant l'autorité exclut l'usage de moyens extérieurs de coercition ; là où la force est employée, l'autorité proprement dite a échoué. L'autorité, d'autre part, est incompatible avec la persuasion qui présuppose l'égalité et opère par un processus d'argumentation. Là où on a recours à des arguments, l'autorité est laissée de côté. Face à l'ordre égalitaire de la persuasion se tient l'ordre autoritaire, qui est toujours hiérarchique... »

Nous voyons bien de cette manière que l'autorité est adossée à une vertu essentielle, celle de la dissuasion, mise en place selon une stratégie visant à décourager le contrevenant sans l'emploi de la force. Par ailleurs, Claude Guy (10) énonce : « On fait autorité quand on est l'auteur d'un savoir qu'on peut transmettre, avec passion. Plus on fait autorité, moins il est nécessaire d'en donner la preuve, ce qui exclut l'autoritarisme, posture qui au contraire de la transmission exige, tord, oblige, soumet. » Selon ce point de vue, il est clair que l'autorité est bel et bien assimilable au phallus lorsqu'il s'agit aussi de son pouvoir de transmission d'un savoir. Freud (79), quant à lui, souscrit au sens commun lorsqu'il soutient l'existence d'un « besoin d'autorité » pour l'enfant, du moins pour l'enfant ordinaire puisqu'il exempte, en quelque sorte, l'enfant génial de cette nécessité.

D'un point de vue structurel, le surmoi, héritier du complexe d'Œdipe, « oublie » l'autorité des parents dont il émane. C'est en l'occurrence, comme nous l'avons dit, le phallus qui, de par son pouvoir transmetteur, en est l'instrument-vecteur, le véhicule. De génération en génération, les parents « oublient » les fondements de l'autorité qui ont été à eux-mêmes transmis par leurs géniteurs et qu'ils exercent à leur tour. Ainsi, l'autorité naturelle et légitime affirme et implique l'individu, sa présence. Or, ce qui est vrai pour le sujet l'est aussi pour le groupe et pour le peuple, à savoir : le désir de s'affranchir des exigences de l'autorité qui est paradoxalement à la mesure de leur besoin d'autorité. À cet égard, la crise à laquelle on assiste dans nos sociétés occidentales traduit la disqualification de la valeur de l'autorité. Ainsi, le besoin d'autorité est-il reconnu, affirmé, justifié, mais aussi constamment repensé et ardemment contesté, sous le signe de l'ambivalence. Nous retrouvons là, en quelque sorte, la « double face » de la Figure du phallus avec, d'un côté, le phallus imaginaire redoutable, car empreint de la toute-puissance « inhumaine » ; de l'autre, le phallus symbolique qui porte la marque de la castration et qui, par conséquent, détermine le sujet dans l'insuffisance de sa condition humaine. Mais l'élever au rang de « haute autorité », c'est tendre à sacraliser son expression pour fonder sa pertinence et sa légitimité. D'une manière générale, l'autorité proscrit, elle interdit ; elle impose, au final, le renoncement pulsionnel en disant « non ! » Mais elle prescrit aussi des actes, des valeurs, des objectifs, depuis les injonctions sévères ou tendres de la vie quotidienne, jusqu'aux commandements sacrés des Tables de la loi, en passant par les idéaux narcissiques aliénants. Pour ces derniers, ils s'expriment souvent par la vaniteuse soif de pouvoir, quel qu'il soit.

Le poids des racines participe de cet élan fondateur et convaincant de l'autorité pour le sujet qui advient. Il y va de sa reconnaissance, ajoutée à une parole transmise, assumée et significative, qui lui permet ensuite de s'inscrire dans une filiation. Il s'affirme et, en retour, détermine son existence à l'endroit de cette parole, son ancrage. Pourtant, il peut s'agir d'autre chose qu'une parole. Eu égard aux travaux de Bion (30 ; 31) sur la dynamique contenant/contenu, Pierre Benghozi (22) propose une distinction entre la transmission de la « trace » et la transmission de l'« empreinte ». Pour lui, la trace est une inscription en positif alors que l'empreinte est tout autre chose ; c'est une inscription en creux, en négatif. Selon cet auteur : « L'empreinte n'est pas une écriture sur le support. Elle est l'expression d'une modification du support lui-même, comme l'empreinte laissée par le pas dans la neige. »

Il rappelle que cette métaphore déjà employée par Freud est empruntée au matériel photographique argentique en précisant, à propos de l'empreinte : « C'est ce matériel psychique familial présent-absent, non révélé, qui n'a pas été métabolisé, symbolisé et qui cependant est transmis à travers les générations. » Puis d'ajouter : « Dans une perspective freudienne, le "négatif" est du déjà là, mais en amont d'une représentation. » Ainsi peut-on comprendre l'empreinte qui n'est pas comme la trace, un simple dépôt, en tant que contenu, accueilli sur le cadre contenant qui la reçoit. Elle modifie le cadre lui-même. Elle n'est pas du contenu, mais du contenant. Elle met à l'épreuve la plasticité du cadre, sa « contenabilité ». Elle se moule comme une Gestalt, c'est-à-dire, en rapport avec la psychologie de la forme. Ainsi, la transmission de l'empreinte est une transmission de contenant psychique. Or, nous pensons justement que c'est tantôt l'empreinte, tantôt la trace, et leur transmission, dont il est question dans les troubles des conduites alimentaires. L'empreinte de la mère est transmise en creux à l'enfant hyperphagique ; elle est ce vide à combler et responsable du déficit existentiel ressenti des deux côtés. La trace du père est la souillure déposée sur son enfant anorexique-boulimique, témoin du néant de sa dimension symbolique manquante. Nous aurons l'occasion d'y revenir. Quant à la honte dont rend compte Benghozi (23) dans ses développements, elle éclaire également notre point de vue concernant ces patient(e)s qui la portent sans pouvoir en dire quelque chose. *L'Écorce et le noyau* de N. Abraham et M. Torok (2), est l'ouvrage auquel il se réfère à cet égard pour dire notamment :

> « Le fantôme est le travail dans l'inconscient du secret inavouable d'un autre [...]. Sa manifestation, la hantise, est le retour du fantôme dans des paroles et des actes bizarres, dans des symptômes [...]. L'univers du fantôme peut s'objectiver dans des récits fantastiques. On vit alors un affect particulier que Freud a décrit comme une "inquiétante étrangeté" ».

Notre expérience clinique, qui fera l'objet d'un chapitre de notre ouvrage, témoigne de cet indicible et innommable quasi constant dont font preuve les personnes qui nous ont été confiées et qui font l'objet d'un trouble des conduites alimentaires. Ainsi, l'implicite et l'infra-verbal participent en grande partie de notre approche clinique auprès de ces patient(e)s dépourvu(e)s de représentations mentales corrélatives à leur « agir ».

À interroger l'attitude parentale, le moindre détail expressif infra-verbal aura son importance ; qu'il s'agisse, notamment d'une posture, d'un geste, d'une mimique, d'un clignement d'œil, d'un bruit de bouche ou encore de la façon de parler et des modulations tonales de la voix (comme une musique qui sonne juste ou bien faux). Notre travail sur l'implicite est donc primordial pour saisir les sentiments et les émotions qui fusent et/ou transpirent sans nulle parole, ces affects, et révèlent en même temps le fond du malaise psychocorporel et relationnel avec le parent. Nous insisterons, à cet égard, sur la nécessité de « penser à la place » du patient, incapable lui-même de penser à l'endroit de son trouble alimentaire.

La singularité du sujet, c'est son style, sa patte, sa signature, son identité. Mais alors, si les racines déterminent l'identité, qu'est-ce que l'identité d'un individu ? En outre, qu'est-ce que l'identité sociale, culturelle d'un groupe ? L'étendue du domaine d'étude nous empêchera de répondre complètement à ces questions. Il nous manquera, de surcroît, des connaissances sur les mécanismes qui président à la construction de l'identité culturelle. En philosophie, l'identité désigne la relation ontologique d'égalité à soi-même. Il s'agit en particulier pour un sujet de l'identité personnelle, c'est-à-dire le fait d'être à la fois un individu distinct de tous les autres et de demeurer le même à travers le temps. L'identité est considérée par les sciences sociales comme étant la reconnaissance d'un individu par lui-même ou par les autres. Dans ce cadre, elle est une construction sociale. Concernant l'identité nationale, elle rend compte du sentiment d'appartenance à un même peuple constitué en nation dans la conscience de son unité de valeurs et de communauté culturelle – qui exclut toutes distinctions d'ordre social, idéologique, ethnique, confessionnel et autres – ainsi que de la volonté de vivre ensemble. Aborder la question de l'identité nationale nous mènerait également trop loin. Notons simplement qu'en France la loi est claire et précise. La nationalité s'obtient soit par « le droit du sang » qui reconnaît la filiation comme critère de nationalité, soit par « le droit du sol » qui détermine la nationalité d'après le lieu de naissance. Mais la langue est indispensable à la constitution d'une identité spécifique ; elle constitue d'ailleurs le liant indispensable pour assurer la cohésion sociale d'appartenance à une même collectivité. Elle en détermine d'autant plus le ciment qu'elle s'affiche comme vecteur essentiel de la communication, garant des échanges interpersonnels fiables et compréhensibles au sein d'une même nation. Elle est la marque de l'intégration sociale, de l'acculturation linguistique – processus par lequel un individu, par l'intermédiaire de la langue, apprend les modes de comportements, les modèles et les normes d'un groupe de façon à être accepté dans ce groupe et à y participer sans conflit – où se forge la symbolique identitaire. Il est également clair que la langue nous rend comptables du passé, crée une solidarité avec celui-ci, fait que notre identité est pétrie d'histoire, des origines à nos jours ; et que, de ce fait, nous avons toujours quelque chose à voir avec notre propre hérédité, aussi lointaine fût-elle. La langue est en somme le terreau où prend naissance, se nourrit, se développe notre culture (et qui fait corps avec elle). Citons ici la si belle formule d'Albert Camus (45°) : « Ma patrie, c'est la langue française. »

L'identité d'un individu, c'est donc aussi ses racines. Elle est caractérisée par le nom ou patronyme. Or, c'est le père qui habituellement transmet le nom à son enfant. Lacan a développé le concept de « Nom-du-Père », abstraction empreinte de sacralité conforme au culte catholique auquel il est attaché, selon les mots prononcés par le prêtre au début de la messe de rite romain, accompagnés du signe de croix : *« In nomine Patris, et Filii et Spiritus Sancti. Amen »* (« Au Nom du Père, du Fils et du Saint-Esprit. Ainsi soit-il »). À noter que la Sainte Trinité ainsi évoquée ne semble pas très éloignée de la Tiercéité, la fonction paternelle, fondatrice et structurante du sujet qui advient. À cet égard, l'éclairant point de vue d'André Green (cité par Jorge Canestri (44')) est à ajouter : « La question [...] n'est pas le trajet pour aller de deux à trois – de la dyade à la triade – mais la transition du stade de tiercéité potentielle (lorsque le père n'est présent que dans l'esprit de la mère) à celui de tiercéité réelle. » L'approche conceptuelle de Lacan le conduit à envisager une situation œdipienne précoce, visant à reformuler la définition freudienne du complexe d'Œdipe. Par cette formalisation structurelle, la nature et la fonction du père, qui étaient déjà considérées par Freud comme essentielles quant à la constitution du sujet, et bien que tout aussi importantes, sont comprises par Lacan sous un angle symbolique différent. Ainsi, il ajoute à la relation symbiotique entre le nourrisson et sa mère le phallus, comme élément d'introduction du langage. Il y a ainsi, et dès le départ, dans la structure psychologique du sujet, une triangulation, une relation à trois, entre la mère, l'enfant et le phallus, que le père réel personnifiera ou non. Pour lui, le phallus est à comprendre comme signifiant du désir de la mère, c'est-à-dire « l'objet-symbole » qui suscite et évoque chez la mère le désir, et par conséquent, l'amour de l'autre qui en est détenteur. La dialectique première de cette triangulation sera alors vécue par l'enfant comme « être ou ne pas être le phallus », d'où la fonction structurante du père en tant qu'il nomme l'interdiction œdipienne, le penchant amoureux envers le parent du sexe opposé. Nous verrons, à cet égard, que dans le cadre des troubles des conduites alimentaires, demeurer ou devenir le phallus de la mère, pour l'hyperphagique et être celui du père, pour l'anorexique-boulimique, contribuent à l'apparition de la problématique alimentaire spécifique, inlassable, irréductible et aliénante.

Pour sa part, Anthony Wilden (201) fait référence à l'unité paradoxale et rappelle que le « Nom du Père », selon le concept lacanien, est aussi, et en même temps, le « Non du Père » ; soit, comme nous l'avons évoqué précédemment à propos de l'autorité, ce qui ordonne et interdit, simultanément. De là un autre paradoxe, celui selon lequel l'affirmation de soi passe par la négative et non l'affirmative. Le « non » oppositionnel est une manière de se démarquer de l'autre et d'asseoir sa personnalité. Tous les enfants traversent une période normale, et même souhaitable, vers deux ou trois ans, durant laquelle ils tiennent tête à leurs parents dans le but d'acquérir de l'autonomie et de s'affirmer. Toutefois, chez certains enfants, cette période s'avère particulièrement intense. Et lorsque la désobéissance de l'enfant est presque constante ou systématique, on parle alors de trouble d'opposition avec provocation. Sans détailler de telles situations, disons simplement que dans ces cas-là, une lutte de pouvoir peut s'installer, et les parents peuvent se sentir dépassés. Ils ont l'impression que c'est l'enfant qui décide. Parmi les causes qui relèvent de ce phénomène, il y a certains troubles psychopathologiques dont : le TDAH (trouble déficitaire de l'attention avec hyperactivité), le spectre autistique ou encore le trouble du lien d'attachement. Mais l'explication la plus fréquente vise l'attitude parentale à l'égard de l'enfant avec un manque d'autorité et une discipline inappropriée (les parents n'imposent pas suffisamment de limites). A. Wilden fait également remarquer qu'il est bien démontré que, dans les sociétés patriarcales et patrilinéaires, le père est chargé de la détention et de la transmission du pouvoir, du savoir ainsi que du statut de sujet. En revanche, dans les sociétés matriarcales dites primitives, cette fonction paternelle sera dévolue au frère de la mère de l'enfant. Or, c'est cet enracinement invisible, mais perceptible, qui assoit l'individu, ancre sa structure, inscrit l'être (ou l'âme) qui l'habite dans un lieu, une destination, pour y porter sa parole solide, ferme et percutante.

Les racines sont aussi le lieu des origines et de la mémoire...

Celle-ci a d'ailleurs intéressé d'autres philosophes, en particulier, Bergson. En son temps, fortement influencé par la pensée de l'irlandais Georges Berkeley et son immatérialisme, Bergson (28) publie *Matière et mémoire* en réaction au livre de Théodule Ribot. De fait, ce dernier soutient que la science du cerveau prouve que le souvenir est logé dans une partie du système nerveux central. L'intention de Bergson est de s'opposer à cette réduction de l'esprit à la matière. Et de traiter de la mémoire comme du problème des rapports entre le corps et l'esprit. Il considère que la mémoire est profondément spirituelle. Aujourd'hui, la science tend à donner raison à Ribot sans pour autant exclure le point de vue philosophique de Bergson. Car la théorie de la localisation considère certaines fonctions, dont la mémoire, les souvenirs (que Bergson prête à l'esprit), comme des attributs du corps, localisés en plusieurs zones du cerveau. À cet égard, contrairement à ce que l'on croyait, aucune zone cérébrale n'est dédiée à un type particulier de mémoire ; mais des réseaux interconnectés de neurones (cellules nerveuses) relient diverses régions pour construire « la » mémoire.

Les racines reposent essentiellement sur la temporalité diachronique, la connaissance et l'identité du sujet de la culture mises en mémoire, ainsi que sur les modalités d'ancrage de son parcours de vie. Comme autant de « sillons » creusés en profondeur parmi les autres, elles sont liées au pouvoir transmetteur, transformateur et intégrateur du phallus. Elles se réfèrent à la question de fond, c'est-à-dire le sens, le *logos* (langue et langage), dont sont vecteurs le verbe et la parole. Or les troubles des conduites alimentaires, qui sont la cause et l'effet de la cause, la conséquence, aboutissent à un dommage de cette dimension diachronique du sujet selon une abrasion et une érosion de ses racines à l'approche « brûlante » réelle ou virtuelle d'un parent, ce que l'on a précisément désigné en termes d'expérience ou de relation spéculaire délétère. Abordons, à présent, la synchronie des liens qui s'établissent dans l'instantané du rapport à autrui et qui déterminent la reconnaissance de soi et de l'autre dans ce que l'on a coutume d'appeler l'altérité ; laquelle altérité confère au sujet la faculté d'exister pour soi et pour l'autre, à chaque instant. Ils s'appuient sur des identifications structurantes inscrites au cours de l'expérience spéculaire. Les liens sont notamment corrélatifs des *imagos* parentaux. À préciser que le terme d'*imago*, dont Carl Gustave Jung a proposé la formulation, désigne le prototype de personnages qui vont influencer de façon inconsciente le rapport d'un individu à autrui ; il serait fondé sur ses premières relations interpersonnelles.

II

La notion de lien ne recouvrant pas toujours les mêmes choses, il nous importera, ici, de faire des choix, même arbitraires, en nous efforçant seulement de rendre compte de la question du lien selon une approche restreinte et en tenant compte de la dimension qui nous intéresse. Il nous importe d'insister notamment sur la place prépondérante qu'occupe le lien filial dans ce qui s'articule et qui s'opère entre un parent et son enfant ; et de déterminer ce qui pourrait être une entrave à sa constitution ou à son maintien, en particulier vis-à-vis de la mère pour l'hyperphagique et en regard du père pour l'anorexique-boulimique. Si la temporalité diachronique des racines du sujet est modifiée dans le cadre des troubles des conduites alimentaires, l'instantanéité synchronique du lien filial et de sa réalité est aussi un enjeu majeur au cours de ces affections. Nous commencerons, ici, et à dessein, par détailler le sort du nouveau-né quant à ses premières expériences de vie afin de mieux comprendre l'importance des liens qu'il tisse dans la mise en œuvre de la structuration de sa personnalité.

Concernant le bébé, il semblerait qu'il naisse avec le besoin de former des liens forts avec ses parents et les autres, réceptifs et aimants. C'est, en tout cas, ce que les experts de l'enfance, dont John Bowlby (34), appellent l'attachement. Ce psychiatre et psychanalyste anglais s'est notamment rendu célèbre pour ses travaux sur l'attachement, la relation mère-enfant, dont il apportera d'ailleurs une vision originale et féconde. Son travail repose notamment sur une expérience clinique singulière. Il a, en effet, réalisé des observations sur la santé mentale des enfants sans foyer au lendemain de la Seconde Guerre mondiale. Et sa principale conclusion porte sur le besoin capital d'une relation chaleureuse, intime et continue entre l'enfant et la figure maternelle. Il s'agit d'un système qu'il définit comme « un équilibre entre les comportements d'attachement envers les figures parentales et les comportements d'exploration du milieu ». Ce lien précoce repose sur des fondements biologiques et des propriétés motivationnelles comparables à la satisfaction des besoins primaires, mais indépendants de ceux-ci. Ainsi, l'enfant viendrait au monde biologiquement préprogrammé pour créer de tels liens avec les autres afin d'assurer sa survie. Et ces liens deviendraient le moteur de son développement social, émotionnel et intellectuel ultérieur. La théorie de l'attachement, telle qu'elle a été conçue par Bowlby, repose sur le lien primordial à la mère. Pourtant, la question de la multiplicité des modèles, dont celui de l'attachement au père, s'est vite posée et a fait l'objet de recherches qui ont abouti à des résultats sinon contradictoires du moins divergents, permettant de repérer la diversité des modèles agissants. Quoi qu'il en soit, notre point de vue rejoint celui de cet auteur quant aux besoins fondamentaux du nouveau-né qui se rapportent au contact physique. Et, dans la continuité de cette approche, nous considérons que le nouveau-né tend spontanément à recréer « une bulle » relationnelle à l'instar de ce qui s'est constitué tout le long de son parcours étroit intra-utérin entre sa mère et lui. Ainsi tentons de décrire les conditions de la vie sans existence de l'être en devenir dans le ventre de sa mère ainsi que les modalités de sa naissance, afin de mieux saisir les enjeux majeurs qui déterminent la formation de ses liens tout le long de sa vie et qui forgent son existence ultérieure. Nous accorderons une place prépondérante au lien filial.

La bâtisse sortie de terre – le nouveau-né – implantée dans le monde des vivants, prend connaissance d'un nouvel environnement. Notre nouveau-né, après avoir effectué son tout premier voyage, découvre plein ciel ce qui sera son cadre de vie terrestre, à présent. Et le changement est, pour lui, radical. Arrivé à bon port, à la surface de la Terre, comparable à une plante qui éclôt après avoir germé et poussé, devra-t-il se laisser éblouir par la lumière du jour et investir par les regards scrutateurs penchés sur lui, sentir sur sa peau le chaud qui caresse et le froid qui pique, renifler les odeurs et parfums de l'air ambiant, entendre la tonalité des sons plus ou moins clairs heurter ses tympans, goûter la saveur aigre des sécrétions sudorales au contact de la peau de sa mère avant de se délecter du lait mammaire ?

Cependant, la route est longue et laborieuse avant d'atteindre la destination assignée. Initialement, les parois turbulentes de son hôte s'animent afin de propulser le petit être pour qu'il parcoure passivement sans contrôle le tunnel, cet étroit passage qui le fera naître. Il ne sait pas encore ce qui l'attend ! Il va devoir renoncer au cocon, le ventre de la mère, sa première demeure ; mais aussi faire son adieu à celui qui l'a nourri, le placenta avec lequel il a entretenu un rapport étroit et intime. Cet ancrage aussi fort que vital se rompt au moment du grand saut parmi les êtres existants. Il découvre d'autres sensations qui l'accrochent et le lient à la surface du monde. C'est d'abord le souffle haletant de la mère produit après l'effort qui effleure le visage du nouveau-né telle une brise estivale et apaisante. Se penche alors sur lui – il le sent, mais ne le voit pas, car ses yeux sont encore clos – un astre lunaire dont il ignore encore l'origine, mais qu'il perçoit sans doute déjà sensiblement : la douce attention d'une mère attendrie, aimante, bien que souvent malhabile lorsqu'elle est primipare ; et animée parfois d'intentions croquantes tellement son rejeton éveille en elle une bien étrange convoitise.

La mère, apaisée et rassurée de voir que la nature a bien fait son œuvre, affiche une physionomie réjouie et bienveillante au nouveau venu son bébé, aussi fragile que délicat, posé d'abord sur son ventre ; puis qu'elle enlace chaleureusement dans le creux de ses bras. Elle constitue alors une nouvelle enveloppe physique qui épouse les contours du petit être novice, encore indemne de toute sensation cutanée ; et qui pourrait bien, d'ailleurs, déterminer la toute première forme perceptible de son corps avant même sa rencontre spéculaire : le stade du miroir (121).

Dès lors prend part un lien constitué au cours de la mise en place des premiers échanges psychosensoriels, psychoaffectifs et corporels que noue le nouveau-né avec sa mère, et s'ébauche la sensation d'exister pour soi comme pour l'autre. Ce lien s'inscrit dans la durée, lui offrant par la suite une sécurité affective. Pour autant, lorsqu'un chaos ou une turbulence survient, mettant en péril la solidité ou la fiabilité de ce lien, ces circonstances qui font parfois événement peuvent occasionner une quête, une recherche, voire une course effrénée pour le consolider, le reconquérir ou le reformer. Comme nous le verrons, c'est ce qui se produit, selon nous, concernant l'hyperphagique vis-à-vis de sa mère.

Le bébé entre-ouvre puis écarquille les yeux à la découverte visuelle de son nouvel environnement. Deux lueurs vives et scintillantes appartenant à la mère qui le fixe arrosent plein phare le petit être presque encore vierge de perception optique. Elles lui offrent un sésame sur un monde lumineux d'échanges et de liens par le regard. Le sourire de la mère n'est pas encore compréhensible par le nouveau-né, même s'il ressent sa bienveillance et son amour tendre le pénétrer à travers la peau. De tels affects incitent d'ailleurs celui-ci à reproduire par mimétisme (ou non) une physionomie réjouie ; et son visage de s'illuminer à son tour d'un « smiley », témoignant de son bien-être qui rassure et conforte la mère dans son rôle protecteur ; même si celle-ci, dans son ambivalence, peut aussi, à ses dépens, se sentir traversée par un amour vorace. Voilà en place le nouveau-né pour débuter et accomplir le long parcours de la vie terrestre. Pendant que sa bouche noue une attache solide et durable à la mère – le sein maternel – puis à la nourriture autre, cette dernière passe désormais de la maternité qui l'a conduite à concevoir et mettre au monde son enfant, à la maternalité, selon le concept élaboré par Racamier (173) pour rendre compte de l'ensemble des processus psycho-affectifs et de soins qui se développent et s'intègrent chez les femmes à l'occasion de la maternité. La maternalité implique toutes les anticipations que la mère doit effectuer pour répondre aux besoins de l'enfant. La femme passe alors du statut d'enfant de sa mère à celui de la mère de son enfant. Ainsi se tisse peu à peu le lien physique et psychique entre la mère et son petit-d'homme afin de permettre à ce dernier d'accomplir les apprentissages nécessaires à son développement et à son autonomie ultérieure : son existence.

Pour le philosophe, exister, du latin *existere* ou *exsistere* « sortir de », « se manifester, se montrer », composé de *ex* et de *sistere*, forme dérivée de *stare*, n'est pas simplement vivre ou avoir une réalité. Le « *Cogito ergo sum* » (« Je pense donc je suis ») de Descartes (55'), issu de sa mise volontaire en doute de toutes ses connaissances et opinions est un « acquis philosophique » jamais remis en question. Cette assertion, aujourd'hui considérée comme allant de soi, a révolutionné la philosophie et agi comme prémisse de la philosophie moderne comprise comme la mise au centre du sujet. Appartenant au courant existentialiste avec Husserl, Heidegger et Sartre, Merleau-Ponty (145') a édifié une phénoménologie en faisant porter son analyse sur l'existence, conçue comme acte sur le monde, c'est-à-dire comme ce mouvement par lequel l'homme est aux choses et s'engage dans une situation physique et sociale. Il s'agit selon lui du fait de surgir dans le monde et de prendre en charge la société et l'univers. Cette « existence » dont nous parle Merleau-Ponty est évidemment concrète et incarnée dans le corps. À la notion de corps matériel se substitue, chez cet auteur, l'idée d'un corps propre, d'organisme qualifié par son appartenance à une destinée. Élucidant le sens de l'expérience du corps, le philosophe redéfinit le schéma corporel comme représentation unitaire et vécue de nos différents organes corporels. De plus, il invite à parler d'une fonction spirituelle du corps et d'une incarnation de l'esprit, au lieu d'opposer deux termes, en réalité joints et unis. Cette conception centrée sur le corps conçu comme un ensemble de significations vécues, non pas comme simple réalité matérielle au sens strict, est conforme à notre point de vue dynamique sur le sujet existant unifiant le corps et l'esprit (le soma et la psyché).

La traversée inaugurale effectuée par le futur bébé l'a fait passer de la bulle de perception fœto-maternelle d'un univers doté de multiples images dans la tête, dénuées de signification pour lui, car pas encore symbolisées, à l'interface mère-enfant sur laquelle se dessine dans le creuset de sa psyché naissante une réalité peu à peu imaginée, celle d'un monde plus concret, polysémique, mêlant subjectivité et objectivité.

Ce passage coïncide avec le « phénomène transitionnel » décrit par Winnicott (202) et qui désigne, selon ce psychanalyste : « ... l'aire d'expérience qui est intermédiaire entre le pouce et l'ours, entre l'érotisme oral et la relation objectale vraie... » Cet auteur met en évidence la transition qu'effectue l'individu au cours de sa maturation depuis « la relation d'objet », laquelle peut porter, par nature, sur un objet imagé – une représentation mentale non symbolisée – ou sur un objet réel, à ce qu'il appelle « l'utilisation de l'objet », qu'il considère comme issue d'un processus par lequel le sujet place l'objet en dehors de son aire de contrôle omnipotent. La distance ainsi établie entre le sujet qui advient et l'objet détermine la voie d'accès au domaine de la signification et au langage : la culture. Celle-ci constitue l'espace qui lui est propre, limité par son enveloppe psychique. Cette étape rappelle également ce qui inaugure l'avènement de l'altérité, c'est-à-dire le processus par lequel l'autre est identifié par le sujet à la fois comme semblable et comme différent de lui-même. Winnicott décrit combien il est particulièrement difficile et ingrat d'expérimenter ce stade du développement. Le stade du miroir initiatique et maturant dont rend compte Lacan (121) est aussi l'épreuve qui fait rencontrer le petit-d'homme avec son double, son image dans la glace en tant que forme globale, et qui amorce son rapport à l'autre.

L'approche somato-psychique du lien ainsi introduite nous éclaire sur ce qu'il a de plus précieux dans la constitution du sujet. Les identifications que le sujet entreprend à l'égard des « objets » de son environnement sont déterminantes quant à la nécessaire fabrique de ces liens et, par conséquent, essentielles à la structuration de sa personnalité. Du reste, la psychanalyse s'est très tôt penchée sur cette question ; même si la distinction entre lien et liaison n'est pas toujours bien définie. C. Athanassiou, cité par Dupré La Tour (66), met en évidence les caractéristiques de ce qu'elle appelle « lien » : « Un lien a un caractère fondamental de souplesse et il doit se faire et se défaire sans que sa nature en soit altérée. » Et d'ajouter : « Et pourtant elle est liaison, dans la mesure où tout, dans le Moi-réalité, est liaison. » Pour Janine Puget, également citée par Dupré La Tour, le lien est ce qui se constitue de par la présence de l'autre : le lien naît des effets psychiques de la présence (et non de l'absence), des restrictions que cette présence impose. Ce qui reste en dehors de cette restriction forme l'inconscient du lien. Le pouvoir ou du moins « l'imposition mutuelle » sont inhérents au lien ; ils appartiennent à la structure du lien.

Dans *Pour introduire le narcissisme* (1914), Freud (73) parle du lien narcissique qui relie les parents à l'enfant et du lien qui relie l'individu à l'espèce, contribuant à l'édification de ce dernier comme maillon de l'espèce. Du reste, cette question du narcissisme sera reprise notamment par Piera Aulagnier, puis par René Kaës, tous deux psychanalystes cités par Monique Dupré La Tour (66) dans ce qu'elle a appelé le « contrat narcissique » (P. Castoriadis-Aulagnier, 1975). Elle stipule d'ailleurs :

> « Le contrat narcissique a comme signataire l'enfant et le groupe. L'investissement de l'enfant par le groupe anticipe sur celui du groupe par l'enfant. En effet [...] dès sa venue au monde, le groupe investit l'infans – terme introduit par Sandor Ferenczi pour désigner l'enfant qui n'a pas encore acquis le langage – en tant que voix future à laquelle il demandera de répéter les énoncés d'une voix morte et de garantir ainsi la permanence qualitative et quantitative d'un corps qui s'autogénérait de manière continue. » (P. Aulagnier, 1975, p. 22.)

D'autres psychanalystes se sont intéressés aux liens, dont W. Bion avec son texte paru en 1959 « Attacks on Linking » (31). Il développe cette question, en référence à Mélanie Klein (117) et à ce qu'elle a défini en termes de phase schizo-paranoïde – cette étape psychogénétique primordiale qu'elle considère dans le rapport de l'individu à l'indifférenciation identitaire mère-enfant initiale – en attribuant au lien un mécanisme complexe d'identification projective. W. Bion aura l'occasion de compléter cette notion par la métaphore de la fonction « alpha » de la mère : précisément, la mère quand elle supporte les projections (psychiques inconscientes) de son enfant – ses éléments « bêta » – et qu'elle s'efforce de les lui renvoyer en les détoxiquant. Nous ne détaillerons pas ces aspects conceptuels des plus difficiles à appréhender et qui nous mèneraient bien trop loin. Prenons juste en considération ce qui importe ici, à savoir ce processus qui concourt à la formation de ce lien selon un double mouvement, celui de l'enfant vers la mère et celui du retour de la mère à l'enfant ; en rapport aussi avec ce qui a pu être qualifié depuis Mélanie Klein en termes d'« identification projective de communication » : il s'agit, selon sa définition, du mécanisme psychique inconscient par lequel le sujet clive de mauvaises parties de lui-même et les projette dans une autre personne pour s'en dégager.

Il pourrait alors s'agir de ce point d'achoppement qui détermine ce que nous développerons plus loin à propos de la mise à l'épreuve du lien filial dans les troubles des conduites alimentaires. En l'occurrence, la mère pour l'hyperphagique tend à rompre le lien filial de par sa menace de dévoration ; et le père, à son tour, de mettre en péril le lien filial par son penchant dévorant envers son enfant anorexique-boulimique. Les liens se nouent dans la rencontre spéculaire, c'est-à-dire, à l'endroit de ce miroir aussi physique et concret que virtuel, abstrait, psychique à partir duquel s'opèrent les identifications. Celles-ci permettent notamment d'intégrer les « *imagos* parentaux », ces « objets » psychiques, ou représentations mentales, formés à partir de la perception que se fait l'enfant en regard de chacun de ses parents et dont la vertu essentielle est la constitution de sa personnalité.

L'image d'autres personnes de l'entourage se forme ensuite pour constituer un univers psychique habité et peuplé d'« objets », ces représentations mentales de figures humaines qui fondent la richesse psychique du sujet et garantissent, en quelque sorte, sa sécurité affective et sa capacité d'être seul, de supporter la solitude. Pour Winnicott (202), la capacité d'être seul est le signe d'une maturation affective. Elle détermine un moment clef de l'accession à l'individuation qui suppose la survivance à l'agressivité originaire de l'enfant et son dépassement et donc la « position dépressive » définie par Mélanie Klein (117).

Cette approche identificatoire du lien nous semble ainsi indissociable de la notion kleinienne d'« objet interne ». Donnons-en ici un bref aperçu. De fait, si Freud n'a décrit qu'un seul objet interne : le surmoi, pour Karl Abraham (1), ce sont les fèces qui représentent le prototype de l'objet interne, corporel : concret, sensoriel, intérieur et cependant expulsable. Or, pour Mélanie Klein (117), ces objets objectivables, les fèces, ne représentent qu'une des sources possibles d'expérience de l'objet interne, même si elles suscitent l'expérience corporelle, réelle et sensible, des sensations anales avant et pendant l'expulsion, l'exonération des matières fécales. Elles sont autant de ressentis physiques et psychiques qui deviendront, par la suite, le modèle des mécanismes psychodynamiques défensifs : la projection et l'introjection. Le paradigme de l'« objet », selon la psychanalyse, est un modèle flexible et décrit d'un point de vue psychique et subjectif. Sabine Parmentier (159) éclaire notre appréhension de ce concept en le considérant comme un élément inconscient qui donne une continuité à l'investissement de représentation de différents ordres. Autrement dit, la consistance de l'« objet » lui confère une valeur unitaire psychiquement circonscrite et déterminée. À l'instar d'une image, la polysémie de l'objet kleinien reflète la complexité des liens à autrui dans la psyché.

Ainsi, l'expression « objet interne » signifie essentiellement une image mentale et émotionnelle d'un objet externe qui a été intériorisée dans le self (ou le soi). À préciser que le « self » est une acception anglo-saxonne qui désigne approximativement le sujet et l'image que le sujet se fait de lui-même. Une interaction complexe se poursuit tout le long de la vie entre le monde des figures, celui des objets internalisés (situés dans l'appareil psychique) et ceux du monde réel (situés hors de l'appareil psychique) à travers des cycles répétés de projection (mouvement psychique qui consiste à mettre en l'autre une pensée propre) et d'introjection (mouvement psychique au cours duquel il s'agit d'incorporer une pensée d'un autre). Les objets internes les plus importants dérivent des parents (*imagos* parentaux) et notamment de la mère (ou du sein). En outre, à l'intérieur du self, les objets internes sont éprouvés comme étant en relation les uns avec les autres. C'est à ce moment qu'interviennent l'identification et l'assimilation à ces objets. La théorie de Mélanie Klein attribue à l'objet interne une importance primordiale dans le développement et la santé mentale de l'individu. De fait, elle considère comme cruciale l'introjection d'un objet stable et l'identification à celui ci pour asseoir la capacité du moi à s'unifier et intégrer ses expériences. Les objets internes peuvent se trouver représentés pour le self sous la forme de rêves, de fantasmes, de paroles.

Mais ces expériences de liens ne doivent pas faire ignorer ce à quoi aspire avant tout chacun d'entre nous, paradoxalement ; à savoir : l'autonomie, et plus encore, la liberté. Or, tout comme la capacité d'être seul et de supporter la solitude, la liberté du sujet est, selon nous, déterminée et acquise, paradoxalement, à partir de la solidité des liens psychiques noués avec autrui. Elle fait passer de la maturation de l'enfant à la maturité de l'adulte. À cet égard, Winnicott (202) est le premier psychanalyste à s'être penché sur un autre paradoxe, celui selon lequel la solitude nous angoisse alors que, par ailleurs, nous avons tous besoin d'être seuls parfois pour nous recentrer, nous ressourcer. Cet auteur montre, d'ailleurs, comment le petit enfant, pour mûrir affectivement, fait l'expérience de la solitude bien que sa mère soit à ses côtés. Et il souligne l'importance de respecter le besoin d'isolement des patients dans la relation thérapeutique pour leur permettre de revivre l'expérience infantile d'une solitude accompagnée et apaisante.

Replaçant le rôle du corps au premier plan, ce même auteur nous rappelle que le bien-être mental peut aussi passer par une simple présence physique. Ainsi, l'autonomie se conjugue avec cette capacité d'être seul. Mais cette autonomie a un coût tout aussi paradoxal, celui de la nécessité de nouer de plus en plus de liens, de s'amarrer, le temps de façonner l'être en construction ; c'est-à-dire de réaliser autant de nouages étroits et nourriciers à la mère. Il s'agit, en somme, de construire un lien filial solide et fiable à la mère.

À cet égard, J. Guyotat (101) a défini le concept de « filiation de corps à corps ». Pour lui, « il existe une filiation originaire qui est celle du corps de la mère au corps de l'enfant : binôme fondamental, sur lequel se construit le binôme psyché-soma, figure de la relation d'une partie du corps à une autre [...] relation de produit du corps à produit du corps ». Or, c'est précisément ce déterminant corporel que nous retrouvons dans la relation spéculaire parent-enfant concernant les troubles des conduites alimentaires. Comme nous le verrons, le rapport en miroir de « corps à corps » de l'hyperphagique vis-à-vis de sa mère et de l'anorexique-boulimique à l'égard de son père est justement inapproprié et néfaste, contribuant à l'apparition de ces phénomènes psychopathologiques. Du reste, en partant toujours de la fusion narcissique mère-enfant, J. Guyotat fait état de ce concept en mêlant au lien narcissique la filiation de sang. Ici, le sang y est pris dans une acception large, comme « produit du corps » et signifie autant ce qui est véhiculé sous le mot « sang » que, par analogie, ce qui relève de la génétique. Et ce ne sont pas les éléments physiques qui, en soi, ont un sens, mais selon cet auteur, « ces produits gardent leur signification de lien de corps à corps, de produit du corps à produit du corps ». Nous rapprocherons cette notion de sang de celle d'« humeur du corps », selon l'expression de F. Héritier (102). Ce même aspect du lien est également sous-tendu par le concept du Moi-peau édifié par Didier Anzieu (5).

« La première différenciation du moi au sein de l'appareil psychique s'étaye sur les sensations de la peau et consiste en une figuration symbolique de celle-ci. C'est ce que je propose d'appeler le Moi-peau », nous enseigne D. Anzieu. Or, même si son concept parfaitement construit, pertinent et fécond, n'est pas tout à fait nouveau, puisqu'avant lui Freud (75), mais aussi Bowlby, Winnicott, Bion ainsi que Esther Bick en avaient dessiné des contours, il répond à des interrogations, en particulier celles qui mettent en perspective dès la naissance l'expérience corporelle avec le fait psychique.

Sans approfondir la théorisation d'Anzieu, qui est, du reste, détaillée, abondante et complexe, et qui nous mènerait vers un développement fastidieux, nous ne ferons qu'évoquer le point qui nous paraît, ici, essentiel quant à l'importance qu'il accorde à la notion d'enveloppe psychique comme interface structurelle. Selon lui, celle-ci se compose de deux couches différentes dans leur constitution et leur fonction. D'abord un feuillet externe qui, d'une part, fait écran aux stimulations venues de l'extérieur et qui protège la réalité psychique périphérique, renvoyant à la notion freudienne de « pare-excitant ». D'autre part, Anzieu rend compte d'un feuillet interne, mince, souple et sensible aux signaux sensoriels, kinesthésiques, qui apporte le bain sensoriel et mémoriel et qui, bien qu'insensible aux affects de plaisir et de déplaisir, permet le fonctionnement de la psyché. Cette pellicule est désignée par les termes de « bloc-notes magique ». Ces deux couches peuvent être en fait considérées comme deux enveloppes, plus ou moins différenciées, plus ou moins articulées selon les personnes et les circonstances, définies par : l'enveloppe d'excitation, d'une part, l'enveloppe de communication et de signification d'autre part, dont l'ensemble est constituant du Moi-peau.

À la naissance, et probablement *in utero* à partir du fonctionnement des sens, le nourrisson va puiser dans son environnement proche les bases qui favoriseront sa survie, son maintien et son essor. Le premier étayage auquel il a directement accès est le corps de la mère. Le Moi-peau est d'ailleurs une enveloppe de maternage.

De ce point de vue, il y a lieu de considérer deux situations : dans le ventre maternel et les premiers instants hors du ventre maternel. Dès la vie intra-utérine au cours de laquelle s'ébauche le système perceptionconscience du nourrisson, l'utérus maternel est vécu comme le sac qui maintient des fragments de conscience. Le « pare-excitant » – terminologie freudienne – est constitué par le ventre de la mère et un champ de sensibilité commun au fœtus puis au nourrisson qui se développe. D'où la nostalgie du retour « in utero » vers une sorte de bien-être permanent. Ce mouvement coïncide avec le « principe de nirvana », concept créé par Barbara Low puis utilisé par Freud pour désigner un principe de fonctionnement psychique : la tendance du psychisme à ramener à zéro, ou le plus bas possible, toute excitation, toute quantité d'énergie ou tension qu'elle soit interne ou externe ; pour aboutir, au final, au retour vers le néant, la mort. Il oppose la pulsion de mort, figurée par Thanatos, à la pulsion de vie, la libido, Éros. Ainsi, durant neuf mois de gestation, nous l'avons dit, la totalité des besoins en nutriments et en oxygène du fœtus lui est fournie. Le fœtus se développe, ses sens s'organisent et il peut alors percevoir son état contenu ; le corps contenant de la mère forme alors une structure de vie convenable et sûre. Après la naissance, ces repères brusquement changent de telle sorte que le contenant s'éloigne, se modifie et il devient nécessaire pour le nouveau-né de se procurer nutriments et oxygène en faisant des efforts. De son côté, la mère « enveloppe » le nourrisson de ses soins, en s'efforçant de satisfaire les besoins physiques et psychiques de celui-ci. Durant les premières semaines de la vie aérienne, c'est toujours le corps de la mère, les interactions qu'elle a avec son bébé, qui vont étayer, soutenir le petit-d'homme en lui servant d'appui extérieur. Ces interactions se font de deux manières, par les peaux respectives et par l'enveloppe sonore. Au cours de l'enfance, les structures psychiques se mettent en place permettant au moi de s'installer, de s'organiser. Cette construction progressive se fonde sur les expériences sensitives passées, notamment les perceptions et sensations épidermiques partagées entre le bébé et sa mère. Le Moi-peau précédemment évoqué est à l'œuvre. Pouvons-nous, de cette manière, appréhender l'être humain en voie de constitution et de maturation à partir de tous les échanges psycho-affectifs, psycho-sensoriels et psycho-corporels établis avec la mère et le monde environnant avant l'avènement de la parole qui le déterminera en tant que sujet ? Cette étape est primordiale avant « l'entrée en scène » du verbe et de la parole.

Viennent alors le sonore et le vocal, autrement dit, parole et langage qui ouvrent la voie à l'espace de la signification : la culture. Ce sont eux qui vont permettre l'ancrage en tant que racines du sujet transmises selon le pouvoir du phallus ; mais aussi, et simultanément, assurer la formation de liens et, au final, établir l'écart structurel et salutaire entre la mère et l'enfant. En somme, le Verbe et la Parole mobilisent deux axes en même temps : l'un est vertical, diachronique, dans sa vertu d'un acquis (ou « bagage ») du langage qui enracine le sujet dans une histoire, laquelle s'inscrit dans sa mémoire, et détermine son identité ; l'autre est horizontal et synchronique selon les liens qui s'établissent à partir des échanges et de la communication et qui fondent une manière d'être avec (et d'investir) l'autre : son altérité.

Initialement le cri du nouveau-né l'inscrit d'emblée dans le monde audible. Car ce son, qu'il émet et qu'il entend lui-même, trouve un écho avec ce qu'il a découvert pour la première fois à l'extérieur du ventre de la mère. Il est cette émission, telle l'épreuve initiatique de son entrée dans le monde acoustique. Il prendra forme puis sens selon un « apprentissage » du langage, les acquis du verbe, pour devenir une parole dans l'échange structurant de ses rapports avec les êtres qui l'entourent : sa mère, son père et les autres. Dès lors, cette parole l'introduit dans l'espace de la communication. De surcroît, elle revêt simultanément deux aspects du paradoxe de la vie : se lier et, en même temps, se délier. Car, de fait, la parole noue autant qu'elle sépare. Les sons qu'elle produit font signe avant de faire sens pour remplacer « le corps à corps » par « le mot à mot » à l'endroit où le regard interrogeait l'autre selon : « qui es-tu ? » et « que fais-tu ? » ; « que suis-je pour toi ? » ; toutes ces questions qui demeuraient énigmatiques avant l'avènement de la parole ; et celle-ci de surgir d'un Ailleurs encore incertain et qui donnera sens : l'Autre, l'ordre symbolique déterminant le sujet, le Lieu de la parole, selon Lacan. Les éléments de langage donnent ainsi sens aux liens qui se tissent notamment entre l'enfant et ses parents et contribuent à la mise en œuvre de la constitution du sujet à dessein d'édifier une filiation.

Le législateur a pris soin de détailler chacune des situations visant à définir les conditions de la filiation en droit. Pour autant, nous n'évoquerons pas ici les aspects juridiques de la reconnaissance de la parentalité, tout à fait légalement codifiés. En ce qui nous concerne, nous dirons simplement que le nouveau-né reconnaît tacitement sa mère de par le fait qu'elle est la première à lui témoigner toute l'attention et tout l'amour filial. Son visage qu'il découvre peu à peu représente l'image du nouveau monde visuel. Il plonge son regard silencieux dans celui de sa mère pour recréer une symbiose « œil-œil » avec elle. Mais avant cela, c'est le « peau à peau » qui lui permet de renouer avec la vie en osmose qu'il a connue dans le ventre maternel. La reconnaissance implicite du père s'effectue par le biais de l'apprentissage de la parole. De fait, le bébé expérimente le parler à partir de ses gazouillis. Le bébé entre en communication avec l'autre grâce à ses sourires, ses pleurs et ses vocalises. Il repère des phonèmes, répond aux phrases en émettant plusieurs sons et en scrutant le visage. Il exprime ses émotions via des gazouillis différents. Il réagit aussi aux mimiques, aux intonations. Il peut sursauter, s'arrêter de jouer avec son hochet s'il entend un bruit inconnu. Vient ensuite le babillage, cette période au cours de laquelle l'enfant comprend que les mots parlent de sa relation avec les objets. Sa compréhension s'enrichit de jour en jour. Il appréhende non seulement les mots, mais aussi les intonations de voix et va même jusqu'à imiter pour se les approprier. Il joue à produire des sons, des bruits et module l'intensité de sa voix. Quand on lui parle, il répond même par des vocalisations. Il babille. Ce sont des « be », des « ba », des « bi », des « bo » ; puis des « pe »... des « pa », et enfin « papa » ; et le père ainsi désigné de se reconnaître, de s'identifier et se proclamer ; puis de nourrir la rencontre verbale par un flot de sons qui n'ont, dans un premier temps, aucun sens pour le petit être qui éclôt dans le monde de la communication orale. Or, à partir de cette approximation, certes non valide par ailleurs, car purement spéculative et dépourvue de supports théoriques, il déploie ses écoutilles et écarquille ses hublots pour découvrir quelqu'un d'autre que sa mère. La « voix autre » du père fait écho à ses regards ébahis. Et un nouveau lien se noue, donnant appui, c'est-à-dire, sens, aux choses qui l'entourent. L'apprentissage de la parole du petit-d'homme s'amorce alors avec jubilation. S'enrichit peu à peu son babillage, qui laisse place à des phonèmes toujours plus variés et élaborés pour donner jour à des mots, dans l'expérience initiale de l'imitation et de la répétition. Nous ne rendrons pas compte ici de la complexité des mécanismes mis en œuvre au cours de la naissance de la pensée et des aléas de son développement. Bernard Golse (92) consacre un article sur ce thème dont le propos est pertinent, pointu et fécond. Nous supposerons juste le fait selon lequel l'enfant, peu à peu, accroche des mots sur le fil de sa pensée – à la manière du photographe argentique qui développe et épingle ses images sur un filin afin de les faire sécher avant qu'elles ne révèlent leurs formes définitives –, laquelle constitue un tissage, se déploie et s'enrichit progressivement. C'est ensuite sa façon de s'exprimer et d'échanger des mots qui auront pour finalité d'habiller, d'ornementer sa croissance et de concourir à la maturation de son psychisme, façonné autour d'un langage intelligible, articulé et extériorisé en une parole compréhensible.

Et l'enfant de se satisfaire alors de ce langage et de cette parole qu'il constitue pour s'exprimer et qui, en retour, le constituent en tant que sujet. Ainsi, voient le jour des mots qui sonnent et résonnent, dont le but est à la fois celui de bâtir un mur, une interface, pour recevoir et émettre une communication, et celui d'édifier le sujet qui advient. De surcroît, le « Je » du sujet qui énonce à l'endroit de son énonciation, inaugurée au cours du stade du miroir, initie la perception de son unité psycho-corporelle ainsi que sa propre reconnaissance. C'est l'avènement du sens et de l'altérité. De la sorte, il s'inscrit dans l'espace de la signification en son nom qui le désigne comme l'auteur de sa parole et de son discours. Se lie le petit être progressivement dans un échange verbal et salutaire, universel, avec ses semblables identifiés comme tels. En l'occurrence, le lien filial se tisse avec les proches, les parents et la fratrie, selon un maillage étroit horizontal permettant au sujet de prendre place au sein de la famille. Il noue également des liens avec les autres afin d'inscrire son existence au sein du corpus social. Cependant, dans le cadre des troubles des conduites alimentaires, de par les intentions fantasmatiques transgressives d'un parent, soit d'un côté la mère de l'hyperphagique, soit de l'autre, le père de l'anorexique-boulimique, la constitution et le maintien du lien filial sont entravés, ainsi que la capacité à engager des relations interpersonnelles sincères et fiables avec autrui. En outre, comme nous le verrons, la défaillance structurelle de nos patient(e)s quant à leur incapacité à mentaliser des expériences compromet la mise en forme et l'inscription de représentations symbolisées relatives à la perception équivoque du parent. Dans la synchronie de la rencontre spéculaire avec ce dernier, qui se montre « dévorant », c'est à travers un « agir » néfaste qu'ils tentent, au péril de leur équilibre psycho-physiologique, de renouer ces précieuses attaches qui sont dès lors menacées.

Quand la faim justifie le besoin

Fléau de l'humanité, et tribut de sa modernité, les troubles des conduites alimentaires, dont, en particulier, l'hyperphagie et l'anorexie-boulimie, représentent aujourd'hui un fait de société, un important problème de santé publique et un véritable défi en termes de programmes de soins. Bien loin de disparaître, ils ont même tendance à s'accroître, avec d'ailleurs une nette progression au cours des dernières décennies aussi bien en France que dans beaucoup d'autres pays. De surcroît, nous assistons plus récemment à une montée en flèche et une accélération de leur développement. Ces troubles ont fait et continuent de faire l'objet de nombreux travaux étiopathogéniques et ont donné lieu à de multiples publications notamment dans le domaine médical, psychiatrique et psychopathologique ; différentes approches thérapeutiques ont également été pratiquées, apportant des résultats parfois convaincants. Il serait fastidieux d'aborder ici toutes ces données au risque d'alourdir considérablement le propos. Nous apporterons seulement quelques éléments épidémiologiques qui restent pour la plupart imprécis ou approximatifs, car les statistiques en la matière évoluent avec le temps. L'ampleur du phénomène est significative lorsque l'on sait que la prévalence totale atteint près de 5 à 10 % de la population. Pouvons-nous considérer l'hyperphagie comme étant la plus fréquente parmi les troubles des conduites alimentaires, avec un taux de prévalence estimé autour de 3,5 % des femmes et de 2 % des hommes ? Il s'agit le plus souvent d'adultes d'âge moyen. Concernant l'anorexie-boulimie, les personnes touchées sont plus souvent des adolescent(e)s ou de jeunes adultes. L'anorexie mentale touche préférentiellement les personnes de sexe féminin, à raison d'environ 1,5 %. Quant à la boulimie, elle est un trouble plus fréquent puisqu'elle concernerait environ 3 à 4 % de la population de femmes entre 15 et 35 ans. Chez les hommes, la boulimie se chiffre entre 0,1 % et 0,5 %. Pour notre part, nous observons, comme beaucoup de nos confrères, une augmentation significative du nombre de demandes de soin à notre consultation spécialisée portant sur les troubles des conduites alimentaires avec une majorité en faveur des troubles hyperphagiques et boulimiques ; et ce très nettement depuis au moins les cinq dernières années.

Sans prétendre avoir décelé tous les mécanismes complexes impliqués dans ces affections, lesquels demeurent pour la plupart aujourd'hui encore énigmatiques et abscons, nous nous sommes efforcés d'en effectuer une approche empirique la plus précise. Pour autant, nous sommes loin d'en apporter une explication complète et définitive permettant une compréhension globale et éclairée. Et, hormis une prise en compte de ces phénomènes et un accompagnement et une écoute attentive des patient(e)s concerné(e)s, nous ne sommes pas davantage en mesure de définir les moyens d'y remédier. Nous avons juste tenté de dégager quelques-uns des paramètres susceptibles d'intervenir dans leur apparition. À cet effet, nous avons pris appui sur des situations cliniques de patient(e)s qui nous ont été confié(e)s et qui présentaient un trouble des conduites alimentaires ; dont, pour les un(e)s une hyperphagie, et les autres, une anorexie-boulimie. Nous aborderons dans ce chapitre le trouble hyperphagique en commençant par interroger le mécanisme de la faim et ses possibles dévoiements.

Les déterminants qui influent sur la faim, du point de vue alimentaire, concourent à la satisfaction d'un besoin. En temps normal, le besoin alimentaire engendre physiologiquement la mise en appétit selon un message – le « cri du ventre » – adressé à la tête, laquelle à son tour envoie un message à la bouche, éveille et attise les papilles gustatives : c'est la sensation de faim, ou, comme on dit : le fait d'avoir « l'eau à la bouche ». Ce phénomène est toujours vrai, sauf, précisément, lorsque le contraire se produit selon la formule : « la faim justifie le besoin ». Expliquons-nous. Il est banal de dire « j'ai faim » pour exprimer l'envie de consommer des nutriments. Mais cette affirmation désigne aussi et par ailleurs le désir d'accomplir une consommation d'ordre sexuel. Or, ici, la faim serait moins appliquée au besoin de se nourrir que celui de consommer de la « chair », c'est-à-dire de s'accoupler. De fait, pour l'hyperphagique, il ne s'agit pas d'absorber des aliments parce qu'il (ou elle) a faim. Car ce n'est pas cette stimulation sensorielle à son endroit qui l'incite à procéder au remplissage « mécanisé » sans plaisir. La « faim » n'est pas la sienne puisqu'il n'éprouve pas cette sensation. Sa consommation alimentaire incontrôlée et sans faim répond à un automatisme irrépressible et inlassable, comme commandée par une force pulsionnelle qui lui échappe. Or, selon notre hypothèse, et aussi étrange que cela puisse paraître, la faim qui pousse l'hyperphagique à manger proviendrait de la mère. Inscrite dans la relation spéculaire à son enfant, celle-ci serait animée par un appétit trouble inédit et insolite, inhérent à un élan régrédient visant à le ré-introduire dans son ventre par voie orale, anale ou génitale. Nous aurons à développer ce point de vue. Mais, en première approximation, cette supposée intention incestueuse ou anthropophage de la mère pourrait bien receler une énigme de nature fantasmatique subodorée par son enfant. Et c'est cette même psychodynamique spécifique qui impulserait l'hyperphagique et qui nous fait qualifier la mère d'« ogre(sse) d'amour ». Dans le mouvement qui, selon nous, se met alors en marche, l'image spéculaire de l'un(e) tend à se confondre avec l'image spéculaire de l'autre. Dès lors, incapable de mentaliser la situation, l'enfant devenu hyperphagique activerait dans le miroir de la rencontre avec sa mère un besoin bien réel et « agi », celui de se gaver sans contrôle avec pour leitmotiv : manger pour ne pas être « mangé ».

Il est usuel de considérer l'activité sexuelle et le comportement alimentaire comme ayant quelque similitude. Nous l'avons dit, consommer de la « chair » renvoie aussi bien au fait de manger un nutriment qu'à l'accomplissement d'un acte sexuel. Notons, au passage, que la consommation d'aphrodisiaques parsème parfois le menu des amoureux dans l'espoir d'y trouver une plus grande vivacité sexuelle. De surcroît, la corrélation nourriture et sexualité a fait et continue de faire l'objet d'études scientifiques et de plus en plus de chercheurs établissent un lien bien réel entre les deux. Dans la Rome antique, lors des fameuses orgies, il n'était pas rare de marier débauche de sexe et excès de nourriture. Au passage, dans le drame cinématographique *La Grande Bouffe*, Marco Ferrerri met en scène, non sans un véritable cynisme, la débauche festive aussi jubilatoire que mélodramatique et suicidaire d'un groupe d'amis désabusés, organisée autour d'un « séminaire gastronomique ». Cette satire du consumérisme et de la décadence de la bourgeoisie mêle surabondance alimentaire et activité sexuelle débridée et pathétique. Là encore, l'appétit alimentaire et le désir sexuel sont intimement liés : la faim alimentaire suscitée par le manque de nourriture génère l'envie de manger ; l'appétit charnel déclenche le désir sexuel (« l'appétit vient en mangeant »). Un bref aperçu de la physiologie de la faim nous semble nécessaire.

De fait, l'envie de manger rend compte d'un acte complexe soumis à des influences d'origine interne (taux de glucides et d'hormones dans le sang, tel celui de la ghréline, taux de lipides et masse adipeuse, etc.), mais aussi externe (signaux sensoriels tels que la vue, l'odorat) et à une certaine forme de conditionnement liée notamment à un trouble de l'humeur ou à une influence émotionnelle. Or, sans développer tous les mécanismes biochimiques mis en jeu dans le déclenchement de la faim, évoquons-en quelques-uns des principaux éléments. Ainsi, lorsque la quantité de glycogène (les glucides stockés dans le foie) tombe sous un certain niveau, celui-ci précède habituellement l'envie de manger. Cette sensation provient de cellules sensibles à une très faible chute de glycémie (une baisse de 5 % du taux de glucose dans le sang entraîne une hypoglycémie). Ces cellules sont localisées dans l'hypothalamus (partie ventrale du cerveau dont la fonction est notamment de réaliser la liaison entre le système nerveux central et le système endocrinien (ou hormonal) par une glande endocrine : l'hypophyse). Il se produit alors une libération du glucose stocké dans le foie à partir des récepteurs. Un mécanisme alternatif consiste pour l'organisme à détecter la réduction des lipides dans les adipocytes (cellules graisseuses). L'hypothalamus déclenche alors la faim. Cette sensation peut aussi être la cause de la production d'enzymes par l'estomac agissant sur l'hypothalamus. Cependant, cette hypothèse reste encore un peu floue selon Gilles Mithieux, actuel directeur de l'unité de nutrition de l'INSERM. Mais elle peut aussi s'expliquer par des phénomènes beaucoup plus simples qui sont l'horloge biologique (heure à laquelle nous avons l'habitude de manger) ou la vue, l'odeur des aliments. En somme, retenons surtout que la physiologie de la faim est un mode de régulation des apports en fonction des besoins. Du reste, bien qu'un être humain puisse survivre plusieurs semaines sans se nourrir, la sensation naturelle de faim commence en général après quelques heures sans manger.

L'expression : « Il faut manger pour vivre et non pas vivre pour manger » proviendrait de l'Antiquité grecque. En effet, Diogène Laërce l'attribue à Socrate. Son sens trivial est qu'il ne faut pas passer son temps à table, et donc à manger. Bien plus tard, reprise par Molière dans *L'Avare*, dans son sens ironique, cette locution sera plutôt une diatribe dirigée contre l'avarice. Pour autant, vivre pour manger peut aussi vouloir dire : le plaisir de bien manger nourrit le plaisir de vivre. Il suffirait ainsi de profiter de ce qui s'offre à nous et de revenir à des choses simples de la vie. Mais la faim, elle, ce « cri du ventre », répond au besoin naturel, physiologique, de s'alimenter pour vivre et parfois survivre. Nous l'avons dit, elle est cette sensation, de l'appétit à la satiété, ce message transmis par le corps à la tête puis de la tête à la bouche renseignant une insuffisance nutritive qu'il est nécessaire de combler. C'est ce « petit creux » éprouvant et jubilatoire que chacun de nous ressent avant de passer à table. L'expérience salutaire du jeûne et celle cruelle et revendicative de la grève de la faim exacerbent cette sensation. Normalement, s'organise le flux des entrées alimentaires, apports suffisamment riches et diversifiés, essentiels à la régénération du corps et qui conditionnent son développement et son maintien, sa conservation.

D'un point de vue sociologique, il existe une grande disparité des moyens de subsistance selon les époques, les économies et selon les différentes régions du monde. Mais la suralimentation comme la sous-alimentation induisent des effets néfastes sur la santé et, par conséquent, sur la vie. Comme la soif, la faim est une « petite voix » intérieure inaudible, mais perçue en profondeur, viscéralement. Elle annonce à la conscience, la tête, un péril imminent, le manque absolu : la carence alimentaire.

Ce sont, schématiquement, plus souvent les pays riches qui font état des statistiques les plus élevées en matière de suralimentation allant de la surcharge pondérale jusqu'à l'obésité, véritable menace pour la santé. Et ces chiffres importants sont le plus souvent en rapport avec une mauvaise hygiène alimentaire, la mal-nutrition, la « malbouffe » ou la consommation régulière et fréquente de fast-food. Alors que certains pays parmi les plus pauvres exposent leur population à la carence nutritive majeure. Citons quelques avitaminoses. Le rachitisme, maladie qui affecte les jeunes enfants et se traduit par un retard de croissance et des déformations osseuses, met le plus souvent en cause la carence en vitamine D ; même si l'origine peut également être génétique ou iatrogène (liée spécialement à un médicament). Chez l'adulte, on parle d'ostéomalacie. Le scorbut est la forme grave de la carence en vitamine C, qui aboutit à des symptômes de plus en plus graves : déchaussements des dents ; purulence des gencives ; hémorragies pouvant conduire au décès. La carence en vitamine B1 est responsable du béribéri entraînant : fatigue, douleurs musculaires, troubles de la sensibilité, de la mémoire et de la concentration. Le marasme est la forme la plus grave de dénutrition infantile ; la disette (ou famine), celle qui concerne une population. Jusqu'à présent, la planète disposait suffisamment de moyens, abondants et variés, en nutriments et denrées permettant de nourrir l'ensemble des populations d'une manière saine et équilibrée ; qu'il s'agisse des protéines animales issues des produits de l'élevage ou de la pêche ou des protéines végétales provenant de la culture, des produits laitiers, des légumes... Cependant, les spécialistes de la nutrition qui examinent les ressources alimentaires à l'échelle mondiale nous renseignent depuis déjà plusieurs années sur la situation préoccupante de nos capacités globales d'apports nutritifs. Ils observent la restriction liée aux répercussions du dérèglement climatique, dues notamment au surcroît d'émissions de gaz à effet de serre, et sa menace sur l'équilibre de la nature ; altérant l'écosystème et la biodiversité. Vient s'ajouter à ce péril lié au climat et à son changement l'inquiétante croissance démographique planétaire qui s'accélère. Car on a dénombré une population mondiale de 7,63 milliards en janvier 2018 avec un accroissement chaque année de près de 89 millions d'habitants grâce à un nombre de naissances supérieur (150 millions) à celui des décès (61 millions).

Des recherches dans le domaine de l'agroalimentaire visent déjà à pallier les éventuelles pénuries en matière de nutriments et tentent ainsi d'anticiper les futures carences d'apports face à l'essor démographique planétaire. Un tel fléau représenterait une sérieuse menace pour les populations les plus démunies ainsi que, à terme, pour l'humanité tout entière. Il semble qu'en matière de troubles des conduites alimentaires, leur apparition s'avère le plus souvent indépendante de ces variabilités économiques, géographiques ou historiques ; même si nous constatons une nette progression de ces phénomènes durant les dernières décennies vis-à-vis desquelles des indicateurs sociologiques pourraient bien être éclairants. Car ces phénomènes relèveraient bien davantage de désordres plus qualitatifs que quantitatifs. Et à ce titre, la psychopathologie est susceptible de nous en apprendre à ce sujet. Avant d'en esquisser des contours, revenons sur la faim.

La faim, c'est aussi l'éveil sensoriel en charge de répondre à un autre besoin, certes plus futile, mais également nécessaire, celui de satisfaire un plaisir : la dégustation. C'est ce que nous avons évoqué plus haut en termes de choses simples que procure l'existence. Elle concerne aussi bien le gourmet ou le gastronome, qui sait distinguer et apprécier le raffinement d'un plat (ou d'une boisson), que le gourmand pour lequel l'abondance d'un repas importe autant que sa saveur.

Le plaisir de la table passe par tous les sens : le goût, bien sûr, « avoir l'eau à la bouche », l'odorat avec le fumet d'un plat et sa cuisson, la vue notamment lorsque « les yeux sont plus gros que le ventre », l'ouïe, à travers le récit d'un délectable repas ou encore l'écoute du frétillement alléchant d'une grillade ; et, enfin, le toucher avec la palpation d'un mets convoité. À ce propos, voient le jour des ateliers pour apprendre à manger « en pleine conscience ». Une psychologue, Bénédicte Goyard et une diététicienne, Sandrine Le Mazou, proposent et animent des ateliers de ce type. Le programme et sa mise en œuvre consistent, dans leur principe général, à réapprendre à apprécier la saveur des nutriments pour manger moins, sans frustration ni culpabilité. L'objectif paraît ambitieux, voire relever d'une utopie ou d'un vœu pieux. Pour autant, la démarche n'en demeure pas moins convaincante. Il s'agit de découvrir (ou redécouvrir) le plaisir de manger selon une approche par étapes dont, successivement : écouter son corps et lui faire confiance, au travers des sensations alimentaires de la faim, du remplissage, de la satiété ; apaiser sa relation à la nourriture, manger sans se priver et ne plus avoir peur de ses envies ; sortir du cercle vicieux de la frustration et de la culpabilité ; privilégier la qualité des aliments plutôt que la quantité et s'efforcer de manger moins ; et, enfin, nourrir la bienveillance envers soi-même (et les autres).

La faim est également liée à un autre besoin socio-culturel ou cultuel, celui de se réunir. Il se réfère à l'action de communier selon le rite chrétien. C'est l'Eucharistie ou la consommation symbolique du corps du Christ. Par ailleurs, le repas totémique (aussi appelé banquet rituel) de nature tribale consiste en la consommation de la chair du totem par le clan, c'est-à-dire du corps de l'ancêtre vénéré, symbolisé par un animal-totem. Partager plus communément un repas dans sa dimension sociale et culturelle, traditionnelle, civilisée, repose sur le plaisir de se réunir, d'être et de consommer ensemble : la convivialité. Enfin, le jeûne, à l'inverse, peut également avoir une signification cultuelle lorsqu'il s'agit d'un rite : celui du carême des chrétiens, du jeûne du ramadan des musulmans ou du jeûne religieux des juifs le jour de Kippour (notamment). En outre, il s'inscrit dans un cadre laïc pour satisfaire un besoin de reposer, détoxiquer, régénérer l'organisme ; ou encore, selon une manière intermittente, d'effectuer une pratique afin de maigrir. Cette restriction alimentaire est d'ailleurs très usitée à l'heure actuelle. Elle est bien plus qu'un régime, même si ses vertus recèlent l'intérêt d'un nouveau secret minceur. Car cette manière de s'alimenter aurait aussi de très nombreux avantages pour la santé dont, en particulier : diminuer la production d'insuline et le stockage des graisses et du sucre dans l'organisme ; mieux contrôler les sensations alimentaires ; stimuler la sécrétion de l'hormone de croissance ; diminuer l'oxydation cellulaire et le vieillissement prématuré des cellules ; améliorer les performances physiques et intellectuelles et diminuer le temps de récupération ; enfin, prévenir le surpoids et certaines pathologies associées parmi lesquelles : l'obésité, les maladies cardiovasculaires, le diabète.

Ainsi, en temps normal, le besoin justifie la faim. Mais, alors, que se passe-t-il précisément lorsque ce « système besoin-faim » se détraque ; autrement dit, lorsque la cause se renverse en l'effet de la cause, soit : quand la faim justifie le besoin ? Avant de répondre à cette délicate question, tentons de parcourir le chemin de la consommation alimentaire afin d'en saisir la compréhension. Consommer de la nourriture, c'est vivre, survivre, mais aussi transformer, se transformer dans une constance relative à la conservation physiologique et à l'usure de notre corps, son vieillissement ; jusqu'à l'échéance ultime : la mort. La consommation alimentaire produit à la fois nouveauté et maintien. Manger équivaut autant à tenter de conserver en l'état le corps et satisfaire ses besoins qu'à accomplir une création issue de cette activité : produire ses fèces, évacuer ses excréments. Or, le rapport que nous entretenons avec nos selles est de l'ordre du « rejet », tant au sens propre (si l'on ose dire) qu'au sens figuré, pour chacun d'entre nous. Pourtant, cette inexorable production est l'émanation de ce que nous consommons. Elle est cette transformation de la matière alimentaire en matières fécales, de laquelle nous ne pouvons nous départir. Il s'agit d'un besoin tout aussi essentiel que celui de se nourrir. Ne dit-on pas : « faire ses besoins » ? Allons plus avant dans notre développement. Le rapport que nous entretenons avec nos selles est d'abord intra-corporel avant d'être extérieur à notre propre corps. Il est une accumulation « intra-digestive » au cours de la digestion et équivaut, en somme, à une « gestation » qui aboutira à une excorporation : l'« accouchement » d'une selle. L'expulsion du bol fécal pourrait alors s'apparenter à l'enfantement. À noter que l'enfant très jeune, innocent et béotien, assimile souvent la défécation à l'action de mettre au monde un enfant. De cette manière, aller à la selle représente un acte symbolique d'auto-engendrement dont le simulacre a pour objet d'entretenir le mythe de l'hermaphrodisme humain. À cet égard, la procréation médicale assistée (PMA) pourrait bien prendre le chemin de cette légende au féminin et l'accomplir dans la réalité. Car, à l'instar du monde de l'apiculture, tout se passe, en effet, comme si la « femme-abeille » venait butiner une fleur pour capter la semence : le spermatozoïde. Puis, féconder une autre fleur : la maman et son fœtus. Ce phénomène participe ainsi à l'écosystème humain, si l'on peut dire non sans une pointe d'humour.

Le besoin de déféquer nous situe dans un lien étroit à nos matières fécales, lequel conjugue le dedans et le dehors de notre propre corps, le dépendant de soi avec l'indépendant de nous-mêmes. Nous avons vu plus haut que cette activité physiologique était le « prototype » des mécanismes de défense psychodynamiques inconscients de la projection et de l'introjection, qui corroborent avec son équivalent, à savoir : le déroulement d'un accouchement. Du reste, le « cadeau » que fait l'enfant au fond du pot équivaut au bébé offert à ses parents. Nous approchons d'un début de compréhension quant à « la faim justifie le besoin ». Car de quel autre besoin peut-il s'agir sinon pour la femme enceinte que celui d'enfanter ? Le besoin justifié par la faim serait justement ce rapport « dépendance-indépendance » qu'éprouve la mère à ce moment-là. Il s'agirait alors de ce ressenti ambigu qui s'articule à un érotisme anal : entre amour et haine, mais aussi entre relâcher et maîtriser, entre passivité et activité, à la fois exaltant et douloureux lors de l'accouchement, couplé à l'envie de conserver en elle – ou sous son aile – le fœtus ; ou le consommer oralement : autre manière de le renvoyer dans son ventre. La faim de la mère s'accompagne du besoin de se nourrir de l'enfant naissant, lequel serait tout aussi possiblement ambivalent quant à sortir du ventre de sa mère ou bien rester à l'intérieur.

« La faim justifie le besoin » pourrait s'apparenter à cette sensation étrange et obscure, située entre douleur et plaisir, cette épreuve de stimulation-excitation orgasmique éprouvée par la mère et provoquée à la faveur de ce moment décisif : l'acte de mettre au monde un enfant. Ce « petit besoin » d'exonérer le fœtus lors de l'accouchement serait corrélatif de l'acte de déféquer pour la future mère. « L'ivresse originelle », ainsi que nous pouvons qualifier cette faim, et sa quête seraient-elles l'aléa lié aux circonstances de la naissance ? C'est une possibilité que l'on ne peut écarter si l'on considère la suite.

Que se passe-t-il donc en la mère et l'enfant à ce moment précis, des plus intimes entre les deux, que constitue l'acte d'enfanter pour la mère et la venue au monde pour l'enfant ? Concernant ce dernier, il est évidemment difficile de le savoir, car, initialement, sa mémoire n'est pas suffisamment développée pour y inscrire un souvenir. Mais l'accouchement n'est-il pas un moment des plus crus dans la vie d'une femme, qui devient une mère dès lors qu'elle est amenée à extérioriser ses entrailles en donnant naissance à son enfant ? De surcroît, ne s'agit-il pas d'une expérience bel et bien charnelle traversée avec intensité, entre plaisir et douleur, qui est une sensation, mais aussi une émotion ? Aussi, il y a lieu, à cet instant, de nous représenter l'impensable, tout à fait contestable bien que néanmoins possible, en l'occurrence : l'accouchement comme éventuel équivalent d'un acte sexuel de nature orgasmique (ou pas) pour la mère. Certes, dans nos sociétés plus ou moins puritaines, une nette distinction est faite entre maternité et vie sexuelle maternelle. Du reste conforme à la Genèse (III, 19) au cours de laquelle Dieu dit à Adam : « Tu gagneras ton pain à la sueur de ton front » ; et à Ève : « Tu enfanteras dans la douleur », l'accouchement renvoie traditionnellement à la souffrance et à la punition. Pour autant, il a été montré que certaines femmes vivent une naissance extatique, voire orgasmique.

Il est vrai que peu d'études se sont penchées sur le sujet. D'une part, ce phénomène des plus intimes est tabou. Et il est délicat à évoquer parce que la plupart des femmes concernées ont, elles-mêmes, des difficultés à exprimer clairement leur ressenti ; et d'autre part, il est difficile de déterminer les causes exactes de l'orgasme pendant l'accouchement.

Pour autant, la physiologie du corps de la femme pourrait apporter des explications à ce phénomène. « Parmi les raisons possibles, on peut envisager des explications purement physiologiques. Sachant que les racines du clitoris enserrent l'entrée du vagin, il est probable que la zone clitoridienne soit stimulée lors de l'expulsion du bébé », suggère la sage-femme, Joëlle Estivals. Le cheminement du fœtus à travers l'orifice génital de la mère et son frottement contre la paroi clitoridienne laissent supposer un possible effet éminemment érogène et érotique éprouvé par elle. Il nous importe également de préciser qu'il y a pas moins de 15 000 terminaisons nerveuses au niveau du clitoris ajoutées à leur prolongement à l'intérieur du vagin (le pénis n'en disposant que de 5 000). Il est, par conséquent, tout à fait concevable d'envisager la survenue d'une vive excitation au moment de l'accouchement avec, à la clef, un possible orgasme.

Extrait du ventre de sa mère, le fœtus devenu nouveau-né tendrait à éteindre son excitation (aussi minime soit-elle). Mais d'autres pistes existent, dont celle de l'ocytocine, aussi appelée « hormone de l'amour », sécrétée pendant les rapports sexuels, et qui serait aussi produite par certaines femmes, lors de l'accouchement. Ainsi, un enfantement potentiellement orgasmique ne peut totalement être écarté ; même si, chiffres à l'appui, les jeunes mères assumant spontanément leur ressenti sont rarissimes.

Pourtant, une étude menée en 2013 par le psychologue clinicien et sexologue Thierry Postel, cité par Damien Mascret (145), a été publiée dans la revue scientifique *Sexologie*. Il s'est agi d'un sondage effectué auprès d'un certain nombre de sages-femmes et portant sur pas moins de 206 000 accouchements assistés ou suivis. Il en a résulté ceci : « Dans

868 cas, la sage-femme a pensé avec certitude être témoin d'une manifestation de plaisir physique durant l'accouchement, sans en avoir la confirmation par une confidence de la parturiente », souligne l'auteur de l'étude. Ce qui correspond à l'estimation d'un orgasme produit seulement au cours de 0,3 % des accouchements. Mais cette donnée approximative est sans nul doute nettement sous-évaluée lorsque l'on sait ou que l'on suppose, par pudeur, honte ou culpabilité : rares sont les femmes qui voudront bien avouer un fait aussi intime et tabou que l'est, précisément, l'éprouvé d'un orgasme pendant leur accouchement. Certes, la morale réprouve l'idée d'un acte sexuel auto-érotique quasi masturbatoire accompli par la femme et future mère au moment de mettre au monde son enfant. Cependant, si tel est le cas, l'enfant naissant aura été, l'espace d'un instant, objet de plaisir charnel pour la mère. Et s'il n'en a vraisemblablement pas le souvenir, qu'a pu néanmoins ressentir, à son tour, le fœtus devenu nouveau-né ? Sans tenter, pour l'instant, de répondre à cette question, attardons-nous sur ce que nous éclaire la psychodynamique au regard du vécu maternel.

La rencontre corporelle de la mère avec son nouveau-né, préparée par toutes les transformations physiologiques de la grossesse, tiendrait une place majeure dans ce que l'on observe quant au bouleversement de l'après-naissance, selon Hélène Parat (156). Son point de vue se réfère notamment aux riches travaux de P.-C. Racamier portant sur la maternalité psychotique. Pour cette auteure : « Les pulsions du bébé viennent attaquer les refoulements du sexuel infantile de la mère ». Et si elle évoque le glissement pudique de Freud devant l'énigme de la sexualité maternelle, sa démarche est aussi d'inviter à questionner la difficulté à ne pas disjoindre sexualité infantile et sexualité de la femme-mère ; au point que la pulsionnalité de l'enfant viendrait réveiller la sexualité infantile maternelle. Et d'ajouter :

> « La femme perd à la naissance ce "pénis en elle" que représentait l'enfant [...] ; l'allaitement permet une atténuation de cette blessure, une compensation à cette perte fantasmatique que l'enfant réel ne peut totalement effacer : l'allaitement permet de retrouver "au-dehors" quelque chose qui existait "au-dedans" ».

En parallèle de l'approche pertinente et très fine d'Hélène Parat qui repose sur le postulat de Freud (76) selon lequel « le sein nourricier de sa mère est pour l'enfant le premier objet érotique », et qui porte sur ce qu'elle a établi en termes de métaphore du sein oral, anal et phallique, il nous semble utile de mettre l'accent sur l'analogie possible entre les différents orifices de la mère et leur connotation érotisée et érogène respective dont : la bouche, l'anus, le vagin. Non seulement se conjuguent chez la femme l'oralité, l'analité et la génitalité au cours de la maternité ; puis de la maternalité, mais surtout, il pourrait s'éveiller en elle, à ce moment-là, une fantasmatique croisée entre ses trois zones érogènes qui sont, du reste, érotiquement investies. Cette approche nous amène à construire une théorie empirique autour de la similitude pour la mère entre l'acte d'enfanter et le plaisir éventuel qui l'accompagne, l'érotisme tant oral qu'anal et génital possiblement réactivé justement par l'accouchement. Il s'agirait alors, pour nous, de considérer tout autant le ressenti du nouveau-né que de prendre en compte chez la mère la dimension éminemment pulsionnelle de l'expérience d'enfanter selon un mode partiel, oral et anal ; puis total, c'est-à-dire, génital. Dès lors, les orifices de la mère – bouche, anus, vagin – seraient fantasmatiquement équivalents. L'accouchement renverrait alors la mère dans une problématique en rapport avec une fantasmatique de nature à la fois excrémentielle, incestueuse et anthropophage vis-à-vis de son enfant. Le nouveau-né serait expulsé comme une selle à « travers » l'analité de la mère. Celle-ci inclurait alors, d'un côté, les valeurs du don et de la maîtrise, et de l'autre, la dualité activité/passivité. Par ailleurs, dans la confusion fantasmatique oro-ano-génitale de la mère, ce même nouveau-né serait « excorporé » comme un aliment « vomi » en passant à travers ses lèvres buccales et/ou vulvaires et selon une réversibilité du fantasme cannibalique, que souligne K. Lewin de la façon suivante : « Manger, être mangé… L'interchangeabilité de ces deux termes est intrinsèque à la psychologie orale. » (145'.) L'érotisme génital maternel se verrait enfin sollicité à partir de l'extraction du « fœtus phallique » par le conduit vaginal qui non seulement réactiverait, par-là, l'aspect œdipien de la maternité, renvoyant la mère au rapport à son père ; mais surtout opérerait l'équivalent d'un acte incestueux primordial. L'enjeu psychoaffectif pour cette génitrice donnerait ainsi lieu à quatre volets : d'abord, se sentir à la fois femme et mère ; assumer la résurgence de ses désirs œdipiens ; mener à bien la rivalité avec sa propre mère ; et enfin, métaboliser l'expérience d'un équivalent inceste. Qu'en est-il, à présent, du vécu du nouveau-né lors de sa venue au monde ?

Nous savons que la sensibilité cutanée de l'enfant est formée à sa naissance ; et même tout à fait acquise au cours de sa vie intra-utérine. Cette réalité confère d'ailleurs à l'haptonomie prénatale la justification de son champ d'application. Elle est une discipline qui tient son nom de deux termes : « *hapsis/haptein* » désignant le toucher, le lien, le tact, et « *nomos* » qui signifie la norme, la règle. Inventée par un psychothérapeute néerlandais, Frans Veldman, il s'agit d'une technique mise au point au début des années 1980 et qui consiste en des caresses et des contacts adressés au fœtus à travers la paroi du ventre et de l'utérus de la mère. Elle vise à permettre aux parents de tenter d'entrer en relation avec leur futur bébé par le toucher, le contact affectivo -psycho-tactile. Et bien qu'elle n'ait pas été validée par suffisamment d'études scientifiques, cette technique a néanmoins donné lieu à des rencontres avec des chercheurs du groupe d'études et de recherche du nouveau-né (le GRENN) animé par deux éminents psychanalystes : Françoise Dolto et Bernard Thys.

Du reste, sa pratique n'en demeure pas moins couramment exercée dans les maternités au cours de l'accompagnement périnatal parents/enfant. « L'amour naît du contact », nous indique Jacqueline Nadel, chercheuse au laboratoire de psychobiologie de la Sorbonne, qui en est convaincue. Les tout-petits le sentent bien lorsqu'ils cherchent à être pris dans les bras et cajolés à longueur de temps. Voilà pourquoi, pour satisfaire ce besoin physique, corporel, il est recommandé de les masser. À partir d'expériences, ont été prouvés les bienfaits de cet usage qui réduirait le temps d'hospitalisation des prématurés, améliorerait leur coordination motrice ainsi que leur attention aux choses. Chez les bébés nés à terme, il est montré l'effet relaxant des massages facilitant l'endormissement. Le toucher est donc bien une forme d'appropriation, un moyen de connaissance et de reconnaissance de l'autre. Et puis, quoi de plus sensuel que de découvrir la peau de l'autre ? D'ailleurs, dans le jeu de la séduction entre adultes, si le désir passe par le voir et la voix, ainsi que l'odorat, il se concrétise à fleur de peau et se parachève par le goût : la bouche. Ainsi pouvons-nous considérer la capacité du fœtus puis du nourrisson à ressentir et à communiquer avec son environnement à partir de son enveloppe cutanée. Qu'en est-il alors de la mémoire de la peau ?

Nous avons évoqué précédemment l'absence de mémoire du nouveau-né avant ses 18 à 24 mois. Cependant, des avancées scientifiques portant sur la peau nous donnent l'occasion d'émettre de nouvelles hypothèses. En effet, les données physiologiques dont nous disposons aujourd'hui concernant la sensorialité tactile du nourrisson nous permettent de supposer le fait selon lequel il conserverait vraisemblablement en lui la trace mnésique cutanée, une part mémorielle dans la peau, concernant en particulier le moment de sa venue au monde. En l'occurrence, le concept de mémoire concernant le nourrisson évolue. À la lumière des récentes recherches neuroscientifiques, confrontées aux données de la psychanalyse, des auteurs, à partir des théories de l'inconscient refoulé et de l'inconscient non refoulé (Siegel, 1999), considèrent qu'il y aurait un lien entre, d'un côté, la mémoire implicite « qui se réfère aux expériences intersubjectives les plus précoces de la vie relationnelle humaine » (Mancia, 2007), et, d'un autre, la mémoire explicite, qui ne prendrait consistance qu'à partir de la deuxième année de vie.

La neurophysiologie du développement nous enseigne également que durant les deux premières années, les localisations de la mémorisation cérébrale, dont l'hippocampe et le cortex temporal médial, ne sont pas suffisamment formées pour permettre l'avènement d'une mémoire explicite. Ainsi, conclut provisoirement Thomas Cascales (46), il y aurait deux formes d'inconscient compatibles avec les deux formes de mémoire : l'inconscient non refoulé ou non-conscient procédural (d'après Ouss-Ryngaert, 2007), qui se structure précocement ; et l'inconscient refoulé, qui s'organise après les deux premières années de vie. Or, et toujours selon cet auteur, la mémoire implicite – celle qui nous intéresse, ici – serait donc le retour de ce qui n'a pas été refoulé, mais qui s'est inscrit autrement (notamment dans le corps) et qui peut faire retour par d'autres voies que le souvenir (mental). Dès lors, nous sommes en droit de supposer l'existence d'une trace mémorielle implicite des circonstances de la naissance. Le lien entre l'impression purement physique du toucher et la sensualité, voire le caractère érogène de cette expérience, est difficile à identifier ou à reconnaître. Il s'avère que la peau est un organe éminemment sensible, tant au froid provoquant l'horripilation cutanée qu'à la chaleur avec pour réaction la sudation ; ou encore à toute sollicitation tactile. Nous pouvons donc émettre l'hypothèse d'une possible trace mémorielle ressentie comme telle par le nourrisson, celle justement inscrite par le passage intra-vaginal, et qui, comme nous l'avons supposé, est potentiellement orgasmique pour la mère, lors de sa venue au monde. À cet égard, nous nous appuierons également sur les éléments issus des apports de D. Anzieu (5), évoqué précédemment à propos du « Moi-peau ». En l'occurrence, parmi les deux couches constitutives de l'enveloppe psychique conceptualisée par Anzieu, le feuillet interne est cette pellicule dite du « Bloc-notes magique », mince, souple et sensible aux signaux kinesthésiques, qui apporte le bain sensoriel permettant l'activation du fonctionnement de la psyché, mais qui n'est pas sensible aux affects de plaisir et de déplaisir. Cette pellicule permet l'inscription de traces mnésiques tout en filtrant les sensations dans la mesure où elle n'enregistre pas n'importe quoi n'importe comment. Car, nous l'avons décrit, elle possède une double face, l'une tournée vers le monde extérieur, l'autre vers le monde intérieur, constituant une interface qui sépare ces deux mondes et les met en contact ; elle participe donc à une première relation au monde extérieur aérien.

À présent, selon une extrapolation qui nous semble nécessaire, et à partir de la possible expérience d'accouchement orgasmique pour la mère, essayons d'identifier la nature de la faim qui pourrait justifier un besoin. En préalable, nous pensons que la mère de l'hyperphagique, en particulier, détient à son insu une capacité à fantasmer ses événements de vie. De plus, compte tenu d'une parentalité singulière de ces patient(e)s, tout porte à supposer, du côté de la mère, l'existence d'une collusion, pouvant aller jusqu'à une confusion de ses différents orifices avec, comme nous l'avons supposé, une fantasmatisation croisée. Ces différentes zones érogènes, c'est-à-dire, la bouche, le vagin et l'anus sont potentiellement connectées lorsqu'elles peuvent aussi résonner et se conjuguer entre elles. En revanche, concernant nos patient(e)s hyperphagiques, nous avons constaté l'expression d'un vécu factuel, voire une carence de représentations mentales, comme s'ils détenaient une pensée sans fantasme : c'est-à-dire, une pensée opératoire, selon la théorie de la psychosomatique. Conformément à son concept de

Moi-peau avec ses deux enveloppes, D. Anzieu (cité par D. Cupa (52)) considère la fantasmatisation comme la marque d'une possible articulation entre l'enveloppe de l'excitation et celle de la communication. Mais cette articulation a lieu à condition qu'un certain écart entre elles existe. Or, et toujours selon D. Anzieu, dans la pensée opératoire qui a été décrite dans de nombreux cas psychosomatiques où les échanges avec autrui se réduisent à des communications sans émotion et sans imagination – ce qui est potentiellement le cas de nos patient(e)s hyperphagiques –, il n'y a pas d'écart entre les deux enveloppes qui sont différenciées, mais restent accolées, ne permettant pas le libre jeu nécessaire à l'expérience fantasmatique. Aussi, qu'en est-il du ressenti de chacun des intervenants ?

Concernant la mère de l'hyperphagique, s'agirait-il d'une corrélation entre l'érotisme oral, anal et génital, d'où un besoin fantasmé d'engloutir par la bouche ou par le vagin (voire par l'anus) son enfant, pour éveiller, voire reproduire, en sens inverse, l'érotisation orgasmique éprouvée secrètement par elle lors de l'accouchement ? En tant que rêve diurne, le fantasme en question consisterait en l'accomplissement d'un désir conscient (ou non), celui de la réminiscence de cet événement à valeur éminemment sensuelle, excitante et érogène pour la mère avec : incorporation orale (et/ou anale) à caractère anthropophagique à l'endroit du corps de son rejeton doublé d'une incorporation génitale incestueuse du même corps.

En considérant cette fois l'hyperphagique dans la relation spéculaire à sa mère « dévorante », de par sa difficulté à mentaliser, celui-ci pourrait s'illustrer selon un fantasme non fantasmé d'un retour illusoire dans le ventre maternel par voie orale ou anale ; ou encore génitale. Un mode défensif le conduirait à « agir » un irréductible gavage alimentaire. En outre, ce besoin viendrait combler un autre éprouvé souvent exprimé par nos patient(e)s hyperphagiques : un sentiment de vide et d'insécurité affective. Au service d'une Gestalt, en tant que manière dont est perçue la forme et est attribué un sens, ce phénomène incoercible viendrait, à son tour, inaugurer la transformation massive de la silhouette, empruntant possiblement les contours du corps de la mère enceinte de lui-même. Il s'agirait donc pour l'hyperphagique d'entretenir imaginairement le mythe de l'hermaphrodisme selon un autre fantasme non fantasmé qui fait assimiler son corps avec celui de la mère appliqué à un phénomène d'auto-engendrement : une autogreffe. Pour s'en convaincre, l'observation clinique des hyperphagiques témoigne souvent d'un état de quasi-complétude paisible qui accompagne leurs rondeurs parfaitement assumées avec complaisance. Cette façon d'être est d'ailleurs fréquemment retrouvée chez les femmes enceintes se montrant sereines, insouciantes et épanouies. Concernant nos patient(e)s, l'attitude proche du déni quant à cet embonpoint pourrait s'apparenter à une « belle indifférence » faisant coïncider la psychopathologie de l'hyperphagie avec la clinique de l'hystérie. Ne parle-t-on pas de « grossesse nerveuse » pour désigner une gestation sans bébé, conformément à une conversion hystérique, en manifestant tous les symptômes (retard de règles, nausées, maux de ventre...) sans pour autant l'être réellement ?

Quoi qu'il en soit, comme nous le verrons plus loin, la problématique de la fille (ou du fils) vis-à-vis de sa mère qui caractérise l'hyperphagie ne semble pas s'inscrire dans une simple relation de dépendance unilatérale renvoyant le sujet au stade primordial de sa vie, celui qui met en jeu le mécanisme de séparation-individuation selon le concept élaboré par M. Mahler (141). Nos patient(e)s hyperphagiques décrivent bien davantage un véritable rapport d'interdépendance mutuelle et réciproque de l'enfant avec sa mère. Nous verrons, à cet égard, dans quelle mesure sont cruciaux les enjeux psychoaffectifs et psychocorporels qui déterminent la relation singulière mère-enfant dans l'hyperphagie.

Ainsi, l'érotisme oro-ano-génital décrit dans le cadre des troubles des conduites alimentaires, et en particulier l'hyperphagie dans la relation spéculaire à la mère, prend part à un archaïsme, celui qui fait intervenir les toutes premières expériences de vie d'un individu. Il y va d'une inversion du système besoin-faim qui a pour conséquence l'éprouvé d'une autre faim, autre que l'appétit alimentaire du sujet lié à un manque, un « petit creux » corrélatif au besoin de se nourrir. La faim en question ne serait autre que ce que nous avons désigné par l'« ivresse originelle », cette sensation orgasmique éprouvée par la mère de l'hyperphagique au cours de l'accouchement, puis mémorisée. Elle l'inciterait à exercer sur son enfant une puissante emprise à des fins de possession et de jouissance de son corps, sous-tendues par une intention fantasmatique incestueuse ou anthropophage. Animé par un fantasme non fantasmé de même nature, l'enfant hyperphagique en situation spéculaire avec sa mère ne pourrait s'empêcher d'effectuer un gavage alimentaire irrépressible dont le principal but serait : manger avant d'être « mangé ».

Nous allons à présent rendre compte de ce qui engage l'anorexie-boulimie dans la relation spéculaire au père. Nous verrons notamment dans quelle mesure ce dernier, privé de son phallus symbolique, se présente comme féminisé, en quête d'un érotisme oro-anal à l'endroit de son enfant. Pour sa part, l'anorexique-boulimique n'est pas dans un rapport de besoin en regard de la mère, mais bien plutôt soumis à une nécessité, celle d'opérer en miroir du père une régression oro-anale, laquelle consisterait : d'une part, à se métamorphoser en « corps-phallus » pour compenser ce qui fait justement défaut chez le père : son phallus symbolique ; et d'autre part, à incorporer un phallus autre de ce dernier : un phallus fécal.

Nécessité : acte de loi, acte de foi

Pour la plupart d'entre nous, manger consiste à consommer avec plaisir des nutriments afin de réduire au plus bas le déplaisir que produit notre besoin alimentaire à satisfaire. Le « cri du ventre », comme nous l'avons appelé, est ce message du corps envoyé à la tête dans le but d'activer la faim, de l'assouvir et d'atteindre la satiété. Mais il est aussi un « cri du cœur » dès lors que manger se rapporte aussi bien à l'action de consommer des aliments, que de satisfaire la demande d'amour. Car le plaisir qui consiste à satisfaire la faim, l'appétit alimentaire, concerne également la satisfaction de la demande d'amour, dont, en premier, l'amour de la mère pour son enfant ; lequel s'exprime originellement par l'enfant dès sa naissance. Il est inutile ici de rappeler à quel point l'amour de la mère se traduit par des gestes de tendresse à l'égard de son nourrisson. Car le chérir, c'est l'envelopper de ses marques d'attention, de soins et d'amour qui consistent notamment par : lui faire les yeux doux, le porter dans ses bras, le câliner, le caresser, lui donner des baisers... et, bien sûr, le nourrir. Et la nourriture maternelle, au sein, au biberon puis dans l'assiette, indispensable à son maintien et à son développement, apporte autant de biens alimentaires consommables que d'affection et d'amour, en réponse à la demande de l'enfant. Ainsi, la « loi » qui régit notre conduite alimentaire et notre appétence à aimer et être aimé selon la formule « le besoin justifie la faim » repose sur la dynamique : frustration (besoin alimentaire et manque d'amour)/insatisfaction (envie et désir)/plaisir (satiété et amour). C'est donc bien la faim qui régule notre consommation alimentaire et notre demande d'amour, qui sont reliées essentiellement aux besoins d'apports que réclame le corps. La nourriture, de son côté, flatte les sens, et bien manger est synonyme de plaisir individuel. Elle fait appel à des sensations gustatives (mais aussi visuelles, auditives, tactiles et olfactives) propres au gourmand ou au gourmet. Celles-ci agrémentent le repas et participent aux joies de la table. Nous l'avons dit, cela peut également concerner un plaisir social lorsque cette consommation alimentaire fait l'objet d'un partage dans un contexte convivial ou de communion rituelle, notamment. La satisfaction que procure l'action de manger lorsque l'on a faim reste et demeure donc en corrélation avec la demande d'amour à satisfaire. Du reste, nous avons tous l'expérience d'un plat favori préparé par notre propre mère comme étant le « nec plus ultra », l'unique et exceptionnel repas consommé avec autant de délectation qu'il est confectionné avec soin et amour. Ce même plat devient une « madeleine de Proust » lorsqu'il déclenche une impression de réminiscence, un rappel de l'amour de notre mère. De son côté, l'hédoniste est un être comblé affectivement et physiquement lorsqu'il s'adonne avec volupté à la consommation de la « chair », qu'il s'agisse de l'activité de se nourrir ou qu'il s'agisse d'accomplir l'acte d'amour. Nous savons par ailleurs qu'un sujet dans un état dépressif a perdu l'appétit, aussi bien alimentaire que sexuel, parce qu'il a aussi et surtout perdu l'amour de soi, mais aussi de l'autre. Freud (82), à cet égard, a bien renseigné le fait selon lequel l'estime de soi distingue la tristesse du mélancolique de celle de l'endeuillé : le premier a perdu cette part d'amour de lui-même alors que le second, au contraire, a notamment perdu un être cher, dont la mère ou son substitut, mais a, néanmoins conservé sa propre estime. Mais que se passe-t-il alors dans le cas de l'hyperphagie et de l'anorexie-boulimie ?

En ce qui concerne l'hyperphagie, nous avons vu plus haut dans quelle mesure le système faim/besoin pouvait s'inverser en conférant à la faim l'origine du besoin de consommer des aliments. La faim est ainsi corrélée au « cri orificiel » – de la bouche, de l'anus ou du vagin de la mère – (rapportée à l'« ivresse originelle » évoquée précédemment) et conduit au besoin alimentaire irrépressible du sujet. Dans ce cas, dans le cadre de la relation spéculaire, c'est la faim de la mère qui serait à l'origine du besoin de son enfant. Plus précisément, c'est parce que la mère éprouve l'envie de « consommer » son enfant par amour « dévorant » qu'elle gouverne le besoin et l'action de manger de son enfant devenu hyperphagique.

En référence à une acception lacanienne, le rapport de la jouissance du corps de l'autre s'est inversé. Expliquons-nous. Pour Lacan, cette notion est centrale. Elle désigne initialement et avant tout, pour le bébé, la satisfaction d'un besoin, celui qui consiste, comme une manière primaire par privilège, à s'emparer du sein nourricier, à en prendre possession et l'annexer. Arrimé à sa mère, le nourrisson se comporte alors telle la moule arrimée au rocher pour ne pas être balayée par les vagues, le courant ou la main de l'homme. Et cette satisfaction se distingue de la demande d'amour, que l'on retrouve chez la plupart des sujets névrosés que nous sommes. Celle-ci vise à procurer du plaisir : c'est l'amour de la mère. Lacan distingue plaisir et jouissance (tout comme il fait la distinction entre besoin et désir) de telle sorte que cette dernière se voudrait outrepasser le principe de plaisir.

Par l'attrait singulier qu'elle éprouve à l'égard de son enfant, la mère de l'hyperphagique exercerait une jouissance sur le corps de celui (ou celle)-ci. Elle se verrait tentée de le « consommer » ou plus exactement le réintroduire dans son ventre par n'importe quel moyen inspiratoire, visuel, oral, génital, voire anal : le capturer, le posséder, l'annexer. De son côté, il (elle) est acculé(e) à ne plus faire qu'« Un » avec sa mère, comme pris(e) dans un rapport qui tend vers l'identique : la confusion des identités ; l'altérité de l'hyperphagique est menacée. Ainsi, pour subsister et essayer en vain d'exister, l'enfant n'a plus pour seul recours, pour seul compromis, que de manger (des nutriments) pour ne pas être « mangé » (par la mère). D'un point de vue psychopathologique, c'est cette faim qui conduirait la mère à opérer la jouissance du corps de son enfant en lui conférant le statut de phallus ; ou plutôt, en maintenant celui-ci au rang de son phallus dont elle ne parvient pas à se priver, à se départir, se séparer depuis l'accouchement. Ce qui laisse supposer que la mère elle aussi éprouverait le manque de son enfant. Autrement dit, si la séparation physique mère-enfant a lieu lorsque s'effectue la rupture du cordon ombilical, la séparation psychoaffective n'a pas eu cours dans la tête de la mère. L'enfant serait ainsi maintenu dans la « sphère psychique » créée par la mère, cette bulle symbiotique ; et s'en détacher s'avérerait pour elle véritablement difficile ; voire périlleux. C'est aussi ce que l'on observe en partie dans le cadre de la dépression du post-partum.

La mère de nos patient(e)s hyperphagiques est très souvent décrite comme n'étant pas vraiment dans une offre d'amour à l'égard de son enfant. De fait, elle se montre moins aimante et chaleureuse qu'avide et captatrice, exigeante et possessive. Dans le cadre de la relation spéculaire, nous pensons précisément que le miroir de la rencontre fait naître et reflète un imaginaire de « dévoration » selon un fantasme chez la mère et un fantasme non fantasmé chez l'hyperphagique. On peut dire, en première approximation empirique, que la mère tire les ficelles et actionne son enfant devenu « automate » ; et cette démarche de la mère, selon nous, inciterait celui-ci à manger d'une manière irréductible. Nous avons supposé que la mère, animée de pulsions partielles centrées sur la bouche (le vagin ou la sphère anale), est connectée à son enfant en le « consommant » d'une manière fantasmatique ; et d'induire, à son tour, sur lui (ou elle) un fantasme non fantasmé aboutissant à une consommation alimentaire réelle sous la forme d'un gavage. Ce besoin, dans sa dimension quantitative, nous l'avons considéré comme étant relié à l'affectif, le quantum d'affection que ne peut exprimer la mère et dont le manque est à peu près proportionnel à la quantité de nutriments ingérée par son enfant. Or, la « loi » qui régit la conduite alimentaire incoercible de l'hyperphagique ne serait pas reliée à la satisfaction d'un plaisir, tel que celui d'atteindre la satiété et recevoir de l'amour. Elle consisterait bien davantage à répondre à un besoin, celui de pallier un sentiment de vide et d'insécurité affective éprouvé en regard de la mère. Tout se passe donc comme si la loi symbolique, celle du père qui inscrit l'interdit de l'inceste (et de l'anthropophagie) et qui fonde le sujet de la culture « ne faisait pas sens » chez l'enfant. Celle-ci s'incarnerait confusément à travers l'activité incoercible de manger. Ainsi, nous dirons que la loi est possiblement détournée, pervertie, « dénaturée », pour finalement aboutir au postulat : c'est manger qui « fait loi » pour l'enfant (comme pour la mère). Dès lors, la castration qui détermine la limite symbolique infranchissable n'a pas cours ; elle ne s'est pas véritablement (ou suffisamment) inscrite. Elle est remplacée par la « dévoration » du corps de l'autre et prend part, dans la relation spéculaire, à un processus d'incorporation réciproque : fantasme d'inceste et d'anthropophagie du côté de la mère ; égal fantasme non fantasmé, « agi » selon la consommation d'un substitut maternel – le nutriment – de la part de l'hyperphagique. Cet acte vise à (re-)nouer en vain l'attache racinaire et le lien filial de l'enfant à la mère potentiellement menacés de se rompre. Ainsi, l'hyperphagie engage, selon toute vraisemblance, vis-à-vis de la mère non pas une relation de dépendance unilatérale, mais bien un rapport d'interdépendance bilatérale. De fait, le père, semble-t-il mis à l'écart (ou impuissant à intervenir), ne parvient pas à opérer suffisamment la séparation symbolique mère-enfant. De son côté, la mère privée de son enfant en elle depuis l'accouchement, exerce à son endroit une emprise pour satisfaire son besoin de se saisir et d'opérer la jouissance de son « corps-phallus ». Il en résulte la conduite alimentaire de l'hyperphagique qui se traduit, dans la relation spéculaire, par un remplissage actif, un gavage, visant à réduire, inlassablement et d'une façon illusoire, l'intolérable vacuité de la mère. S'articule alors une psychodynamique autour du besoin de l'enfant, mais aussi de la mère selon le système suivant : privation (du corps de l'autre)/vacuité (sentiment de vide et d'insécurité affective)/interdépendance (emprise de la mère, gavage de l'enfant). La bouche est ainsi à la fois la porte d'entrée des aliments et le lieu à combler.

Il est d'ailleurs singulier de constater dans quelle mesure le terme « bouche » renvoie autant à une cavité à remplir qu'au verbe « boucher » et donc à l'action d'obturer un antre pour produire un bouchon. À cet égard, Gérard Pommier, dans son article (168), signale très justement qu'il fait partie de ces « mots primitifs à sens opposés », qui fonctionnent très bien, n'en déplaise aux linguistes qui critiquèrent les commentaires de Freud sur la question. Ainsi nous fait-il notamment remarquer : « Bouche », c'est aussi bien « ce qui obture » que « ce qui engouffre ». Elle est cet antre ouvert dans lequel le mangeur pourrait tomber lorsqu'il avale en solitaire. Dérivée du mot « bouche », l'embouchure revêt plusieurs significations, mais désigne le plus souvent une ouverture. Notamment, dans le domaine de la géographie, il peut s'agir de la partie terminale, simple (estuaire) ou ramifiée (delta) d'un fleuve qui se jette dans la mer. Les Bouches-du-Rhône sont le département situé en région Provence-Alpes-Côte d'Azur (PACA) dans lequel le Rhône se déploie en delta avant de déboucher dans la Méditerranée. La bouche de la Seine forme un estuaire, endroit inondé par la mer à marée montante, lieu où le flux pénètre, avant de se jeter dans la Manche. Mais, à l'inverse d'un fleuve qui déverse son contenu dans la mer, nous voyons que pour nos patient(e)s, « boucher » est aussi bien l'action d'engloutir une substance que d'obturer une béance, un abysse ou un puits sans fond, qui correspond au vide structurel à combler pressenti chez la mère dans le cadre de la relation spéculaire. Il s'agit d'une démarche irréductible qui les situe l'une et l'autre dans un rapport de quantité – alimentaire et affectif – là où la bouche est « aux premières loges », c'est-à-dire qu'elle est la partie du corps sollicitée pour répondre à un besoin d'opulence.

Considérons, à présent, le trouble anorexie-boulimie, qui n'est pas en rapport avec un ressenti de plaisir ni lié à la notion de besoin en regard de la mère. Cette affection s'exprime dans le face-à-face spéculaire avec le père. Elle est en corrélation avec la nécessité, celle-là même qui fait justement défaut chez le père : la vertueuse fonction symbolique ; et qu'il s'agirait de combler par l'enfant. À cet égard, et selon un dicton qui viendrait du latin signé par le poète antique Publilius Syrus « la nécessité donne la loi et ne la reçoit pas », l'expression proverbiale française s'énonce aujourd'hui ainsi : nécessité fait loi. Selon l'adage canonique (VIIIe) *« Necessitas non habet legem »*, ou, dit autrement *« Necessitas facit legem »*, la nécessité vient servir d'excuse pour expliquer des fautes volontaires. Et, dans ce cas, l'excuse est aussi coupable que la faute avouée. Au XIIe siècle, saint Bernard a repris le dicton dans son *Traité sur le précepte et la dispense* sous la forme « la nécessité n'a pas de loi et – c'est pour cela qu'elle – excuse la dispense ». L'acte nécessaire est « cette grande justification de la faiblesse humaine qui anéantit toute loi », déclarait Sénèque le Père (189) ; formule qui reflète l'idée universellement répandue selon laquelle l'acte nécessaire est un moindre mal. Du reste, l'« état de nécessité » est une notion juridique reconnue encore de nos jours dans de nombreux pays ; elle consiste à autoriser une action illégale pour empêcher la réalisation d'un dommage plus grave. Elle se retrouve en droit pénal, mais aussi en droit privé (un principe en matière de responsabilité civile). Ajouté à cette approche, évoquons également le proverbe des Anciens : *« Viro esurienti necesse est furari »* qui veut dire « L'homme affamé est bien forcé de voler ». En l'appliquant à la situation de nos patient(e)s, la nécessité alimentaire vient remplacer la loi du père qui ne s'exprime pas et donc, ne s'inscrit pas. La nécessité alimentaire impérieuse et compulsive fait loi chez l'anorexique-boulimique en regard de la nécessité accrue de la présence du père, lequel se rendant « absent », se range du côté du rien, du néant, de par la disparition de sa fonction symbolique. Dès lors, il n'est plus en capacité de transmettre la loi, celle dont la fonction est de régir l'interdit fondamental qui structure le sujet de la culture. Ainsi, concernant le père, l'« excuse » que représente la nécessité pourrait bien servir pour expliquer une « faute » infiniment plus grave : celle de « consommer » son enfant en commettant fantasmatiquement l'inceste ou l'anthropophagie. Car s'il est possiblement cet homme « affamé », c'est parce qu'il a engagé un processus de régression imaginaire oro-anale, tel que nous l'évoquerons plus loin, et qui tend à le faire s'emparer de son enfant – comme un vol, un rapt – en menaçant de le « manger », c'est-à-dire : l'incorporer par la bouche ou par l'anus. Nous verrons, à cet égard, que pour lui (comme pour l'enfant anorexique-boulimique), l'incorporation prime dans le cadre de la relation spéculaire.

Mais alors, qu'en est-il de la nécessité en tant qu'acte de loi concernant nos patient(e)s ? De quelle nécessité font-ils (elles) état ? La clinique de l'anorexie-boulimie telle que nous avons pu l'observer au cours de notre pratique rend compte d'une relation problématique avec le père. Très souvent décrite comme « présent-absent », cette attitude énigmatique qui tend à le caractériser pourrait bien, de sa part, dissimuler une intention douteuse et inavouable. C'est en tout cas notre point de vue. Or, en considérant l'étymologie du mot « nécessité » (6e acception), à savoir : « L'état de contrainte qui restreint ou annule le libre arbitre », la contrainte en question serait celle qu'exercerait le père sur son enfant sous la forme d'une emprise en lui faisant perdre en partie (ou totalement) son libre arbitre. Du côté de nos patient(e)s, nous avons décrit tantôt une absorption compulsive (un siphonnage passif dans la boulimie), tantôt un contrôle impérieux tout aussi compulsif (une restriction active dans le vomissement ou l'anorexie). Or, la compulsion en tant que mécanisme de défense témoigne ici d'un phénomène qui se réfère à un acte – manger ou se restreindre de le faire – que le sujet est forcé d'accomplir sous peine d'angoisse, de culpabilité. Du reste, l'angoisse et la culpabilité ainsi que la honte coexistent et font levier aussi bien dans l'anorexie que dans la boulimie. Et c'est le père « aux commandes » de ce comportement « sous contrôle », qui jouerait un rôle décisif. Il serait ainsi celui qui actionne la « machine à manger » dans l'anorexie-boulimie. De fait, la singulière attitude du père à l'égard de son enfant anorexique-boulimique compromet le rapport de loyauté qu'il engage avec celui (celle)-ci ; lequel, en retour, n'est plus tout à fait dans un lien de confiance vis-à-vis de lui. Nous pouvons ainsi postuler le système qui détermine le rapport de nos patient(e)s à leur père de la façon suivante : disparition (de la fonction paternelle)/avidité (béance, néant)/interdépendance (emprise du père, compulsion alimentaire de l'enfant).

Nous voyons ici que nos patient(e)s « agissent » au lieu de penser parce qu'ils (ou elles) sont privé(e)s de la capacité de mentaliser et de fantasmer les représentations psychiques qui s'y rattachent. Selon nous, sans le savoir et donc sans pouvoir le dire, ils (ou elles) sont « obsédé(s) » par le souci de préserver la pureté de soi et de l'autre en regard du père. Dépourvu de phallus symbolique, celui-ci déchoit de sa position transgénérationnelle et de verticalité pour ne devenir qu'un homme « horizontalisé » face à son enfant qui n'est plus tout à fait sa fille (ou son fils) ; mais plus qu'un(e) « simple » partenaire. Le père se montre alors animé par un fantasme d'inceste ou de l'anthropophagie à l'endroit de son enfant faisant de lui un être « impur ». Mais, « impur », il l'est aussi parce qu'il détient un phallus fécal pourvoyeur de souillures. Selon son intention fantasmatique transgressive, le père nuit au maintien de l'attache racinaire et du lien filial à son enfant. Dans la relation spéculaire, le mécanisme compulsif de l'enfant s'applique à effectuer un nettoyage à la manière d'une véritable « station d'épuration » afin d'éliminer toutes les scories, les impuretés issues du père. Il (ou elle) se comporte vis-à-vis de lui en tentant de consommer sa souillure et de restreindre l'impureté de son propre corps. Ainsi, pour se défendre d'un père « dévorant », se met en mouvement : tantôt la boulimie passive avec ou sans vomissements actifs et qui consiste à siphonner (ou rejeter) les « aliments-déchets » ; tantôt l'anorexie, c'est-à-dire la restriction active de sa propre quantité de « chair » impure visant à atteindre la pleine purification du corps ; le résultat est un corps minéralisé de forme phallique. Et tout se passe avec impériosité.

Dès lors, c'est un « phallus fécal » qui est présenté par le père à son enfant. Mais ce phallus n'inscrit rien de symbolique. Il ne fait que laisser une « trace » virtuelle, invisible. Elle est justement celle d'une souillure qui délimite un lieu ainsi qu'un territoire, c'est-à-dire, comme nous le verrons plus loin, un espace localisé ou « habité », tel un marquage, mais aussi et surtout une occupation déterminant la possession et la jouissance. Nous l'avons dit, pour Lacan, la notion de jouissance est un concept central. Or, se jouerait ici autour de la « trace » le fait selon lequel ce n'est plus le « signifiant » – l'image acoustique du mot qui désigne et remplace la chose – qui oriente la jouissance, mais l'objet qui n'est autre que la « trace » sur le corps de l'enfant. Selon nous, le père sans phallus ne transmet pas un langage. Compte tenu de sa présence symbolique qui fait défaut, il émet une trace visant à marquer et posséder à son insu le corps de l'autre, son enfant. Aussi, c'est cette jouissance qui implique une transgression de l'interdit fondamental (énoncé plus haut), comme un défi. De par ce fait, elle s'inscrit dans une logique de perversion qui consiste à dénier la loi symbolique, la remplacer ou la contourner, et donc échapper à la castration. Et la limite qu'aurait imposée cette loi est alors fantasmatiquement franchie par le père sans la moindre culpabilité. S'inscrit ainsi à l'endroit de l'enfant cette trace comme la marque d'un autre défi « pervers » à relever, et qui met en œuvre selon « nécessité fait loi », celui de la métamorphose sacrificielle de son corps. À préciser que chez l'homme, selon Lacan, il n'y a que la jouissance phallique de possible. En revanche, la jouissance de la femme n'est pas frappée de la castration symbolique ; elle est autre, sans limite, comme celle de ce père, lequel pourrait bien s'être féminisé. Ainsi, face au « rien » de la structure (en rapport avec le père que nous venons d'évoquer), ne compte plus que la jouissance du corps de l'enfant sur lequel est inscrite une trace indiquant l'appropriation par le père : c'est la jouissance du rien ou la jouissance du comblement de ce rien, mais surtout jouissance sans limites. Mais arrêtons-nous un instant sur les notions de trace, de lieu, d'espace et de territoire en nous référant aux travaux appliqués à l'anthropologie sociale et à la géographie que nous choisissons de rapporter à dessein au corps de nos patients.

Sans entrer dans les méandres complexes de ces notions, il nous importe de dégager les principaux critères que recouvrent le lieu, l'espace et le territoire dans le but de saisir la part qui revient à la trace quant à son apport utile à la compréhension de notre propos. En l'occurrence, cette trace inscrite à l'endroit de chacune de ces entités, et rapportée à la situation de nos patient(e)s, fait état avec précision bien que différemment, d'une appropriation du corps de l'autre : le père vis-à-vis du corps de son enfant anorexique-boulimique. La question est essentiellement centrée sur la signification de la trace déposée à l'endroit de cet autre ; ici, celle de la trace du père sur le corps de son enfant.

À titre d'anecdote, dans le cadre d'une discussion avec une patiente autour de son art de la table, celle-ci déclare : « Je suis "locale" du monde entier ! », faisant allusion à sa cuisine qui est de traditions culinaires issues d'horizons multiples. Or, cette formulation confère à l'assiette la caractéristique d'un lieu de par le point d'accueil d'un mets représentant la trace et sa signification (à consommer) ; mais aussi d'un territoire dès lors que ce lieu est parcouru par la fourchette du consommateur attribuant à l'assiette une dimension d'espace « traversé », « visité » et donc « habité ». La tradition classique en géographie s'est surtout mobilisée sur la métaphore de l'empreinte et de l'impression alors que la trace se trouve au cœur de la rhétorique explicative de l'inscription des genres de vie dans un paysage et plus généralement des relations homme-milieu.

Pour autant, la notion de trace connaît un regain d'intérêt, même si seuls quelques géographes lui ont consacré une approche. Ainsi, dans le sillage des travaux de C. Ginzburg (2010) et de Capot-Rey (1946 ; 2010), tous deux cités par L. Gagnol et coll. (88), il est donné à celle-ci une acception précise et restrictive qui la considère avant tout à partir de sa dimension matérielle, spatiale, et de sa signification la plus archaïque : ramenée au double sens étymologique du terme dans le rapport qui articule commencement-commandement. Ces auteurs appréhendent la trace à partir de sa manifestation concrète et perceptible par les sens, produit du passage d'un corps en mouvement. Ainsi, en termes de matérialité de la trace, il importe de la considérer dans son caractère éphémère et labile. L'individu construit son environnement en le parcourant avec son corps et en l'explorant à l'aide de ses sens. De cette manière, la perception olfactive notamment peut être mobilisée avec l'odeur laissée par un individu dans son sillage ou dans certains de ses déchets. L'audition permet également de percevoir des indices de présence. La trace connaît une

« existence », telles des lignes éphémères vouées à être effacées. Mais certaines traces peuvent aussi s'incruster dans le paysage par un usage répété dans le temps. La trace devient alors une marque, reconfigurant plus durablement le territoire. Appliquée à nos patient(e)s, c'est en référence à la définition psychologique – ce qui subsiste dans la mémoire d'un événement passé – ainsi que dans sa dimension matérielle perceptive par les sens – reste, résidu, débris, vestige – que nous avons été amené à considérer la « trace ». Pour autant, le modèle apporté par les données de l'anthropologie sociale et de la géographie nous est précieux pour appréhender l'importance de la trace ; en l'occurrence celle que le père a laissée dans (et sur) le corps de son enfant.

Tout d'abord, veillons à déterminer simplement la distinction entre « espace » et « lieu », telle qu'elle est proposée par Michel de Certeau (cité par J.-D. Urbain (196)) et pour qui « l'espace est un lieu pratiqué ». Autrement dit, dans cette perspective, un « lieu » ne devient un « espace » qu'à partir du moment où un usage l'investit. Appliqué au corps de nos patient(e)s, celui-ci est un espace parce qu'il est investi par le père. C'est pourquoi, en référence à Merleau-Ponty, le lieu est une grandeur « antérieure » à l'espace – le corps de l'enfant est un lieu —, lequel se définit en grandeur réorganisée par son usage. Dès lors, le corps de l'enfant devient aussi un « espace », celui-là même qui se trouve alloué au père. Expliquons(-nous). Avant tout, comprenons qu'il y va essentiellement d'un marquage visant une appropriation du corps de l'autre, à l'instar de l'action de marquer un bétail dans le but de pouvoir le désigner comme sien, inscrire la marque de son appropriation. Pour sa part, selon une approche dans le domaine de l'anthropologie sociale, J.-D. Urbain (196) fait la distinction entre les sociétés agropastorales et les sociétés nomades. Il précise que dans le cadre des sociétés du lieu, celles-ci sont composées d'hommes sédentaires, de la terre, du « terroir » – les autochtones —, « issus de la terre où ils vivent », des hommes-racines. Dans sa fonction d'ancrage, nous dit J.-L. Piveteau (165), le lieu a une connotation de permanence, de stabilité, de durée, de continuité, assurant la transmission dans le temps.

Par analogie, nous pouvons en déduire qu'en référence à ce cas, la trace du père serait déposée en profondeur, de telle sorte que le corps de nos patient(e)s touché(e)s par cette trace serait considéré en tant que lieu, terre, terroir : un endroit dans lequel est reliée la dimension verticale ou diachronique du sujet, c'est-à-dire, son rapport à la temporalité, à son histoire, son identité et ses racines. À cet effet, rapporté à ce qui se joue entre nos patient(e)s et leur père, par la trace que ce dernier dépose sur (et dans) le corps de l'autre, son enfant, c'est comme s'il s'agissait pour lui d'une ancre jetée à dessein pour s'emparer, mais surtout s'ancrer en profondeur, s'incruster et ainsi se greffer sur celui-ci. C'est pourquoi, en tant que point de jonction racinaire entre le père et son enfant, cette trace détermine une confusion des identités. En revanche, selon Piveteau, les sociétés de « territoire » sont parcourues par des hommes de passage, occupant la surface, traversant le « sol » (et pas la terre). Et dans ce cas, il pourrait s'agir, toujours par analogie concernant la trace du père déposée sur le corps de son enfant, d'un filin, des mailles d'un filet jeté, entourant et nouant la surface du corps de ce dernier, c'est-à-dire l'horizontalité de son revêtement corporel, liée au vécu du sujet à l'instant présent, dans sa synchronie rapportée à l'altérité et aux liens. Nous voyons ainsi à quel point se joue d'un côté l'appropriation du corps de l'autre, l'enfant par le père ; et, par voie de conséquence, le sentiment d'appartenance de l'enfant induit par l'attitude captatrice, accaparante et d'appropriation du père. Ces aspects rapportés aux caractéristiques de la trace nous paraissent essentiels pour comprendre davantage encore ce que l'on a évoqué à propos de la jouissance. Mais si, par ailleurs, la trace, c'est aussi une souillure, et en particulier, souillure du père, une autre signification plus symbolique peut être attribuée à cette trace. En l'occurrence, elle pourrait témoigner d'un acte répréhensible, autrement dit, prendre la valeur d'une faute. Or, cette faute, qui rejoint – à partir du mot allemand *schuld* – la culpabilité et la dette, aurait quelque chose à voir avec l'impur au sens figuré, soit, justement : un acte de « consommation » prohibée (incestueux ou anthropophage). Témoin de cette faute, la trace déposée sur le corps de l'enfant induirait chez lui (ou elle) un sentiment d'angoisse, de honte, de culpabilité et de rejet.

Nous l'avons dit précédemment, « absent » quant à son pouvoir phallique transmetteur de l'ordre symbolique, le père ne peut inscrire la loi en son enfant. Or, privé de ce phallus, il est comme confondu avec une femme, c'est-à-dire, une personne dont l'anatomie est celle d'un être humain sans pénis. De plus, régressé au stade oro-anal, il semble comme réduit à une cavité : bouche ou anus. Et pour seul attribut viril, il ne peut présenter qu'un simulacre de pénis dont la réalité virtuelle dénie l'absence : un fétiche sous la forme d'un phallus fécal.

Ainsi féminisé, le père présente à son enfant à la fois un antre, sa cavité buccale ou anale, et une protrusion anale, un objet phallique composé de matière fécale. Dès lors, paré des atours de la Gorgone Méduse, cette étrange Figure de la mythologie grecque composée d'une bouche béante et d'une chevelure ornée de multiples phallus, il représente une puissante menace de « dévoration » pour son enfant. À l'approche de celui-ci, dans la relation spéculaire, il ne transmet ni n'inscrit aucun sens, nulle signification ayant valeur symbolique. Comme nous l'avons dit plus haut, il ne fait rien d'autre que de déposer une trace à l'endroit de son enfant, cette salissure, cette impureté, en guise de legs. Et cette trace, cette souillure, pourrait bien déterminer la première étape d'appropriation du père avant d'opérer une consommation au péril de l'intégrité psycho-corporelle de l'enfant. Ce dernier n'aurait alors pour seule défense que la nécessaire activité purificatrice faisant alterner (ou pas) anorexie et boulimie.

Mais la nécessité est aussi un acte de foi. Les mots latins *fides* (foi) et *foedus* (pacte, accord, alliance) proviennent d'une même racine indo-européenne, *beidh*, qui a donné aussi en grec *pistis* et qui suggère d'une manière générale l'idée de confiance. Il est d'usage de définir la foi comme étant un engagement durable de la confiance, si l'on considère les formes variables telles que : parole donnée, promesse, profession de foi, serment, contrat, traité, alliance, conventions diverses. Du fait que la confiance se donne et se reçoit, la valeur du mot « foi » oscille entre le sens actif de « faire confiance » (avoir foi, avoir la foi) et le sens passif d'« inspirer confiance » (faire foi, être digne de foi, jouir d'un crédit, être fiable). Mais la foi ne se réduit pas à la confiance ; elle l'oriente. Elle peut la guider vers deux directions complémentaires : la foi que nous accordons à la parole d'autrui ou à son témoignage oriente vers lui notre confiance (sens actif) ; la bonne foi, l'intention droite oriente vers nous la confiance (sens passif) et elle nous vaut un crédit moral. Sous ces deux directions opposées (la foi qui nous rend confiants, la foi qui nous rend fiables), on peut reconnaître l'exigence d'une relation réciproque entre les personnes diversement concernées par les enjeux de la foi. La parole donnée engage une relation réciproque entre loyauté de l'un et confiance de l'autre. Historiquement, en regard du droit des contrats, François Campagnola (42) nous renseigne sur le principe de bonne foi né de la nécessité de faire contrepoids à la toute-puissance du formalisme qui caractérisait alors le contrat de droit romain. Car, précise-t-il :

> « À l'autre bout du spectre, l'émergence de la théorie de l'autonomie de la volonté au début du XIXe siècle signifia un temps le glas juridique du principe de bonne foi. Entre les deux périodes, le principe de bonne foi trouva matière à consolidation au Moyen Âge et à l'époque moderne avant de resurgir à nouveau dans les années 1980. Sans en surestimer l'impact, le principe de bonne foi constitue un phénomène prégnant du droit des contrats ».

Dans le domaine religieux, la confiance inconditionnelle est également désignée par la « foi ». Dès lors, si l'anorexie peut, dans certains cas, être considérée selon une approche apparentée au culte, le comportement alimentaire restrictif qu'elle implique, bien que fondamentalement distinct, a tout lieu de se conjuguer ou se confondre avec l'ascèse. Par définition, cette pratique désigne une discipline volontaire du corps et de l'esprit consistant en un ensemble d'exercices physiques et moraux destinés à libérer l'esprit par le mépris du corps. Elle vise un perfectionnement spirituel ou moral et occasionne une privation voulue et héroïque. À l'origine du terme *ascèse*, le mot grec *askêsis*, signifiant « exercice », « entraînement », s'appliquait à de nombreuses activités sportives et en particulier à l'athlétisme, bénéficiant ainsi d'une signification originelle purement physique. Par la suite, au Ve siècle apparaîtra, à travers le latin, le mot *asceta* ou *asceteria*, signifiant « moine/religieuse », « monastère/couvent ». Il en découlera le mot moderne d'*ascèse*. Il en existe divers modes d'exercice selon des disciplines différentes. Certaines reposent sur la privation pour accéder à une maîtrise spirituelle. C'est le cas de la mortification et de l'abstinence sexuelle. Certaines pratiques multiples se rattachent à l'ascèse, parmi lesquelles, culturelles et/ou cultuelles : le jeûne. Interrogeons l'histoire quant à cette réalité qui noue spiritualité, pratiques ascétiques et anorexie en tant que projet visant une « élévation » de l'esprit à partir de la tendance à « dématérialiser » le plus possible le corps. Nous aurons alors à exposer et confronter : l'anorexie maladie, d'un côté, et l'anorexie religieuse, de l'autre, même si, à travers les siècles, il sera néanmoins difficile de les appréhender formellement. Mais avant, évoquons la part qui revient à la foi et à la croyance.

Tout d'abord, si la croyance est souvent confondue avec la foi, toutes deux sont associées à tort à quelque chose de fondamentalement religieux. Car elles sont des notions séculières avant d'appartenir au domaine du sacré. Mais en faire la distinction nous amène à une plus grande compréhension de notre rapport au monde. Ainsi, comme l'indique A. Baechler (24), d'une manière générale, les croyances rassurent : « Nous passons notre vie à nous conditionner de croyances dans le seul but de nous rassurer », considère-t-il. Et d'ajouter :

> « La croyance est intimement rattachée au mental qui a besoin de se conforter dans son activité incessante [...]. Et lorsqu'une croyance est adoptée par une population entière, on l'assimile à une vérité absolue, acquise [...]. Ainsi fonctionne notre société qui se plaît à évoluer dans le monde virtuel des croyances ».

Cet auteur nous éclaire sur bien des points. Notons que pour lui la croyance n'a rien d'authentique, elle est dogme : adhésion à la vérité d'une doctrine. Elle est le fruit des civilisations et de notre mental qui dans la peur tente de s'apaiser en approuvant tous les principes qui peuvent rassurer. Chaque croyance a son cortège de peurs. Et si l'on ne peut croire qu'en quelque chose d'incertain, c'est parce que lorsque l'on est certain, on ne croit plus, on sait. Croire est « purement cérébral », nous dit A. Baechler. La foi, quant à elle, émane du cœur et n'est en rien rattachée au mental. Pour cette raison, « la tête croit, le cœur sait », selon la formule du même auteur qui précise :

> « La foi naît de l'intérieur, elle est une force, une certitude profonde qui nous habite, sans que jamais personne n'ait eu à nous l'inculquer. La foi est là, depuis notre naissance, et sans doute même depuis bien plus longtemps, nous n'en héritons de personne, elle est intemporelle. Mais nous ne sommes pas habitués à lui laisser une place dans notre vie, puisque depuis notre tendre enfance, nous avons été programmés à rechercher

toute vérité à l'extérieur. La société et les religions ont étouffé la foi pour imposer leurs croyances. »

Et de conclure, notamment par ceci :

« La foi est notre vérité intime, elle est gravée dans notre corps, elle est authentique et inébranlable, elle est la signature de notre âme [...]. La croyance est stérile, embarrassante et inutile, elle nous asservit [...]. La foi ne s'apprend pas, elle siège dans notre cœur et s'y nourrit d'amour, lorsque nous la laissons s'épanouir. »

Or, parler d'amour à propos de la foi, c'est parler de son rapport à soi – « amour-propre » « foi en soi » –, c'est aussi parler de l'autre : aimer son prochain, avoir « foi en l'autre ». À cet égard, Cyrille Michon (cité par A. Doja (60)) défend l'idée selon laquelle la foi est d'abord une relation avec un locuteur : c'est croire quelqu'un, avant d'être croire quelque chose. Ainsi, rapportée au Religieux, cette relation s'applique à Dieu lui-même, elle consiste à croire Dieu *(« credere deo »)*.

Nous voyons là à quel point la foi, qui est pourtant profondément ancrée dans le cœur de nos patient(e)s, comme en chacun de nous, ne trouve plus son « chemin » pour s'appliquer à l'autre, le père. Ils (elles) ont perdu la foi en cet homme dès lors que celui-ci est descendu de son piédestal paternel pour ne plus être qu'un individu, voire un étranger, mais surtout un individu privé du phallus symbolique, c'est-à-dire, privé du pouvoir de transmettre la loi, celle qui interdit l'inceste (ou l'anthropophagie), et qui se montre menaçant, « dévorant », potentiellement dangereux. C'est pourquoi l'enjeu qui détermine le rapport père/enfant n'est plus de l'ordre du désir émanant de l'autre identifié comme semblable, un sujet, conformément à l'altérité. Cet autre n'est pas sujet, mais objet, objet de la jouissance du père, lequel tend à se confondre et ne plus faire qu'« Un » avec lui dans la fusion des identités.

Au cours de sa vie, l'homme n'a de cesse d'osciller entre deux positions fondamentales : le besoin et le désir. Le passage de l'une à l'autre se fait par le truchement de l'altérité, qui rend compte du sujet dans son rapport au monde. Elles lui permettent d'établir une relation cohérente et claire avec ses proches et tous les autres ; y compris avec Dieu, l'altérité suprême, rapporté à ce que Lacan désigne par le grand Autre, l'ordre symbolique déterminant le sujet, le Lieu de la parole. Nous aborderons la notion d'altérité en apportant un développement explicatif rattaché à notre propos. Mais en premier lieu, tâchons de définir ce concept afin d'en comprendre le sens.

À cet égard, le dictionnaire nous renseigne :

> « L'altérité est la caractéristique de ce qui est autre, de ce qui est extérieur à un "soi", à une réalité de référence : individu, et par extension groupe, société, chose et lieu. Elle s'impose à partir de l'expérience et elle est la condition de l'autre au regard de soi. »

Si la croyance relève du registre du besoin, dont celui d'être rassuré et d'être compris, elle reste psychique ; alors que la foi, elle, s'applique selon J.-F. Noël (151) au désir et transcende – c'est-à-dire se situe au-delà d'eux – nos mécanismes psychologiques. Nous avons d'ailleurs localisé cette transcendance conformément à la représentation métaphorique du cœur. Ainsi, pour entrer dans la perspective du désir, le sujet doit abandonner sa prétention originelle à se suffire à lui-même et offrir une place à l'autre pour accéder à une existence. Car c'est l'autre qui donne sens à la vie et fait exister ; même si la présence de l'autre ébranle l'aspiration à une autonomie illusoire. Tout le long de sa vie, l'individu a du mal à renoncer à cette autosuffisance qui est, d'après J.-F. Noël, la signature d'une psychologie marquée par le « péché originel ».

Concernant nos patient(e)s, aller vers l'autre, notamment le père déchu de sa fonction symbolique, c'est risquer de se voir transformé en objet du besoin et de s'y conformer. S'ouvre alors, au préjudice de son maintien, une perspective consommatrice de l'autre. Le désir se mue en besoin, faisant passer le sujet à l'état d'objet pour l'autre, objet du besoin : un bien à « consommer ». Dès lors, l'enfant n'est plus que la proie dans le rapport réciproque à son prédateur, le père. Pour J.-F. Noël, « ce que la foi suppose et exige, c'est qu'il y ait au moins possibilité d'un autre dont l'altérité reste inaltérable ». Dans le rapport qu'entretient chacun de nos patient(e)s avec leur père, la croyance, du registre du besoin – devenu nécessité –, a pris le pas sur la foi. Elle a donc écarté la dimension du désir. Ils sont devenus l'un pour l'autre deux individus qui, plutôt que de s'identifier, dans le cadre de la relation spéculaire, c'est-à-dire, de se conjuguer dans une dialectique d'échanges réciproques et féconds, tendent à s'incorporer mutuellement et, au final, à se confondre dès lors que l'altérité, qui donne lieu à un rapport entre deux sujets semblables, a laissé place à l'identique : a initié un besoin d'unir confusément leur identité. Mais la compréhension du rapport identité/altérité soumet un véritable défi quant aux lois de l'arithmétique. Expliquons-nous.

Pour commencer, concernant l'identité, il y a lieu de comprendre que pour être identique à l'autre, il faut nécessairement être confondu à lui, c'est-à-dire ne plus faire qu'« Un » en s'unissant à celui-ci. D'où l'équation : Un + Un = Un (identité). Lorsqu'il s'agit de l'altérité, les choses se compliquent. Car pour faire « Deux », véritablement, il est nécessaire d'être trois : la présence de l'autre, le « Tiers », permet de passer de l'état unitaire, symbiotique (à la mère), de l'identité – l'état d'être identique – à l'état « altéré » en présence de l'autre, cet état qui détermine notamment la constitution de l'Alter ego. D'où l'équation : Un + Un (identité)+ Un = Deux (altérité). La figure de l'autre est alors représentée par la « tiercéité », qui définit le régime de la règle, de la loi, cette entité qui détermine à la fois l'altérité et le rapport ou l'introduction à la symbolisation, le sens, à partir du langage et de la parole. Poursuivons notre propos concernant la foi, qui est souvent rapportée au domaine du sacré, et interrogeons l'histoire qui a révélé l'anorexie religieuse sans qu'elle puisse être tout à fait distinguée de l'anorexie maladie.

De fait, alors que l'anorexie suscite un nombre toujours croissant de publications scientifiques, l'histoire de cette maladie recèle encore bien des mystères. N'étant identifiée par des descriptions précises dans la littérature médicale que depuis le XVIIe siècle, et définie en tant qu'affection psychiatrique depuis la fin du XIXe siècle seulement, elle a longtemps été considérée comme un signe de sainteté. La question demeure de savoir si l'on peut tenir pour responsables de cet état de fait les défaillances d'une paternité à la fois laïque et religieuse. Jean-François Lopez (136), influencé notamment par les travaux de l'historien Rudolf M. Bell, a effectué une approche socio-historique de cette maladie afin de comprendre les évolutions actuelles de ce qu'il nomme « le spectre des troubles alimentaires ».

Pour cet auteur, il ne fait aucun doute que la prospérité est la première condition d'apparition de l'anorexie (maladie). En l'occurrence, les deux périodes de la Renaissance et de la deuxième moitié du XIXe siècle partagent ce point commun. L'une grâce au développement des techniques agricoles, l'autre par le biais de la révolution industrielle. Selon lui, ce phénomène coïncide avec le fait que les femmes ont pu s'émanciper partiellement de leur rôle biologique pour se consacrer plus librement à des préoccupations esthétiques et de bien-être. Inversement, dans les périodes de famine, de disette, de grande pauvreté ou de guerre, les cas de restrictions alimentaires volontaires sont beaucoup plus rares. Rudolph Bell voit dans les privations volontaires d'aliments un moyen pour les femmes de conquérir une liberté limitée par l'emprise de la domination masculine et de s'en affranchir.

Ce point de vue rejoint à bien des égards ce que nous avons pu mettre en évidence quant à nos patient(e)s anorexiques-boulimiques. Sous l'angle de la psychanalyse, Jacques Maître (138 ; 139) a, de son côté, largement contribué à éclairer les voies de partage et de divergence entre l'anorexie religieuse et l'anorexie maladie. Selon lui, il y aurait des façons anorectiques d'être au monde, déterminées par les modes de vie, le rapport à la lignée féminine (avec refus d'assumer l'apanage des femmes dans la transmission de la vie : procréation et alimentation), l'ascétisme nutritionnel avec le jeûne et la recherche de performances ; ce qu'il appelle le « sport de haute compétition ». Dans les deux cas, il détermine un « style » en tant que manière de vivre, son modelage par les institutions et les catégories à travers lesquelles cette orientation se trouve prise en compte dans les champs religieux, médical, politique...

Parmi les styles très variés, il met en évidence une clinique qui regroupe régulièrement : la dimension biologique avec l'aménorrhée, l'émation (l'amaigrissement impressionnant), voire la cachexie et ses conséquences potentiellement létales, les effets du jeûne induisant « des états de conscience modifiés ». À préciser que le taux de mortalité de l'anorexie est compris entre 2 % et 6 %. C'est ainsi le plus fort taux de mortalité parmi tous les troubles psychiatriques.

Certes, parmi les nombreux cas d'anorexie religieuse à travers les siècles, la plus connue d'entre elles, sainte Catherine de Sienne, canonisée en 1461 à Rome par le pape Pie II, fait figure de proue, emblématique de l'« anorexia mirabilis » (anorexie sainte ou « miraculeuse »), « patronne des anorexiques ». À partir du XIIIe siècle, il s'avère que le tableau clinique de l'anorexie se présente essentiellement sous la forme de l'anorexie mystique. Un diagnostic rétrospectif a néanmoins été tenté par certains auteurs en fonction des observations qui ont été conservées. Une place toute particulière devrait d'ailleurs revenir à l'histoire de la spiritualité.

Rendre compte de cette opinion, c'est considérer nos patient(e)s comme ayant perdu la foi en leur père selon une extinction du désir réduit au besoin. Nous l'avons dit plus haut, le besoin – qui est en fait une nécessité —, dans l'anorexie (tout comme dans la boulimie), est centré sur la pureté du corps. Et cette recherche, qui porte essentiellement sur des conduites de restriction alimentaire, rejoint, bien que différemment, aussi bien la démarche laïque des anorexiques à l'égard du père que la réponse cléricale vis-à-vis du Père. Dans le premier cas, c'est la disparition du père symbolique qui a conduit l'enfant à modifier sa structure détournée de la foi en ce père et à axer son attention sur la croyance envers cet homme, doublée de crainte quant à ses intentions transgressives par rapport à la loi de l'interdit de l'inceste (ou de l'anthropophagie). La visée purificatrice de l'anorexie (maladie), selon une restriction alimentaire, consiste alors à opposer à ce père toute possibilité d'attrait, à l'instar d'un bien « consommable » : éliminer le plus possible de son corps la consistance de la « chair » rendue impure. Dans le second cas, la purification de l'âme passe par la mortification du corps et l'abstinence sexuelle : l'ascèse. À cet égard, il importe de préciser que nous ne partageons pas l'avis de Jacques Maître lorsqu'il définit l'avènement de l'anorexie mentale comme avatar sécularisé (et stigmatisé comme maladie) de ce qui avait été sacralisé (voire glorifié par la canonisation) au Moyen Âge, à la Renaissance et à l'époque classique.

Car, selon nous, la restriction alimentaire, en tant que conception séculière moderne, et à laquelle se livrent nos patient(e)s anorexiques, pourrait, au contraire, trouver une voie de recours, une issue « salutaire » et/ou « cicatricielle » en empruntant le chemin de la spiritualité : la foi religieuse. Il s'agirait d'une forme de sublimation, celle qui concerne le désir éprouvé envers le père, désexualisé et élevé au plus haut rang de la culture : le sacré. Autrement dit, il s'ouvrirait une voie de « refuge identitaire » à ces anorexiques devenues « saintes » ou, au minimum, tournées vers la religiosité, par déplacement de la foi en un père vers la foi envers le Père, à l'appui d'une pratique ascétique non plus séculière, mais religieuse. Ainsi, pourrait-on dire : la foi en le Père, l'altérité suprême – Dieu – serait un gage de symbolisation à l'endroit où, justement, la dimension symbolique qui relève du père et sa parole est absente. L'« Autre » – le Père et sa Parole divine, pour reprendre une terminologie lacanienne – offrirait une altérité de remplacement quant à un « autre » qui s'avère défaillant : le père. Mais la foi en la plus haute Instance paternelle serait-elle suffisante pour suppléer à la carence laïque de la fonction paternelle familiale et séculière ? Rien n'est moins sûr. D'autre part, la voie du Religieux par la sanctification visant l'ascèse, via le sacrifice du corps, l'abstinence sexuelle et l'amour céleste, exclusif envers Dieu serait-elle si enviable, sinon toujours préférable à la voie laïque en faveur d'une vie de femme terrestre, civile et sexuellement épanouie ? Il ne nous appartient pas d'en juger. Pour autant, à retenir seulement le sort de Catherine de Sienne, il illustre les méfaits d'une dérive mystique radicale, néfaste et mortifère. Car sa quête consistait à faire accepter son *« anorexia mirabilis »* comme preuve ultime de sainteté. De fait, son chemin de foi la conduira peu à peu vers toujours plus de restrictions alimentaires, jusqu'à décider de ne plus absorber d'eau. Elle mourra alors d'inanition vers ses trente-trois ans. Probablement délirante, soumise à un vécu déréalisé, elle aurait rencontré le Christ, suivi le même Chemin de croix et confondu son identité avec la sienne au point de décéder au même âge que Lui.

Le presque rien qui conditionne presque tout

Si entre un parent et un enfant les corps interagissent et s'articulent spécifiquement pour aboutir, au final, à l'éclosion d'un trouble des conduites alimentaires, c'est bien parce que, selon nous, ce qui devrait se jouer dans le cadre de la relation spéculaire n'advient pas ; le processus d'intériorisation psychique faisant coïncider les identifications réciproques échoue. En référence au « corps parlant » défini par Lacan, les corps face à face se font signe, « dialoguent », se « parlent » sans rien pouvoir se dire, sans parvenir à faire sens ni échanger des pensées. Du côté de l'enfant, la mentalisation en tant que processus de représentation des phénomènes psychiques ne fait pas son œuvre à l'endroit de cette circulation de signes. Les corps sans mot structurent, mais privent de sens ce qui s'échange entre les uns et les autres, faisant primer, du côté du parent, d'autres enjeux : pouvoir, possession, emprise et jouissance ; autant d'entraves à l'altérité et à la constitution de la personnalité. La transmission de sens, normalement pénétrante, féconde et fondatrice entre les personnes, dont, en particulier, entre un parent et un enfant, laisse place à des effets d'intrusion, de captation et d'appropriation. Les identifications n'ont pas cours ; elles sont remplacées par des incorporations faisant prévaloir des investissements pulsionnels partiels et archaïques oraux et anaux. Le besoin d'appropriation réciproque des « corps-objets » prend le pas sur le désir naturel des « corps-sujets ». Interviennent alors des rapports de consommation fantasmatique côté parental, fantasmatique non fantasmée côté enfant, pour tendre vers un effacement de l'altérité des « individus-sujets » et mener vers la confusion des identités des « individus-objets ». L'inceste et l'anthropophagie sont en toile de fond de ces attaques fantasmatiques. Nous avons tenté, à cet égard, de rendre compte de ce qui, selon nous, se déroule d'un point psychodynamique entre l'hyperphagique et sa mère, ainsi qu'entre l'anorexique-boulimique et son père. Le corps de l'enfant souffrant d'un trouble des conduites alimentaires est réduit à l'état de phallus et est soumis malgré lui à la jouissance du parent. Nous allons développer cette problématique. Nous verrons en particulier dans quelle mesure les représentations mentales ne parviennent pas à se constituer et à faire sens dans le cadre de chacune de ces situations, conformément à la formule « le presque rien qui conditionne presque tout », c'est-à-dire : un défaut de symbolisation.

D'une manière générale, selon André Green (94), l'organisation psychique se trouve définie à travers deux polarités : l'intrapsychique, qui implique les relations internes (représentation, affect, soma), et l'intersubjectif, représentatif de la relation à l'autre semblable, incluant la différence des sexes et des générations, de la création d'un ordre de signes dont le langage est la forme la plus élaborée. Afin de comprendre le bien-fondé de cette opération qui inaugure et pérennise la « naissance » de l'appareil psychique en tant que contenant, réservoir de pensées, introduisons une métaphore selon l'analogie entre symbolisation et fécondation : la pollinisation. Il s'agit, en quelque sorte d'une « histoire d'amour » à répétition entre les fleurs grâce à l'abeille qui, en tant qu'intermédiaire « équivalent phallique » pourrions-nous dire, butine chaque fleur et, une à une les féconde. Cette rencontre est pénétrante et fertile puisque l'abeille plonge sa trompe à l'intérieur du pistil d'une fleur pour aspirer son nectar (destiné à la ruche, la fabrique de miel). Une partie du pollen, l'élément mâle, reste collée sur les pattes de l'abeille et se dépose sur le pistil d'une autre fleur, l'élément femelle, qu'elle butine à nouveau. L'abeille est ainsi vectrice de fécondation entre chaque fleur. Elle met notamment en contact des traces – du pollen – issues de chacune des fleurs pour engendrer d'autres fleurs. Et ce subtil assemblage qui allie la faune et la flore représente une des multiples merveilles offertes par Mère-nature. À partir de ce modèle d'écosystème, un phénomène inter-humain a lieu lorsque deux esprits « hermaphrodites » viennent à se rencontrer, dialoguer et s'« inter-pénétrer » psychiquement par la parole (langage verbal) et par le corps (langage infra-verbal), de telle sorte que la pensée de l'un inspire et fait naître une idée en l'appareil psychique de l'autre. Celle-ci va « germer » et favoriser l'éclosion d'une autre pensée ; laquelle est une trace qui fait signe avant de faire sens, car précédant son impression, sa traduction et sa mémorisation ; et comme toute connaissance empirique, elle suppose un rapport entre un fait et l'esprit qui le perçoit.

Nous voilà donc revenus à la notion précise de trace ainsi que celle d'empreinte. Selon le modèle de l'archéologie, qui n'est pas une ontologie, une étude de l'« être », mais bien une sémantique, une étude du « sens », la matérialité ou la lisibilité d'une trace ou d'une empreinte (archéologique) est incontestable bien que sans intérêt tant qu'elle n'est pas devenue signifiante, c'est-à-dire tant qu'elle n'a pas été lue. En outre, le sens de cette trace-empreinte d'un passé visible n'a de sens que relié aux caractéristiques du lieu de sa découverte. Par ailleurs, si la trace-empreinte est inintentionnelle, son identification comme telle est en revanche nécessairement volontaire, puisque ce n'est pas sa découverte qui en fait une trace ou une empreinte, mais bien son interprétation. Il en va ainsi de toutes les traces (et de toutes les empreintes), autrement dit de tous les faits psychiques (ou physiques) qui sillonnent et s'inscrivent dans la mémoire, tracent le parcours de vie de chacun d'entre nous : notre histoire. À propos des troubles des conduites alimentaires il nous importe de révéler et prendre en compte aussi bien l'empreinte que l'indice, ces traces laissées ou déposées par l'adulte sur un enfant comme autant de « signes » cryptés qui gouvernent et occasionnent l'apparition de ces énigmatiques phénomènes psychopathologiques. Impliquée entre deux individus en tant que fécondité et créativité, la symbolisation consiste à transmettre une pensée pour engendrer et faire naître une idée, laquelle va germer et aboutir à une nouvelle pensée. Mais celle-ci n'aura de sens que transcrite, lue et traduite en un langage. À cet égard, nous pensons, concernant nos patient(e)s, que cette même opération achoppe et, au final, ne porte pas ses fruits. La relation qui se déroule au cours de la rencontre spéculaire et dans le cadre de l'« espace transitionnel » défini par Winnicott (202), ce lieu de la créativité, ne met pas en jeu des similitudes, des liaisons, des identifications. De fait, la pensée en tant que représentation mentale – « objet » psychique – transmise puis intériorisée résultant de cette rencontre ne parvient pas à se mentaliser, c'est-à-dire à s'inscrire comme signifiant, ce substrat porteur de sens, dans l'appareil psychique. Certes se déroule avec un parent une relation spéculaire, de telle sorte qu'un « dialogue » s'articule d'« esprit à esprit » et de « corps à corps ». Pour autant, les identifications n'ont pas cours. Ainsi, ce n'est plus la pensée de l'un qui se transmet et féconde la pensée de l'autre. Le corps de l'enfant, réduit à l'état d'« objet-phallus » en tant que détenteur du signifiant de la jouissance du parent, ne serait donc plus vecteur d'une symbolisation associée à une fécondité et une créativité. Dès lors, c'est bien le pouvoir dévorant fantasmatique du « parent-prédateur » qui pourrait s'articuler avec le pouvoir dévorateur lié à un fantasme non fantasmé, mais « agi », de l'« enfant-proie ». S'accomplit alors cette exacerbation de l'oralité privée de limites, pour aboutir à un trouble des conduites alimentaires.

Selon le point de vue de la psychanalyse, la problématique du rapport oral et de ce qu'y tient le cannibalisme comme place s'explique ainsi pour A. Green (94) : « L'activité symbolique débute avec le premier objet susceptible de remplacer le sein. Objet qui sera et ne sera pas le sein, autrement dit, objet transitionnel », faisant référence à Winnicott (202) et à ses fructueux travaux portant sur la fonction transitionnelle. À considérer le fantasme cannibalique, il relève d'un mécanisme psychique qui se met en place. En l'occurrence : « Le fantasme produit par la non-incorporation du sein sera incorporé et ce fantasme incorporera le sein comme objet fantasmatique », nous dit A. Green. Ainsi pouvons-nous supposer par extrapolation : la réalité du fantasme de l'un a valeur de trace en se déposant dans l'appareil psychique de l'autre. Cette « trace fantasmatique » issue de l'un serait alors comparable à un fait sensoriel transmissible et perceptible par l'autre afin de s'imprimer dans sa mémoire.

La trace fait « signe », soit sous forme d'empreinte, soit sous forme d'indice, dès lors qu'elle est identifiée comme telle ; et seulement dans ce cas. Le phénomène qui fait passer la trace de l'état de signe à l'état de sens, c'est précisément le « lien ». Et quel que soit le parcours, une histoire ne « fait sens » qu'à travers les liens existant entre les différents faits, les différents signes, autant d'étapes signifiantes. Il ne nous appartient pas, ici, de faire un exposé savant à l'instar de P.-L. Assoun (11'), qui établit un inventaire riche et détaillé de ce qui relie la trace à l'inconscient et à la psychanalyse. Citons néanmoins cet auteur qui, avec finesse et poésie, rend compte d'une vérité concernant la psychanalyse : « Toute l'expérience analytique montre que nous portons les traces de notre histoire à nos semelles, comme celles de nos pas sur le sable du temps. » Cette métaphore riche de sens rappelle les cailloux du petit Poucet, semés comme autant de traces laissées sur son parcours afin qu'il puisse retrouver son chemin. Il y va tout autant du transfert au cours d'une psychanalyse, ce processus au cours duquel des sentiments ou des désirs inconscients envers les premiers objets investis dans l'histoire du sujet – le plus souvent les parents —, se trouvent reportés sur une autre personne ; dont le psychanalyste. Et si sa résolution détermine l'achèvement de la démarche, le transfert n'a de sens qu'à partir du moment où il est désigné comme tel et interprété dans le cadre de la cure analytique. Tout autre fait dit « transférentiel » qui se produit dans la vie courante et se déroule hors de cette situation ne fait ni trace ni signe pour chacun des protagonistes. Dans ce cas, il n'y a donc pas à proprement parler « transfert » puisque sa trace ne fait pas sens ; elle n'est pas signifiante. À propos de nos patient(e)s vis-à-vis d'un parent, en allant de la trace à la lettre en passant par le signe, la trace-symptôme comme signe ne parvient pas à faire sens. Elle n'est pas signifiante. Elle est une conduite alimentaire, « non-sens », frappée d'une incompréhension parce que le sens est crypté, inintelligible ; elle est, en somme, une circonstance qui ne fait pas événement. Selon P.-L. Assoun cité plus haut, le symptôme somatique est le trait qui « trace » le corps.

En restant fidèle à une tradition aristotélicienne selon laquelle ce qui est dans l'esprit fut auparavant dans les sens, il y a lieu de ressentir, d'abord, pour penser, ensuite. Dans l'hyperphagie, il s'agirait de l'« ivresse originelle » éprouvée par la mère et que nous avons décrite précédemment. Elle constituerait la trace-empreinte, absente, mais visible, d'un passé, cette inscription et son réveil mémoriel conduisant la mère, à dessein, à la jouissance du corps de son enfant. Celui-ci est alors investi comme objet-phallus et, en tant que proie, sa prise, sa captation préfigure la transgression fantasmatique de l'interdit de l'inceste ou de l'anthropophagie de la mère prédatrice. Pour elle, c'est un défi d'appropriation qui prend part à une logique de perversion pour déterminer, au final, l'apparition du fait hyperphagie chez son enfant. Il en va tout autrement pour le père de l'anorexique-boulimique, dès lors que son « ivresse » n'est pas originelle, mais virtuelle. La situation dans ce cas est plus complexe. Car ici, la trace est présente, mais invisible. Elle est déposée par le père sur le corps de l'enfant pour en déterminer un marquage. Elle est une souillure fécale visant à délimiter une appropriation du corps de son enfant. Énigmatique, mais indicielle, cette trace serait révélatrice d'un fantasme de dévoration oro-anale. Le père tirerait alors une jouissance du corps de son enfant et exécuterait ainsi, en fantasme, une transgression des interdits fondamentaux à l'origine de l'anorexie-boulimie. Afin de comprendre les enjeux de possession, d'appropriation et de consommation fantasmatiques, interrogeons les compétences du nouveau-né.

Les capacités perceptives et cognitives des nouveau-nés, durant les toutes premières heures après la naissance, ont durablement été délaissées des champs d'investigation scientifiques et longtemps considérées à tort comme purement passives et incapables d'appréhender leur monde environnant ; il a fallu attendre les années 70 pour que l'on commence à accorder aux nourrissons le plein pouvoir de leurs sens et de leur cognition. Il est clairement établi de nos jours, avec une quasi-certitude, que le bébé est, dès la naissance, doté de compétences, d'un tempérament propre, et qu'il coopère déjà et activement au déroulement de toutes les interactions, reconnues désormais comme bidirectionnelles, d'après les données de Brazelton, Nugent et Lester en 1987, ainsi que de Tronick en 1989, et recueillies par Jaqueline Wendland.

De fait, n'a-t-on pas observé la spectaculaire rapidité d'apprentissage du très jeune nourrisson, qui serait sans commune mesure comparée à celle de l'enfant d'âge préscolaire ou scolaire. Cela d'autant plus que jamais le cerveau ne connaîtra une capacité de développement et d'acquisition aussi rapide et importante à un autre âge de la vie. Notons également, et c'est utile de l'ajouter, comme l'explique Arlette Streri (191'), que : « Les nouveau-nés représentent une population très particulière, en transition entre deux états, l'état fœtal et l'état néo-natal. » Certains apprentissages vont commencer dès le stade fœtal et se poursuivre après la naissance. Nous pouvons dire, d'ailleurs, qu'il existe une continuité transnatale incontestable. Le nouveau-né n'est donc pas une « page blanche » ou une *« tabula rasa »*, comme le stipule cette auteure, puisqu'il est imprégné *in utero* de stimulations sensorielles multiples lui parvenant de l'extérieur. À cet égard, le développement des fonctions sensorielles suit une séquence temporelle bien définie, qui concerne d'abord le système tactile responsable du toucher, puis, peu de temps après, les structures chimio-sensorielles nasales (olfaction) et orale (gustation), suivies des structures auditives, et enfin, plus tardivement, la sphère du visuel.

Ainsi, après avoir évoqué le concept psychanalytique de Moi-peau élaboré par D. Anzieu (5) pour rendre compte des connexions psycho-corporelles fines et subtiles, les données physiologiques actuelles nous renseignent également sur le fait selon lequel la peau recèle nombreuses compétences des plus remarquables. Déjà, au stade fœtal, pourvue d'un grand nombre de récepteurs sensoriels sensibles à la température ou à une pression, elle favorise les premiers contacts du fœtus avec ce qui l'entoure. La quantité des récepteurs tactiles croît au cours de la gestation, se stabilise, puis diminue lorsque la gestualité n'a plus assez de place pour s'exprimer. *In utero*, le fœtus a, en plusieurs occasions, la possibilité de stimuler ces récepteurs : au contact de la paroi de l'utérus ainsi qu'avec les différentes parties de son propre corps. À partir de la 20e semaine de grossesse, c'est l'ensemble du corps du fœtus qui réagit aux stimulus tactiles. L'échographie permet d'observer qu'une pression sur l'abdomen ou les mouvements de la mère, comme aussi certaines contractions utérines, peuvent engendrer des réponses motrices du fœtus. L'haptonomie décrite plus haut s'appuie notamment sur ces données pour supposer une possible communication du fœtus avec son environnement extérieur. Quelle que soit leur origine, ces mouvements favorisent et structurent la maturation neuromusculaire de l'être en formation, permettant à l'ensemble de la coordination de ses mouvements de s'accomplir ; tandis que la maturation du système nerveux central organise ces mouvements en séquences.

Dès lors, nous pouvons affirmer que la sensibilité cutanée contribue au développement harmonieux du système moteur du futur nouveau-né. C'est sans doute aussi cette même sensibilité qui permet aux récepteurs tactiles du petit être de garder en mémoire vive la sensation du frottement des corps au moment de la grande traversée passive jusqu'à la lumière du jour, c'est-à-dire, la sortie du tunnel de l'antre maternel et sa venue au monde. Au cours de ce moment éminemment charnel, le conduit vaginal de la mère, parfois armée d'un clitoris turgescent et bouillant, aura activement sucé la « bestiole », le petit corps passif du fœtus humecté de l'eau de la poche rompue. Selon une description métaphorique, sans nulle certitude, nous pouvons dire qu'un « accident » orgasmique se sera possiblement produit au moment de l'enfantement, occasionnant l'effet d'un orage d'été sur une terre embrasée. Une pluie torrentielle, la « fontaine », abattue sur le rejeton passant par là, l'aura inondé ; ainsi sera-t-il propulsé, selon les contractions ventrales de la mère, et frappé de plein fouet par la foudre de son orgasme l'agitant de mille trémulantes secousses. Les yeux de l'être naissant, encore clos, n'auront pu que soupçonner les éclairs d'excitation maternelle jaillissant dans l'obscurité. Pourtant, sa peau aura peut-être ressenti, tracé et mémorisé la décharge, celle qui a fait soudainement vibrer les parois du tunnel, qui accompagne l'éventuel orgasme maternel. Et tout comme le nouveau-né, la mère extasiée aura elle aussi possiblement conservé le souvenir de cet instant torride. Si tel est le cas, l'un et l'autre, saisis par un effet sensoriel et sensuel inédit, partageront secrètement et, sans doute durant longtemps la trace mémorielle de cette expérience intime et charnelle : « l'ivresse originelle ». Du reste, dans le cas où l'hypothèse est confirmée, ils seraient tous deux sans doute bien tentés de la revivre. Pour le nouveau-né, sa peau à la sensibilité déjà bien développée en aura possiblement conservé l'empreinte, ajoutée au désir ardent de repasser par là, c'est-à-dire d'effectuer un impossible retour dans le ventre de la mère. Pour la mère, éprise du petit corps de son nouveau-né convoité, et animée malgré elle d'un élan insatiable et fantasmatique de le « consommer » par voie orale, anale ou génitale, son désir ne serait autre que de le réintroduire dans son ventre. En l'occurrence, c'est, selon nous, ce même fantasme qui trace, inaugure et nourrit le rapport entre cette mère et son enfant hyperphagique. Cette intention pour le moins choquante, révoltante – engloutir son enfant dans son antre vaginal (anal ou buccal) – pourrait être, à son insu, son désir le plus ardent, conformément à « la faim [qui] justifie le besoin » évoquée précédemment, afin d'éprouver une nouvelle fois l'ascension miraculeuse et érogène dont elle aurait partagé l'instant exquis avec son rejeton.

Le fœtus est capable de discriminer différentes odeurs à partir du neuvième mois de grossesse. D'ailleurs, Marie-Claire Busnel et Anne Héron (40) laissent supposer que les odeurs et les saveurs de certains aliments odorants ingérés par la mère sont non seulement tout à fait détectées, mais aussi tracées et mémorisées par le fœtus, et conditionnent les préférences olfacto-gustatives de l'enfant après la naissance. De nombreux tests effectués chez le bébé né prématurément de même âge gestationnel, donnent à observer en fin de gestation des réponses semblant indiquer le plaisir ou le dégoût. Il est néanmoins effectivement difficile de reconnaître des signes de préférence chez le fœtus.

Pourtant, cette préférence existe bel et bien et elle pourrait se prolonger jusqu'à l'âge adulte même si elle n'a été expérimentalement démontrée que jusqu'à l'âge de quatre ans. Après avoir dégluti le liquide amniotique au cours de sa vie fœtale, le petit être en train de naître aura peut-être aussi sans le savoir goûté et régurgité la fade liqueur de la fontaine orgasmique de sa mère lors de sa venue au monde. « L'eau lui sera venue à la bouche », pouvons-nous dire, et son appétit se porterait peut-être sur la vulve autant que sur le sein ou sur la bouche de sa mère. Or cette consommation se rapporte, par analogie, à une pratique sexuelle de l'adulte : le cunnilingus. Pour autant, comment concevoir le plaisir voluptueux et complaisant que pourrait ressentir la mère dans la totale crudité de cet acte sans se révolter devant un authentique et tout aussi impensable fantasme incestueux (ou anthropophage) mère-enfant néo-natal ? Quoi qu'il en soit, l'imaginaire à peine ébauché du nouveau-né est susceptible de croiser les représentations mentales de sa mère, ses fantasmes qui laissent place à toutes les possibilités ; y compris, celle-là. Reprenons, à présent, la similitude anatomique entre la fosse buccale et l'antre anal et génital, dans la tête de la mère. De fait, la confusion des trois orifices pourrait bien la faire hésiter entre, d'un côté, couvrir son nouveau-né de tendres baisers d'amour et, de l'autre, le « consommer » par la bouche ou par voie génitale (ou encore par l'anus) selon un autre amour, dévorant celui-là. Et, à son tour, le nourrisson d'être dans la position de confondre la bouche de sa mère avec son sein et sa vulve (ou sa marge anale). D'autant que des odeurs et des saveurs concurrentielles ont pu s'exercer. Par la suite, la parole du père fera son œuvre en tirant normalement le rideau symbolique qui sépare la mère du nouveau-né. Car, nous l'avons indiqué précédemment, la parole du père est fondatrice et constitutive du sujet qui advient. Elle porte, en particulier, la signification de l'interdit de l'inceste (et de l'anthropophagie). Or, pouvons-nous supposer que le sens de cette parole, laquelle produit des images avant de se traduire en mots dans la tête du nouveau-né, a pu subir une diffraction en passant (ou pas) à travers un prisme déformant dont l'éventuel émoi orgasmique de la mère serait notamment la cause ? À cet égard, Alain Mons (147') nous renseigne sur les possibles effets de diffraction du sens. Sans développer son point de vue étendu au champ de la métaphore sociale, selon cet auteur, la question de la relation ambiguë entre image-média et image mentale est loin d'être résolue. À ce titre, et corrélativement à la parole du père médiatrice de sens destiné à l'enfant, détournée de son but, elle aurait donné lieu à entraver le bon déroulement du processus de symbolisation chez celui-ci. L'hypothèse d'un « accident psycho-sensoriel » néo-natal, constitutif d'une empreinte laissée par la mère en quête de phallus vis-à-vis de son enfant, argumente ce qui a pu se produire dans le passé et générer un défaut de symbolisation primaire, celle-là même qui est à l'origine de la formation de la forme : le signe. C'est ce que nous supposons concernant l'hyperphagie. En revanche, dans le cas de l'anorexie-boulimie, qui résulte d'un singulier rapport père-enfant, il s'agirait d'un autre « accident », celui selon lequel le père lui-même, privé du phallus symbolique, aurait déposé une trace virtuelle, une souillure à partir de son phallus fécal. Il aurait ainsi franchi une limite physico-psychique de son enfant de nature à entraver la symbolisation. C'est pourquoi « le presque rien qui conditionne le presque tout » dont il est question dans ce chapitre et qui rend compte de ce défaut d'opération mentale de symbolisation déterminerait l'apparition d'un trouble des conduites alimentaires. Poursuivons le chemin parcouru par l'enfant et dessiné à partir d'autres traces sensorielles.

Sorti du ventre de sa mère, posé sur le ventre de celle-ci, le nouveau-né renifle et découvre l'odeur de sa peau dont il s'imprègne en la mémorisant comme tout autre petit être naissant issu d'une femelle de mammifère. Alors, une brise chaude souffle au-dessus de sa tête ; et parviennent à ses narines les effluves des odeurs du corps exhalées par le nez de celle qui l'a mis au monde.

Mais quelle est cette autre odeur âcre qui émane également de la bouche (ou du vagin) de cette femme ? Est-elle l'odeur réconfortante d'un chaleureux baiser qui se prépare en provenance de la mère au cœur tendre ?

Ou bien celle de l'écume mousseuse, baveuse et gourmande qui émane des lèvres buccales (ou vaginales) et qui trahit son envie inavouable de « croquer la crevette » ? Bien sûr ces questions qui respirent l'indicible ne sont pas les siennes puisque l'enfant n'a pas encore acquis la pensée humaine ; et pas davantage le langage. Supposons, néanmoins, qu'il se soit esquissé dans sa tête une image olfactive de sa mère insufflée dès le premier contact extra-utérin. Et si tel est le cas, peut-il faire possiblement la part entre une bouche qui embrasse et une bouche (un vagin ou un anus) qui dévore ? Précisément, ce qui permet cette distinction, c'est cette délimitation appartenant au domaine de la signification, dont il n'aura l'accès qu'à partir de la mise en route d'un processus déterminant, celui de la symbolisation.

Le nouveau-né expérimente à volonté les autres odeurs qui l'entourent, et qui pourraient bien contribuer à lui ouvrir l'appétit. Cependant, seul le lait maternel est consommable, même s'il ne le sait pas encore. Et pour ce faire, il doit employer la succion qu'il a déjà automatiquement pratiquée dans le ventre de sa mère. En effet, à l'échographie maternelle, on peut observer le fœtus capable d'exécuter des gestes précis d'exploration et de réaction. Elle révèle aussi le fait selon lequel, dès la 16e semaine de vie intra-utérine, comme nous l'avons dit, le fœtus tête son pouce (ou ses doigts) « simulant » une autophagie ; et plus il approche du terme, plus l'activité de succion et de déglutition est fréquente, intense, en coordination avec le péristaltisme œsophagien. Va coïncider l'éveil du nouveau-né avec la manifestation des réflexes archaïques d'orientation, de succion et de déglutition. C'est la tétée qui lui permettra de goûter et sentir le lait maternel.

Ainsi pouvons-nous affirmer que l'olfaction et la gustation sont des sensorialités très proches. Ces deux sens sont d'ailleurs au service de l'oralité naissante du nourrisson, celle-là même qu'il va actionner tant pour se nourrir que pour renouer un contact corporel avec sa mère ; et autrement avec son père. Sa bouche inverse les mouvements naturels en s'appropriant le sein maternel. De fait, elle lui confère la capacité d'opérer une jouissance du corps proéminent de sa mère (le sein) au moment de la tétée. Cette situation survient après avoir soumis son petit corps à l'activité orificielle de sa mère (le vagin), en donnant à celle-ci l'occasion d'en effectuer la jouissance au cours de l'accouchement. D'un côté, le nouveau-né qui allaite met en contact étroit sa muqueuse buccale avec l'épiderme du sein maternel, lorsque d'un autre côté, sa mère qui l'a mis au monde a frotté sa muqueuse vaginale contre son revêtement cutané. La pompe que produit le nourrisson en suçant et tétant le sein maternel pour se nourrir fait coïncider, d'une manière aussi contestable que scandaleuse, toutes les autres actions de frottement d'une muqueuse avec un épiderme ou une autre muqueuse susceptible de provoquer une excitation. À noter que Freud a introduit l'étayage (de l'allemand : *Anlehnung* ; de l'anglais : *anaclisis*) pour décrire comment, chez l'enfant, les pulsions sexuelles « s'étayent » à l'origine sur les pulsions d'autoconservation pour ensuite s'en détacher et devenir indépendantes. Dès les *Trois Essais sur la théorie de la sexualité*, Freud (75) explique notamment comment les pulsions partielles sont liées à certaines fonctions vitales qui leur servent de support, d'autant mieux qu'à l'origine, elles ont en commun les mêmes sources et les mêmes objets. De son côté, il ne peut échapper à la mère la dimension érogène de la tétée, tout comme l'oralité du nourrisson s'étaie sur le besoin de se nourrir pour assouvir la possession et la jouissance de sa mère en la consommant.

La satisfaction de la pulsion orale accompagne la satisfaction alimentaire liée aux besoins de nutrition. Pouvons-nous établir alors un rapprochement entre la tétée du nourrisson, sur laquelle s'accomplit l'étayage de sa pulsion sexuelle infantile, et différentes pratiques sexualisées de l'adulte dont : le baiser, le suçon, le cunnilingus, la fellation, le coït génital ou encore la sodomie ? Si tel est le cas, l'oralité du bébé au moment d'allaiter fait écho à la génitalité de la mère qui l'a fait naître, mais aussi avec toutes les conduites et fantaisies sexuelles qui accompagnent un rapport amoureux entre adultes. Dès lors, nous pouvons affirmer que le rapport éminemment intime entre la mère et son enfant ramènerait celle-ci autant à des fantasmes œdipiens vis-à-vis de son père et de rivalité à l'égard de sa mère qu'à la situation d'intimité avec son conjoint, ou encore à une relation incestueuse ou anthropophage vis-à-vis de son enfant. Quoi qu'il en soit, le bébé se nourrit parce qu'il a faim et il choisit et préfère ce qu'il reconnaît.

La réponse du fœtus à une stimulation sonore est le plus souvent mesurée par la variabilité du rythme cardiaque fœtal accompagnée ou non de mouvements des membres. Ainsi, des bruits intenses (avion, orchestre, marteau-piqueur) induisent des accélérations du rythme cardiaque et des mouvements. Ceux d'intensité moyenne (passage d'un camion, bruits familiers) provoquent des accélérations plus faibles, sans mouvement, ou des décélérations. Quant aux bruits de faible intensité ou habituels (conversation, aspirateur, passage d'une voiture) proches en intensité du seuil d'audition fœtale, ils n'ont le plus souvent aucun effet ou stabilisent la variabilité du rythme. De fait, le fœtus s'habitue à des sons, même de forte intensité, à condition que sa mère n'en soit pas elle-même affectée. Lorsqu'il s'agit de parole, le fœtus est capable de différencier deux syllabes, phrases, locutions, langues, comptines ou morceaux musicaux. Les capacités discriminatives du fœtus sont donc bien documentées, révélant un fonctionnement auditif efficace qui continuera de s'affiner durant les premières années post-natales. Le nouveau-né peut indiquer qu'il préfère entendre un son plutôt que de rester dans le silence, que parmi les différents sons il préfère, parmi les voix, les voix féminines, et parmi celles-ci la voix de sa mère. Ce d'autant que le silence ouï par le nouveau-né renvoie sans nul doute à l'intenable absence de l'autre, dont, en particulier, celle de la mère avec, possiblement, un sentiment d'abandon. Il discrimine également les différents sons perçus *in utero* ; mais il les reconnaît comme semblables à ceux qu'il entend depuis sa naissance. Le monde sonore devient peu à peu un bain familier au nouveau-né. Il est seulement vibrant in utéro avant d'être acoustique et aérien, à l'extérieur. La peau et les os, déjà courroies de transmission du son dans l'utérus, reçoivent les ondes sonores en provenance des alentours.

Celles-ci sont autant de messages au petit être qui parfait sa formation. Attentif, il nage dans la bulle hydrique de la poche des eaux et prête l'oreille. Et sa première demeure, l'antre utérin, fait caisse de résonance, laissant filtrer les bruits issus de la mère, mais aussi de l'extérieur. Il perçoit ainsi les bourdonnements sourds de la voix de sa mère, les ronflements alternatifs de sa respiration, les secousses rythmées de son cœur qui font écho avec le tic-tac de sa propre pompe cardiaque qui bat la mesure ; et le submergent tous les borborygmes de « tuyauterie », autant de gargouillis, glougloussements et autres sifflets ajoutés aux éventuelles crampes, contractions, abdominales provenant de la « plomberie » intestinale de sa génitrice ; sans compter, nous l'avons dit, le brouhaha que forment toutes les vibrations issues de l'extérieur. Or, le monde du dehors est autrement sonore et vibrant, émaillé inlassablement de vocalises claires ou susurrées, insignifiantes ou plutôt encore incompréhensibles pour lui. Et déjà, ce bain vrombissant et vibrant, sonore et traçant pourrait bien lui insuffler des images ou seulement des esquisses dans la tête. Il semblerait d'ailleurs que la formation des images mentales précède chez le fœtus la probable installation d'objets psychiques, en tant que représentations du monde intériorisé, qui marquent ses premières expériences de vie. Nous pouvons en effet supposer que le fœtus a déjà connaissance d'un monde imagé (animé de représentations non symbolisées) avant d'entrevoir et de découvrir le monde imaginé et en images de la réalité partagée.

Lors de sa venue au monde, le cri déchirant de l'être naissant sonne et bourdonne à l'oreille de sa mère. C'est la toute première pénétration sonore, la toute première voix. La mère le reçoit, l'enregistre et l'enferme dans sa mémoire. Et à partir de ce cri germe la parole du petit d'homme avant qu'il prononce son premier mot. Mais le langage et la parole ne vont se construire qu'à partir du processus de symbolisation. Et dans la parole initiée par le père résidera le paradoxe, celui justement qui consiste à inscrire une union, une liaison et, en même temps, une désunion, à produire une dé-liaison, une séparation. Elle va initier le nouveau-né à la signification, augurer la séparation symbolique d'avec la mère et déterminer à jamais l'interdit de l'inceste (et de l'anthropophagie). Pourtant, certains silencieux échanges de regards pourront-ils être pour l'un comme pour l'autre de nature à se percevoir encore fusionnés l'un à l'autre ?

De fait, s'échangent entre la mère et son enfant des signes qui ne font pas encore sens pour l'enfant. Pourtant, la parole de la mère va répondre en écho aux toujours plus fréquents gazouillis et babillages de son petit d'homme, le tout témoignant d'une supposée reconnaissance mutuelle. Et ce que produit la mère, le plus souvent animée d'un amour tendre, en retour de son bébé qui s'exprime par un geste, un regard, un sourire, rend compte d'un échange langagier analogique, infra-verbal harmonieux et bienveillant. Le père n'est normalement pas en reste au cours d'un échange similaire avec son enfant. Cependant, dans le cadre des troubles des conduites alimentaires, cette communication est tronquée dès lors que l'amour tendre se conjugue avec un amour dévorant. Celui-ci est le fait de quelque « accident » survenu dans le passé pour la mère face à son enfant hyperphagique, dans le présent pour le père face à son enfant anorexique-boulimique. Il s'agit, nous l'avons supposé, pour les un(e)s, de traces mémorielles émanant de la mère et constituées par l'empreinte psycho-sensorielle de l'« ivresse originelle » visant l'appropriation du corps-phallus de l'enfant ; et pour les autres, de traces produites par le père constituant autant d'indices invisibles issus des souillures virtuelles déposées « ici et maintenant » sur l'enfant, comme autant de marques d'une appropriation de son corps métamorphosé en « objet-phallus ». Dans les deux cas, ces traces entravent le processus de symbolisation – symbolisation qui donne justement sens aux choses perçues.

Notons, au passage, deux singulières similitudes : la première nous fait comparer, d'un côté, le fœtus dans la cavité ténébreuse de l'utérus, animé de multiples images mentales (représentations non symbolisées), ces traces provenant de sa psycho-sensorialité ; et de l'autre, le sujet plongé dans son sommeil, le plus souvent en position fœtale, installé sur le lit de l'antre obscur de sa chambre et soumis à l'activité onirique, ces images mentales du rêve qui défilent comme autant de représentations psychiques symbolisées. Ce rapprochement est, du reste, envisagé par Freud (122) qui désigne un état primitif, qu'il nomme narcissisme primaire, celui de l'enfant qui se prend lui-même comme objet d'amour avant de choisir des objets extérieurs et qui trouve son prototype dans la vie intra-utérine. Le sommeil représenterait une reproduction plus ou moins parfaite de ce phénomène. Dans sa théorisation, Freud s'appuie sur la figure de Narcisse, dont le mythe spéculaire par excellence est rapporté par Ovide dans *Les Métamorphoses* (154'). La seconde similitude concerne les demeures successives de l'être humain en devenir et du sujet qui advient. L'individu passerait d'une « grotte » physiologique (l'utérus) à une « coque » physique formée tout d'abord par le creux des bras de sa mère et dans laquelle il se blottit. À cet égard, Lebovici (cité par Thomas Cascales (46)) souligne l'importance du « holding », ainsi que du « handling » maternel, termes introduits par Winnicott pour désigner l'ensemble des soins donnés à l'enfant par la mère, sa capacité à contenir ses angoisses et sa possibilité de lui constituer une intériorité et des limites corporelles. Du reste, une mère qui s'occupe de son nourrisson en le tenant dans ses bras lui offre une cavité primitive (Spitz, 1959) à l'intérieur de laquelle il peut s'installer confortablement. Une « seconde peau » textile représente le lange qui emmaillote le bébé ; puis un « nid » matériel constitué par le berceau. Par la suite, nous pouvons penser que la caverne de l'*Homo Sapiens* et la maison de l'homme civilisé pourraient représenter un autre « utérus universel ». Et le repli sur soi dans l'état malade ou bien la claustration à visée protectrice dans son logis, comme dans un cocon, renverraient de façon analogue à un retour imaginaire dans le ventre maternel. La maison serait-elle alors notre nouvel utérus ? Difficile à concevoir. Pourtant, à remarquer l'étonnante constante de sa représentation graphique initiale par l'enfant dès ses tout premiers dessins, il y a tout lieu de le supposer.

Nous voilà arrivés au cœur de ce qui détermine, selon nous, « le presque rien qui conditionne presque tout », coïncidant avec le défaut de symbolisation. En lien avec l'enfantement, la maïeutique, attribuée au philosophe Socrate – du grec *maieutike*, par analogie avec le personnage de la mythologie grecque Maïa —, consiste à bien interroger une personne pour lui faire exprimer (« accoucher ») des connaissances. Ainsi, la mère a mis au monde un enfant ; lequel à son tour fait émerger son oralité la plus aboutie : il « accouche » de sa parole. Or, celle-ci véhicule une pensée articulée selon un langage verbal à partir d'une trace dont la mise en forme et la mise en sens reposent précisément sur la symbolisation. Il s'agit d'un processus riche et complexe sur lequel s'est penchée avec précision la psychanalyse. Essayons d'en dégager l'essentiel le plus clairement possible.

Aussi, et à la suite de Freud, qui a affirmé à différentes reprises, en rejoignant le postulat aristotélicien évoqué plus haut, que « rien n'est pensée qui ne fut d'abord dans les sens », nous pouvons ajouter une autre affirmation selon laquelle la première inscription de l'expérience subjective est le plus souvent à l'origine de ce que R. Roussillon (181) appelle, à la suite de Freud, la « matière première de la psyché ». Celle-ci émanerait d'une expérience unique, polymorphe, multisensorielle, multiperceptive, multi-émotionnelle, multisensuelle ; elle mêle le dedans et le dehors, le moi et l'autre (le non-moi), le présent et le passé, les différents temps.

Cette première expérience subjective est saisie psychiquement et s'inscrit pour faire l'objet d'une symbolisation primaire. Celle-ci consiste à relier la trace première, mémorielle, celle que Freud désigne par la « trace mnésique perceptive », à la représentation de chose. Ainsi, la symbolisation primaire n'est pas encore parlée qu'elle concerne déjà la sensorialité et donc déjà le corps. Les gestes eux-mêmes sont des formes qui peuvent aboutir à la formation de symboles. C'est le langage infra-verbal. En tant que processus d'interface qui se déroule entre les mémoires corporelles de nature sensori-perceptives et l'inconscient, dans lequel l'événement sensoriel est transformé en représentation de chose, la symbolisation primaire se situe dans les prémices de la formation du moi : la constitution de la personnalité. Puis, la représentation de chose est reliée à des représentations de mots, transférée dans l'appareil de langage afin de rendre compte de la symbolisation secondaire. Celle-ci coïncide avec le contenu latent du rêve, constitué d'un ensemble de pensées refoulées dans l'inconscient, riches de significations, dont le rêveur n'a pas immédiatement conscience, car elles sont, en quelque sorte, « travaillées », déguisées, codées. Il s'agit de traces qui sont des signes dont le sens est dissimulé sous forme de métaphores et de métonymies par le travail du rêve. L'interprétation consiste à « décoder » les éléments du rêve, sa signification, en apportant un point de vue éclairant rattaché à l'histoire du sujet. C'est pourquoi le rêve et son devenir dans l'appareil psychique, sa narration, ou symbolisation par l'appareil de langage, sont « seconds » par rapport à un temps de production « primaire », celui du rêve rêvé, celui de la production du rêve à proprement parler. Et il en va ainsi du processus de symbolisation « secondaire ». Il ne peut prendre appui sur la symbolisation langagière qu'à partir d'une matière déjà transformée en symbole « primaire ».

En somme, ces trois inscriptions de l'expérience psychique que sont la mise en trace, la mise en forme, et la mise en sens sont conformes au premier modèle que Freud propose dès 1895 concernant le fonctionnement de la psyché et qui correspond avec la naissance de la pensée. Même si, selon Freud, « l'objet naît de l'absence » – l'« objet » psychique – comme le souligne Bernard Golse (92 ; 93), la symbolisation primaire ou proto-symbolisation est reliée à la présence de l'objet, elle renvoie aux systèmes de l'attachement et appartient au registre interpersonnel et intersubjectif de l'appareil psychique. En revanche, d'après le même auteur, la symbolisation secondaire s'effectue sur l'objet absent ; elle prend part à un processus psychodynamique et s'inscrit dans une référence intra-personnelle et intrapsychique. Aussi, et afin d'articuler le processus de symbolisation à notre propos dédié aux troubles des conduites alimentaires, le point de vue de R. Roussillon nous est précieux. Pour lui, dans le cadre des phénomènes psychopathologiques, le sujet souffre des pans de son histoire subjective qui n'ont pas pu être symbolisés (ou mentalisés) et appropriés en leur temps ni dans l'après-coup. Il s'agirait, en somme, de traces psychiques qui n'ont pas eu accès au chemin de la signification. Quant à la désignation d'expériences « sans représentation » (« sans objet psychique » ou sans image mentale), elle ne serait qu'un raccourci qui ne fait précisément que signifier « sans représentation symbolique ». Nous retrouvons là l'image mentale inscrite dans la tête du fœtus. Et s'il y a eu sidération, effroi ou terreur, c'est bien en fonction d'une certaine représentation de ce qui s'est joué sur une scène traumatique. À cet égard, l'approche psychosomatique nous renseigne sur ce qui s'est possiblement produit. En l'occurrence, il s'agit soit d'une mémorisation « en creux », telle une empreinte psychocorporelle non symbolisée, trace visible d'un passé, celle que l'on retrouve dans l'hyperphagie ; soit d'une inscription en surface, trace invisible du présent, désignée par la représentation non symbolique, demeurée dans l'inconscient et correspondant à la situation de l'anorexie-boulimie. Dans les deux cas, il en résulte le « presque rien qui conditionne presque tout », c'est-à-dire cette absence d'inscription qui rend compte d'un défaut de mentalisation (ou de représentation symbolisée) de cette expérience de vie et dont l'origine pourrait justement aboutir à un « agir » spécifique, un trouble des conduites alimentaires. Le corollaire de cette non-mentalisation renverrait à ce que R. Roussillon indique, à savoir : le défaut de symbolisation primaire, lequel se caractérise par un manque de représentations au niveau du système inconscient. Ainsi, le sujet ne voit plus, ne sent plus ou n'entend plus quelque chose de lui et qui pourtant « l'habite et hante ses alcôves psychiques ».

Dans son élaboration autour de la symbolisation, Roussillon s'appuie sur l'énoncé (inaugural) de Freud de ses études sur l'hystérie lorsqu'il avance : « On souffre de réminiscences » ; il en déduit une théorie du soin psychique qui serait proposée par la psychanalyse : « on guérit en se souvenant ». Mais ce même auteur développe une conception sensiblement différente de celle de Freud en considérant deux autres formulations dont la première, qui a trait à une évolution du point de vue du père de la psychanalyse, est formulée ainsi : « On souffre du non approprié de l'histoire » ; et la seconde énonce une autre théorie du soin : « On guérit en symbolisant et en s'appropriant subjectivement, en introjectant l'expérience subjective en souffrance. » De là réside la place du thérapeute qui est amené, selon nous, à « penser à la place » du patient, c'est-à-dire à effectuer une symbolisation secondaire de son expérience psychopathologique ; autrement dit, à accomplir ce que nous appellerons, appliquée au modèle médical : une « réanimation psychique ». Nous supposons, en effet, que dans le cas de nos patient(e)s, l'« agir » est le plus souvent l'expression d'une signification qui ne s'est pas inscrite en tant que représentation symbolique. Il s'agit d'un défaut de mentalisation qui illustre ou fait le lit d'une confusion des identités dans le cadre de la relation spéculaire entre le parent et l'enfant et qui s'exprime de la façon la plus originelle : l'oralité. La trace ou l'empreinte qui stigmatisent nos patient(e)s ne trouve pas de lien pour faire sens. Le processus d'identification est compromis, empêché et remplacé par l'incorporation. Celle-ci se traduit en acte, c'est-à-dire l'action irrésistible de manger (ou de s'en restreindre ardemment). Ce comportement, que l'on peut qualifier de primaire ou d'archaïque, se traduit d'une manière différente pour l'hyperphagique et pour l'anorexique-boulimique ; mais l'impasse dans laquelle chacun(e) se trouve rend compte pour l'un comme pour l'autre d'une indécision avec alternance ou oscillation entre « être dedans et être dehors », « être dépendant et être indépendant » de la mère, d'un côté ; et « être dedans et être dehors », « être dépendant et être indépendant » du père, de l'autre. La mère fait preuve d'un déni de la séparation d'avec son enfant hyperphagique et occasionne par-là une problématique identitaire. Le père opère un clivage qui aboutit à un rejet de l'altérité et à la méconnaissance de la différence avec l'autre, son enfant. Dans les deux cas, le trouble des conduites alimentaires est le prix à payer pour tenter en vain la séparation d'avec le parent et en faire le deuil. De fait, le comportement alimentaire pathologique est un symptôme, mais il est aussi à la fois un compromis et un paradoxe puisqu'il signifie simultanément l'union et la désunion. Nous aurons l'occasion de développer ultérieurement ces aspects. Abordons, à présent, plus en détail, ce qui se produit au moment de la rencontre spéculaire entre le parent et l'enfant et qui, selon nous, articule à leur insu un jeu de glace déformante pour, au final, aboutir à l'apparition d'un trouble des conduites alimentaires.

La glace déformante est de la fête

La relation spéculaire est, en temps normal, là où, pour l'individu, s'effectuent la reconnaissance de soi, de son identité, et, simultanément ou non, la reconnaissance de l'autre comme semblable et différent : l'altérité. Les dimensions de l'identité et de l'altérité se conjuguent à l'endroit du miroir de la rencontre pour contribuer à l'édification du sujet. Ce support réel ou virtuel est également le lieu de l'encodage, lequel initie l'accession du sens, c'est-à-dire là où s'accomplit la symbolisation. Ainsi pouvons-nous dire, selon les trois temps de ce processus décrit plus haut, que la trace perceptive et la plus intime de l'être, son identité, prend part au face-à-face avec lui-même selon le jeu pivotant du miroir pour construire un individu, ne faisant encore qu'Un avec lui-même avant d'advenir en tant que sujet divisé, et de l'amener à se poser la question : « Est-ce que j'existe ? » Cette étape annoncerait l'avènement imminent du « Dasein », concept introduit par le philosophe allemand Martin Heidegger, que l'on peut traduire par l'« Être-là » et dont l'émergence – pour simplifier – fait schématiquement passer de l'absence à la présence. On pourrait ainsi considérer le « Dasein » comme déterminant un simple point situé dans le miroir de la rencontre de l'individu avec lui-même, sans dessiner encore une forme qui constitue à proprement parler son image spéculaire : son double. Ainsi, la dimension fondamentale de l'être renvoie à la phase qui précède la découverte du moi, et qui coïncide avec le « narcissisme primaire » défini par Freud (78 ; 79), complété par Winnicott (202) selon une hypothèse centrale : l'objet premier est attendu par l'individu comme « miroir affectif et représentatif » de lui-même. Puis, celui-ci se constitue en tant que sujet en faisant intervenir cette fois-ci son image spéculaire, c'est-à-dire son double, en référence au « stade du miroir » de Lacan (121), là même où, à cet instant, se perçoit le corps comme forme globale, et où s'énonce le je du sujet qui advient. On parle de *Gestalt* pour désigner l'extériorité de la forme totale du corps parce que cette forme est moins constituée que constituante de l'être en tant que sujet. Cette étape marquerait un moment génétique essentiel et décisif, celui au cours duquel se déroulent les premières identifications (les *imagos* parentaux), la formation de la première ébauche du moi et l'altérité. Elle coïncide avec le « narcissisme secondaire » ; cet amour de soi qui succède à la découverte de soi et qui questionne autant l'identité que l'altérité, c'est-à-dire, l'être et la forme de l'être selon les façons suivantes : « À supposer que j'existe, qui suis-je ? » ; « Comment suis-je ? » ; « À qui je ressemble ? » Enfin, ce processus se poursuit à partir de la trace et de la forme afin de préparer l'avènement du sens à des représentations mentales ouvrant la voie au sujet existant selon la symbolisation secondaire. L'interrogation fondamentale du sujet est alors : « Pourquoi j'existe ? » Ainsi, la reconnaissance de l'être se fonde intrinsèquement dans sa rencontre avec lui-même, laquelle s'effectue d'abord à l'endroit du « miroir intérieur », son narcissisme primaire. Mais déjà s'échangent aussi des images dans le face-à-face spéculaire avec lui-même et avec l'autre, son entourage qu'il fait miroiter, dont, en premier sa mère, puis le père, et enfin le reste du monde environnant, pour édifier son narcissisme secondaire, selon le jeu identificatoire et les effets de ressemblance en formant les premiers liens.

La thématique du miroir et celle du double ont abondamment fait l'objet de support d'intrigues dans la littérature classique. Elles ont aussi éveillé la curiosité des psychanalystes, en premier lieu, Freud et ses contemporains, puis les suivants, jusqu'à ces dernières années. À l'appui du mythe de Narcisse, Freud (73) a introduit, comme nous l'avons dit précédemment, le narcissisme dans son éminente conceptualisation théorique. Nous l'avons dit, celle-ci a été reprise et développée par Lacan (121), qui a apporté une magistrale théorisation portant sur la structuration du sujet autour du « stade du miroir ». Apportons, ici, une vignette clinique qui nous semble utile pour rendre compte de la figure emblématique du double :

Il s'agit d'une femme âgée de 59 ans, divorcée de longue date et mère d'une fille et d'un fils qui viennent à tour de rôle de prendre leur autonomie. Elle n'a plus son père décédé depuis plusieurs années (des suites d'un cancer de la prostate). Mais sa mère est toujours en vie, et bel bien en vie, en insistant sur cette réalité afin de mettre l'accent sur le poids pérenne qu'elle semble exercer sur sa fille, pour ne pas dire l'emprise. À la manière d'une litanie, la patiente ne manque pas de revenir sans cesse sur la relation à sa mère et de s'en plaindre en la qualifiant d'autoritaire et intrusive, envahissante. L'activité professionnelle qu'elle exerce de longue date avec intérêt consiste en des fonctions de cadre dans le secteur public. Or, elle rencontre depuis peu une singulière difficulté dans la relation à sa nouvelle supérieure hiérarchique qu'elle décrit comme tyrannique. Elle compare d'ailleurs cette situation avec celle qu'elle subit vis-à-vis de sa mère. Elle dit ne pas pouvoir faire autrement que se soumettre aux jugements de celle-ci. À cet égard, la principale préoccupation qu'elle exprime avec conviction et bonne foi porte sur son refus de « ressembler à sa mère ». Pour autant, cette dernière semble omniprésente en elle ; en témoigne l'alternance qu'elle manifeste entre deux attitudes : tantôt la figure de la petite fille empruntant une position de repli, le corps recroquevillé et s'exprimant avec une petite voix ; tantôt la femme affirmée au parler franc et au ton appuyé, adoptant la posture autoritaire de sa mère qu'elle-même reconnaît et récuse. Le dessin est le média qu'elle choisit pour illustrer son état d'esprit du moment. L'un d'eux attire l'attention par sa singularité. Il représente un personnage inerte figurant le reflet d'un homme dans l'encadrement d'un miroir et à l'extérieur duquel en face est disposé un autre personnage tenant dans la main gauche un pistolet. La patiente commente son dessin en s'identifiant d'emblée au personnage menaçant situé à l'extérieur. Or, lorsqu'elle est interrogée sur sa latéralité, elle répond sans hésiter : « je suis droitière ! » La démonstration nous semble alors assez claire : le personnage menaçant ne peut être que son double qui a traversé le miroir en inversant le sujet avec son image spéculaire, dès lors que celui-ci est gaucher. De fait, le miroir inverse à l'horizontale l'image spéculaire. À interpréter le commentaire du dessin par la patiente, il renseigne sur sa capacité à s'identifier à l'agresseur, son alter ego, son double qui est armé, en s'autorisant par-là même à prendre la place qu'occuperait le « méchant » ; en l'occurrence, sa cheffe tyrannique, mais aussi sa mère.

L'héritier du complexe d'Œdipe, le surmoi, détermine la censure morale. Cette « instance judiciaire du psychisme » fait état de la limite infranchissable du sujet, c'est-à-dire l'interdit de l'inceste (et de l'anthropophagie). Elle fonde et structure le sujet, lui donne accès à la signification et l'ancre dans la culture. Elle détermine son impuissance, inhérente à sa condition humaine. Freud complète son élaboration et introduit l'idéal du moi, lequel se rapporte au narcissisme dont cette instance est le dépositaire. Le psychanalyste américain Herman Nunberg (152), dans ses *Principes de psychanalyse*, considère l'idéal du moi sur le même plan que le surmoi dont il ne serait qu'un aspect. Pour lui, l'idéal du moi assure une fonction d'auto-observation bienveillante de type plutôt maternel et suscite l'amour, tandis que le surmoi est d'essence paternelle, et rend compte d'une autocritique en s'imposant « par la peur de la punition ». Ce point de vue nous amènera à rattacher Narcisse à l'Image de la mère et Œdipe à la Parole du père. Mais, qu'en est-il du soi, qui n'appartient pas à la terminologie freudienne ?

Contemporain et dissident de Freud, Carl Gustave Jung (113) a élaboré une conceptualisation qui lui est propre en utilisant notamment le soi pour désigner l'archétype de l'entièreté psychique, qui distingue une personne au-delà de ce qu'elle perçoit d'abord. Du côté de la psychanalyse post-freudienne, Heinz Kohut (118) a théorisé et développé le concept du soi, en apportant une précision sémantique ; en allemand le soi se dit : *das Selbst.* Mais, comme nous l'avons évoqué précédemment, nous avons aussi le « Dasein » désignant « l'Être-là » des psychologues existentiels et emprunté au philosophe Heidegger, lequel pourrait se rapprocher de l'idée du soi, dans ses prémices. Pour désigner cette même instance, les psychanalystes britanniques utilisent le mot *self* (ou mieux *oneself,* car *self* a été trop utilisé comme synonyme d'ego). De notre point de vue, le soi serait le moi associé à l'autre moi, son image spéculaire, l'ébauche, la marque sinon l'ébauche de son altérité ; autrement dit : son alter ego. Pour sa part, sans introduire le soi dans sa théorisation, Freud fait allusion au double et détermine le moi comme fondamentalement divisé, avec une partie qui agit et une autre qui observe. Et l'altérité commencerait là. Gérard Bonnet, dans son article (35), ne dit rien de différent lorsqu'il avance : « Dès que le moi se constitue, il se trouve flanqué de son double.

Il ne peut évoluer sans tenir compte de ce comparse qui va l'accompagner jusqu'au terme de son existence, et même un peu au-delà si l'on en croit certaines expériences dites limites. » Pour sa part, Charles Féré (repris par A. Paladino et coll. (155)) propose en 1891 les termes d'« autoscopie » ou d'« hallucination spéculaire » – expérience hallucinatoire visuelle dans laquelle le patient voit sa propre image devant lui en ayant parfois l'impression qu'il s'agit d'une autre personne que lui-même – et rendant compte de l'hallucination positive du double comme l'équivalent d'une vision en miroir effectuée sans l'appui d'un support réfléchissant l'image. Françoise Dolto (61) ne dit rien de différent. Ainsi, alors que pour Lacan le miroir est une surface plane et concrète, réfléchissante, pour Dolto, il n'est autre qu'une surface psychique omniréfléchissante. Ainsi, si Lacan envisage le double à partir de l'expérience du miroir (matériel), qui est d'ailleurs pour lui une figure de l'unification du sujet, cette auteure ne définit pas le double comme l'image scopique du moi, dès lors que celle-ci peut tout aussi bien être la voix, ou toute autre forme sensible. Sa conceptualisation de l'image spéculaire va plus loin puisqu'elle définit aussi l'image pré-spéculaire différemment de Lacan, pour lequel il s'agit d'une image morcelée du corps de l'enfant. Dolto parle d'une cohésion du corps autour de références olfactives et viscérales, qu'elle appelle « narcissisme primordial ». Elle considère le sujet pré-spéculaire comme déterminé dès la conception, c'est-à-dire, durant la vie intra-utérine, comme elle le développe dans son concept d'image inconsciente du corps (IIC). Pour elle, le stade du miroir est certes structurant selon la conceptualisation établie par Lacan ; mais il est surtout l'inscription définitive du sujet dans son corps biologique, soit : foncièrement une fin, et non un début.

Or, cette idée d'image spéculaire sans miroir rejoint la question du moi divisé et du double. Selon Freud (78), cette division du moi est un acte implicite qui, comme nous l'avons dit, pour une part éprouve, et pour une autre part observe et consigne. Et cette description coïncide avec la « division fonctionnelle » du moi évoquée par Racamier (173) à propos de l'artiste engagé dans un processus de création. Celui-ci précise que cette division est différente du clivage. Il la distingue également d'un autre mécanisme plus péjoratif, décrit par l'école kleinienne et désigné sous le nom de *splitting* ou scission, lequel s'apparente à l'« Esprit fendu » de l'allemand *Spaltung* introduit par E. Bleuler pour figurer le phénomène central de la pensée kaléidoscopique, morcelée, dissociée du schizophrène. De son côté, Lacan rend compte de l'effet du primat du langage, condition de l'inconscient, pour considérer la division du sujet. Selon sa conceptualisation singulière et complexe, il définit celui-ci de telle sorte qu'il est articulé sur le Logos dans son rapport au grand Autre. Il désigne ce dernier comme étant l'ordre symbolique déterminant le sujet et le fait coïncider avec le Lieu de la parole. Il situe ainsi la division subjective entre le sujet de l'énoncé, l'être, et le sujet de l'énonciation, le sens (119).

À faire remarquer, au passage, que le moi divisé se traduit notamment dans le langage usuel selon la formulation syntaxique suivante : « Je me sens bien ! » Elle éclaircit, en effet, le fait selon lequel le « Je » se distingue du « me » alors qu'il concerne la même personne, c'est-à-dire le sujet bel et bien divisé, face à sa propre image spéculaire. Enfin, les mots eux-mêmes n'ont-ils pas le pouvoir de réfléchir tels des miroirs ? En tiendrait lieu de preuve le libre jeu des associations à l'œuvre dans le cadre de la psychanalyse. Il s'agit, en particulier, de la règle fondamentale du bon déroulé de la cure analytique, laquelle consiste pour le patient à exprimer toutes ses pensées (idées ; images ; *Einfall*, dit Freud, « ce qui tombe » dans l'esprit) sans discrimination aucune et de manière spontanée. « Une idée en appelle une autre » sans contrôle ni censure est la proposition faite par le praticien à l'analysant, en l'invitant par là à faire miroiter successivement différentes représentations psychiques (ou différents signifiants) à travers son esprit. Ce procédé a pour principal but de favoriser l'émergence à la conscience des phénomènes issus de l'inconscient. Et si l'on considère le transfert en psychanalyse, tel que le qualifient J. Laplanche et J. -B. Pontalis (122), c'est-à-dire, comme un « processus par lequel les désirs inconscients s'actualisent sur certains objets dans le cadre d'un certain type de relation établi entre eux », ce qui est « éminemment » le cas « dans le cadre de la relation analytique ». On assiste d'ailleurs dans le transfert à « une répétition de prototypes infantiles vécue avec un sentiment d'actualité marqué ». Du reste, lorsque Freud, dans *L'Interprétation du rêve* (72), parle de « transfert », de « pensées de transfert », il désigne par là un mode de déplacement. Ainsi, ne peut-on attribuer au transfert ce qui pourrait n'être qu'un jeu de miroirs pivotants à l'endroit où la spécularité spécifique à la psychanalyse aurait pour effet de réactualiser des phénomènes du passé sur la personne présente ? À titre d'exemple, pour une femme, fantasmer avoir un rapport sexuel avec son psychanalyste dans le cadre de la cure équivaut à effectuer un transfert de son Œdipe (sur celui-ci), qu'elle récuse par ailleurs, en laissant supposer que la représentation du père n'est jamais très loin.

Le pouvoir réflexif de la pensée se retrouve également dans le terme même de « psyché », du grec ancien *psykhé* (« âme, souffle de vie ») et qui n'est pas seulement un grand miroir inclinable à volonté autour d'un axe médian transversal. Car se révèle aussi la racine « psy », abréviation du préfixe « psyché », dans certains mots qui se rapportent tous à la même chose : l'esprit humain (voire l'esprit non humain). C'est le cas concernant l'ensemble des processus conscients et inconscients propres à chaque individu et dont la psy-chologie mais aussi la psy-chanalyse et la psy-chiatrie constituent les domaines d'étude, d'investigation et de recherche scientifique portant sur les phénomènes de l'esprit (au sens le plus large) afin de connaître, expliquer et, le cas échéant, tenter de soigner le fonctionnement psychique de l'être humain (et non humain).

Par ailleurs, et parmi les récentes découvertes dans le champ des neurosciences, ont été mis en évidence certains neurones appelés « neurones miroirs ». Ils sont une catégorie de neurones du système nerveux central qui présenteraient une activité aussi bien au moment où un individu exécute une action que lorsqu'il observe un autre individu (en particulier de son espèce) effectuer la même action, ou même lorsqu'il imagine une telle action ; d'où le terme de « miroir ». Ils sont par exemple connus pour être à l'origine du bâillement. Il existe également des neurones échos. Appliqués aux neurosciences cognitives, les neurones miroirs joueraient un rôle dans la cognition sociale, dans l'apprentissage par imitation, mais aussi dans les processus affectifs, tels que l'empathie. Pour autant, si pour certains chercheurs, ils constituent une remarquable avancée dans la connaissance du fonctionnement cérébral et, de surcroît, un élément central de la cognition sociale (depuis le langage jusqu'à l'art, en passant par les émotions et la compréhension d'autrui), pour d'autres, ces conclusions demeurent hypothétiques quant à l'attribution de ces neurones dans les processus psychologiques. Le rôle de ces neurones pour la connaissance des états mentaux d'autrui et de soi-même (c'est-à-dire l'acquisition de la théorie de l'esprit) pourrait bien avoir été ainsi largement surévalué.

S'il est légitime de définir le miroir en tant qu'interface de la connaissance de soi et de l'autre, il est tout aussi utile d'évoquer son caractère « véridictif ». En l'occurrence, il s'agit de le considérer comme support d'un mode d'accès à la vérité, dont l'idée est illustrée et popularisée par le Miroir magique, personnage antagoniste mis au service de la Méchante Reine, la marâtre dans le conte des frères Grimm, *Blanche-Neige*. Cette notion repose sur des conceptions savantes elles-mêmes historicisables, dans lesquelles le *speculum* (signifiant miroir en latin) fonctionne d'abord comme un moyen de connaissance édifiante puis, à partir de la Renaissance, de connaissance spéculative permettant l'accès aux choses cachées. Comme l'indique pertinemment Joseph Morsel (150), la promesse d'accès à un savoir vrai joue également dans le choix des titres de nombreux journaux anglophones comme le *New York Mirror* (1823-1842), *Evening Mirror* (1844-1898), le *Daily Mirror* britannique (1903), le *New York Daily Mirror* (1924-1963), le *Kodiak Daily Mirror* alaskien (1940), le *Daily Mirror* australien (1941-1990) ou le *Spiegel* (créé en 1947 à l'instigation des autorités britanniques d'occupation, pour se substituer à la presse mensongère antérieure) ; sans oublier le *Miroir*, journal monarchiste paru en France en 1796-1797, ni surtout le journal de photojournalisme (où la photo est classiquement conçue comme plus fidèle que le texte) intitulé *Le Miroir* (1912-1920), remplacé par le *Miroir des Sports* en 1920-1968 (lui-même concurrencé par *Miroir Sprint* en 1946-1971) et par *Ciné-Miroir* en 1922-1953... Mais la valeur paradigmatique du miroir comme forme de connaissance historique indirecte apparaît encore plus nettement dans le cas de la principale revue nord-américaine d'histoire médiévale, tant dans son titre (*Speculum*) que dans son logo (un écu armorié dont la figure unique est une main tenant un miroir). Le miroir est donc clairement conçu et considéré comme une sorte de rétroviseur qui permet d'apercevoir des choses différentes selon l'angle de vue en lui attribuant le rôle d'instrument de la connaissance d'une part de vérité.

Quoi qu'il en soit, intégrons le miroir, d'une part dans sa dimension structurelle, c'est-à-dire, comme support de la représentation mentale et de la symbolisation génératrice de sens ; et d'autre part dans sa dimension structurante en tant que mode d'accès à l'altérité pour le sujet qui advient. À cet effet, dans son ouvrage majeur *Logique du sens*, Gilles Deleuze (57) se penche avec science, finesse et pertinence sur le thème du sens. Il aborde avec l'élégance et l'audace du penseur averti ce qui appartient respectivement aux problèmes du langage, de l'expression et de la signification ; et fait remarquer que le tort de certains philosophes est de réduire autrui, tantôt à un objet particulier, tantôt à un autre sujet. Ainsi, selon lui, autrui n'est ni un sujet (autre que moi) ni un objet (pour moi) ; c'est précisément ce qu'il éclaircit selon ses propres termes : « autrui est l'irruption dans le champ d'immanence d'un monde possible ». Il ajoute et complète : « L'autre, par sa simple présence, me fait entrevoir des expériences nouvelles, me transporte dans un lieu qu'il habite. » Et, à cet égard, le point de vue de cet auteur n'est pas très éloigné de celui de la psychanalyse lorsqu'il est question d'altérité. Mais la singularité de sa théorie va au-delà. Elle contredit même la pensée philosophique la plus répandue. Car son point de vue repose sur la thèse essentielle pour le moins surprenante d'un primat du non-sens dans le langage et la pensée. Qu'en est-il alors de l'accès à la signification ?

La sensorialité précède le sens. C'est ce que nous avons énoncé plus haut. Il en est ainsi pour chacun d'entre nous avant la naissance et même après. Durant la vie intra-utérine, la sensorialité du fœtus, notamment les vibrations qu'il perçoit sur sa peau ainsi que les odeurs et les saveurs qui parviennent à sa sensorialité olfactive et gustative, lui permet d'ébaucher des images dans la tête (autant de représentations non symbolisées) qui pourraient bien donner lieu, par la suite, à la création des « scripts » dont parle Lebovici (cité par Thomas Cascales (46)), lesquels sont autant de scénarios impliquant des protoreprésentations, c'est-à-dire, des préfantasmes chez le nourrisson. Lorsque ce dernier vit des circonstances *a priori* banales, il peut se remémorer ses expériences fœtales comme celles de goûter des saveurs, sentir des odeurs ou percevoir le bruit de tuyauterie du ventre ou des battements cardiaques de sa mère. Celles-ci peuvent, « grâce aux affects qui ont marqué leur survenue, prendre la signification d'événements rétrodits et s'accumuler sous la forme de traces mnésiques » (Lebovici, 1998). Comme le dit pertinemment Lebovici, la circonstance devient événement dès lors que l'affect est venu qualifier la représentation. La fonction de l'affect est donc de donner du « sens » à la représentation, et de permettre finalement au nourrisson d'effectuer un trajet de la sensorialité à la perception, puis à la représentation (symbolisée ou non). Or cet affect nous est éminemment précieux puisqu'il va nous permettre de décrypter la possible signification des troubles alimentaires de nos patient(e)s incapables d'imprimer et donc de verbaliser certaines de leurs représentations mentales. Il en va ainsi notamment de l'émoi de dégoût qu'exprime d'une manière analogique, infra-verbale la physionomie grimaçante du (ou de la) boulimique et qui accompagne régulièrement l'évocation d'une crise. Ce fait clinique vient argumenter le caractère repoussant, dégoûtant, que revêt le bol alimentaire à ce moment-là, comme si une signification parvenait à la conscience du (de la) patient(e) sans en avoir, pour autant la nette représentation. De notre point de vue empirique, il s'agirait précisément de nutriments perçus comme indifférenciés et prédigérés, et dont la nature serait apparentée à des déjections, et, en particulier, celles issues du père. Nous y reviendrons.

Ainsi, l'inconscient se constituerait à partir de la sensorialité, de ces premières traces mnésiques perceptives, celles que nous avons précisément évoquées dans le cadre du processus de symbolisation. Or certaines d'entre elles sont d'origine pré-natale et participeront à l'émergence du ça freudien. En outre, et selon nous, elles pourraient être constitutives d'un premier moi indifférencié, une sorte de « pré-moi » de l'individu intra-utérin, c'est-à-dire, un moi encore « informe », préfigurant le moi. Pouvons-nous alors, et de surcroît, supposer un état « pré-existant » qui ne serait autre que le « construit-fœtus » face à un premier miroir qualifié de « miroir primordial » (la « fabrique » des représentations non symbolisées) ? Si cette hypothèse se confirme, elle rejoindrait ce que considère Dolto à propos de l'image pré-spéculaire et du « narcissisme primordial ». Le sujet existant, de son côté, situé dans la relation spéculaire avec lui-même selon le narcissisme primaire et avec lui-même et un autre dans le cadre du narcissisme secondaire, se constitue après la naissance et prend sens avec le langage. « L'inconscient structuré comme un langage », selon Lacan, prendrait-il sa source chez cet être vivant intra-utérin avant l'avènement du langage ? Nous sommes en droit de le supposer dès lors que nous considérons comme potentiellement structurantes les représentations non symbolisées qui se construisent à partir de sa sensorialité dans la tête du fœtus, lequel est sollicité par tout ce qu'il perçoit déjà dans le ventre de sa mère. Interrogeons, à présent, la spécularité.

Il ne nous appartient pas ici de faire un développement complet portant sur la notion de spécularité qui nous mènerait bien trop loin. Disons que le « stade du miroir » élaboré par Lacan ouvre à la problématique de la spécularité dans le narcissisme, selon Jérôme Glas (90). Ainsi, cette habile trouvaille correspondrait à l'avènement du narcissisme secondaire – celui qui introduit un autre dans le miroir de la rencontre du moi avec lui-même – pour appréhender une forme et faire signe en tant que Gestalt, « psychologie de la forme », conformément aux processus de la perception et de la représentation mentale qui traitent les phénomènes en soi comme des formes globales. Cependant, ce qui nous importe plus spécialement encore concerne la spécularité dans son rapport au regard. En l'occurrence, pour Graciela C. Crespin (51), la spécularité, de *speculum*, miroir, intéresse la question du « voir et être vu ». Cette auteure précise que la mise en place du regard est un des aspects les plus fondamentaux du développement de l'enfant au cours de la première année de sa vie. C'est l'appétence symbolique de celui-ci qui s'exprime dans le champ scopique. Le regard de l'enfant questionne d'emblée ses parents qui ont tout de suite le sentiment d'être regardés par le bébé et de pouvoir à leur tour le regarder. La conséquence immédiate consiste en la mise en place de ce qu'on appelle, en terminologie interactive, le « dialogue œil à œil ». Il traduit l'apparition du regard, en tant que fonction psychique de communication, articulée à la vision, mais sans se confondre avec elle.

C'est Lacan qui, d'ailleurs, a le premier fait la distinction entre le regard et la vision. L'objet scopique est double : au-delà de la capacité sensorielle de voir, il couple la signification de regarder avec celle d'être regardé. Ainsi, pour que le regard du bébé se constitue, il faut que la mère la première le regarde en ayant une représentation désirante de lui à laquelle le bébé viendra s'identifier ; et pour que cela se produise, il faut aussi l'appétence du bébé. Pour Marie Couvert (49), la capacité du nouveau-né à planter ses yeux dans ceux de sa mère relève d'un voyeurisme précocissime, et son talent pour faire regarder est inégalable. Dans ce registre, ce qui est en jeu, selon elle, ce n'est pas la capacité de voir qui renvoie à l'équipement sensoriel, l'appareil de la vision, mais l'action de regarder dans sa dimension de fascination. Daniel Marcelli (144), qui explore l'énigme du regard, considère les humains comme étant les seuls êtres vivants à se regarder durablement dans les yeux ; il fait remarquer que les animaux, entre eux, détournent le regard. Selon lui, fondateur du lien humain, le regard est un partage, un échange. Dès la naissance, il unit le bébé à ses proches ; il ouvre à la socialisation et à la culture. Marcelli construit une véritable histoire du regard allant de l'émergence de l'humanité aux phénomènes les plus actuels, dont il interroge les paradoxes. Il définit notamment ce qu'il appelle aujourd'hui « un droit au regard » de telle sorte que nous voulons tout voir, sans limites. De notre côté, nous évoquerons surtout l'essor majeur du jeu qui conjugue le duo exhibition/voyeurisme dans nos sociétés hyper-modernes ; ce que cet auteur laisse présumer sans l'exprimer ainsi. Pour lui, outre le droit au regard, il s'agit également d'« un droit à l'image », lequel est mis à notre disposition par les moyens technologiques actuels – allusion faite au numérique dont : Internet, l'intelligence artificielle et les réseaux sociaux – et qui, en nous permettant de nous soustraire au regard de l'autre, risquent de nous déshumaniser. Ce d'autant, qu'il considère les échanges de regards comme étant aussi indispensables à notre bien-être que l'oxygène que nous respirons.

Mais ce point de vue critique introduit surtout ce que nous considérons en termes de pouvoir de l'Image dans ses aspects de jouissance. Ce sont, d'un côté, la Représentation qui s'offre en spectacle, s'exhibe et séduit et, de l'autre, le Voir qui capture l'image, selon la pulsion scopique. Or, il semblerait que le pouvoir de l'Image qui s'exerce sans limites vient concurrencer celui de la Parole de telle sorte que la figure de Narcisse tendrait à supplanter celle d'Œdipe, comme nous l'avons évoqué plus haut. Pour la définir, la scopophilie ou pulsion scopique est pour Freud comme le plaisir de posséder l'autre par le regard. Il s'agit d'une pulsion sexuelle indépendante des zones érogènes où l'individu s'empare de l'autre comme objet de plaisir, qu'il soumet à son regard contrôlant. Il serait trop long à développer le chemin d'élaboration conceptuel de Freud, à cet égard. Rappelons juste ce que souligne Tatiana Pellion (160) lorsque ce dernier rend compte d'un lien fondamental entre perception visuelle et représentation. Freud remarque notamment que le sexuel s'exprime dans le contenu visuel du rêve que sont les images et que celles-ci ne sont pas seules et s'accompagnent de mots. De fait, il conceptualise une science des rêves et détermine la théorie et la clinique d'un sujet divisé : dans son sommeil, le dormeur est soumis à une véritable passion des images dont son inconscient et son préconscient s'avèrent les machinistes. Or, si l'inconscient est lié au visuel, c'est dans l'articulation entre ces images et le langage qu'il suscite. Le fait est que le mot « n'est pas » la chose. C'est dans cet écart même que vont se construire les « processus de pensée » et dont la spécificité tient justement à la connexion qui s'établit entre « représentation de chose » et « représentation de mot ». Cette articulation renvoie au processus de symbolisation et à la fabrique d'« objets » psychiques ou encore aux représentations mentales, le « réservoir » de pensée. Ajoutons à ce bref aperçu sur le regard l'approche non moins pertinente de Jean-Marie Forget (70) qui a porté un intérêt tout particulier aux pulsions à partir de son travail sur les adolescents et ce que l'on désigne par l'« acting-out », ce phénomène qui se manifeste selon une mise en scène visuelle d'une parole impossible ou non exprimée. Le sujet sollicite par ce truchement le regard de l'autre, du témoin, pour qu'il lise – et entende le silence de – ce qu'il donne à voir. Or, selon lui, le recours à l'image et au regard, c'est-à-dire le déplacement qui se fait de la parole au regard, est en lui-même une impasse, puisque le sujet ne saurait y trouver la référence signifiante qu'il prête pour articuler sa parole. Autrement dit, l'image, en soi, ne dit rien. Le sens de ce qui se montre, reste et demeure énigmatique, intraduisible et ininterprétable sans le soutien et l'apport du verbe. À cet égard, le travail psychothérapique va consister essentiellement à mettre des mots sur ce qui se montre – cette « histoire sans paroles » – dans le cadre de la relation transférentielle avec le soignant et permettre ainsi au patient d'accéder à plus de sens quant à son histoire, à plus d'existence dans son parcours de vie. C'est précisément ce que nous évoquerons dans le chapitre consacré à quelques situations cliniques, qui nous ont été confiées, de patient(e)s souffrant de troubles des conduites alimentaires, ainsi qu'à l'enjeu et au défi particuliers qu'occasionne leur suivi psychothérapique.

Exister, c'est être reconnu ; et cette reconnaissance a lieu dans le rapport à l'autre qui s'établit dans le cadre de la relation spéculaire. Alors, coïncide avec la rencontre de l'autre, cette fenêtre ouverte sur « un monde possible » – pour reprendre la formulation de Deleuze —, l'altérité, différenciée et distanciée de la « bulle identitaire » avec la mère. Nous l'avons dit, la parole du père sépare symboliquement l'individu de sa mère, fonde le sujet, lui donne accès au langage et l'introduit dans l'espace de la culture. Dès lors, le sujet surgit ; il existe, autrement dit : il prend la parole et advient. Or, le langage, c'est d'abord un signe : un son, un geste, un mouvement, une trace ; puis une forme ; avant de devenir, grâce à l'encodage, la signification : un sens. Appliqué à la vie du fœtus pré-existant, celui-ci perçoit des signes à partir de la sensorialité de son corps et de son inscription, secondairement mémorisée sous forme de représentations non symbolisées, ainsi que Jean José Baranes (17) le présume. Ce petit être en devenir envoie à son tour des signes – il « frappe au carreau », dirons-nous – en s'exprimant dans le ventre de sa mère selon des gesticulations sensori-motrices, soit spontanées soit en réponse aux sollicitations et stimulations des parents. Ces derniers sont d'ailleurs à même d'en témoigner et de s'émerveiller par l'expérience de supposés « premiers échanges » avec leur bébé. Cette pratique, nous l'avons dit, fait référence à l'haptonomie, la méthode qui introduit ce qui pourrait correspondre à une « communication fœto-parentale » et qui prépare à l'accouchement. Et, illusoire ou non, elle a l'avantage d'offrir le sentiment de communiquer avec le (futur) bébé, tenu encore bien au chaud dans le ventre de sa mère, et d'associer le futur père à la grossesse.

À la naissance, le bébé maintient un rapport fusionnel à sa mère. Sans développer en détail ce qui est mis en œuvre autour de cette dyade, évoquons juste ce qu'il est d'usage d'appeler la symbiose mère-enfant et dont le terme est emprunté à la biologie. Celle-ci constitue la phase primordiale que traverse le nouveau-né. Elle caractérise essentiellement la fusion omnipotente somato-psychique entre la mère et l'enfant avec l'illusion selon laquelle deux individus séparés possèdent des limites communes. Puis survient le phénomène désigné par la séquence qui fait passer de la séparation à l'individuation, celle-là même qui a fait l'objet d'importants travaux théoriques entrepris, en particulier, par M. Mahler et

J. Dupont (140′ ; 141). Ces mêmes auteures citent Greenacre, qui rend compte de cette phase en notant « combien il est difficile de dire exactement le moment où l'organisme humain passe d'une organisation biologique à une organisation psychobiologique ». Max Schur (183′), pour sa part, situe ce moment-là dès l'instant où le « désir » remplace le « besoin physiologique » pur.

Considérons, à présent, la question de la forme, celle qui fait référence à la Gestalt en tant que corpus de concepts, mais aussi ensemble de pratiques visant un véritable changement personnel, psychosocial et organisationnel. Rendre compte de la forme est, pour nous, primordial à propos de nos patient(e)s présentant un trouble des conduites alimentaires, dès lors que la mise en jeu du corps et de la silhouette détermine ce qu'ils (elles) donnent à voir de leur souffrance. Il y va d'une Gestalt, ce processus qui désigne l'extériorité de la forme totale du corps. Or, nous l'avons dit, cette forme est moins constituée que constituante de l'être en tant que sujet. Selon Lacan, qui, comme nous l'avons dit, a conceptualisé le « stade du miroir », elle est : « un relief de stature qui la fige [...], en opposition à la turbulence de mouvements dont il s'éprouve l'animer ». Et d'ajouter que « son apparition symbolise la permanence mentale du je en même temps qu'elle préfigure sa destination aliénante ». Elle est une image qui se dessine à l'endroit du miroir de la rencontre à un autre, un parent, au moment précis au cours duquel se tisse normalement le premier lien identificatoire synchronique donnant lieu à une signification. Ainsi, cette forme voit le jour à partir du regard qui s'échange avec ce parent dans l'interface spéculaire faisant conjuguer ce qui se montre et ce qui se voit. S. Tisseron (193) nous renseigne sur la vertu médiatrice de l'image entre corps et mots. Cependant, pour nos patient(e)s, le corps prend forme et se donne à voir d'une manière énigmatique et factuelle comme une « image-corps » offerte au regard de l'autre sans rien pouvoir en dire. Parce qu'elle ne s'inscrit pas psychiquement, celle-ci ne fait pas l'intermédiaire entre le corps et les mots. Tout se passe comme si l'image court-circuitait les mots et façonnait le corps de l'autre sans médiation. Cette forme-image spéculaire ne parvient pas à « faire sens ». Elle ne parvient pas non plus à déterminer une temporalité au sujet. C'est un « arrêt sur image » qui définit une forme à chaque instant sans lui conférer la dynamique du mouvement qui se développe et du temps qui s'écoule – c'est-à-dire une articulation spatiale et une continuité temporelle – ni permettre au sujet d'inscrire un parcours de vie, une histoire, une existence. Le « machiniste » en action qui dessine cette forme ne serait donc plus le propre inconscient du sujet comme dans le rêve, cette fabrique d'images, mais l'opérateur situé dans la relation spéculaire, à l'endroit du miroir de la rencontre ; celle d'un parent. Nous y reviendrons.

Nous avons évoqué le fait selon lequel, selon nous, le corps de nos patient(e)s est soumis à la jouissance impérieuse d'un parent et s'offre à celui-ci selon un mode sacrificiel, pour engendrer la réponse qui se traduit par un trouble des conduites alimentaires et une transformation formelle du corps. Il s'agit d'une relation d'interdépendance dans laquelle ils seraient tous deux pris dans les arcanes d'un archaïsme foncièrement régressif s'articulant autour de la figure du phallus entre l'« avoir » et l'« être ». Il se pourrait ainsi que l'image silencieuse du parent, expressive d'une intention crue et animale de « dévorer » fantasmatiquement son enfant, soit entr'aperçue par le sujet dans le cadre silencieux de la relation spéculaire sans le filtre langagier et de la parole. La réaction serait cet « agir » correspondant à la sensori-motricité primaire que le (ou la) patient(e) accomplit pour façonner un corps. La forme en question ne ferait qu'épouser les contours d'un corps, celui d'un parent, qui se montre, tel quel, dans la concrétude de sa réalité, qui se donne à percevoir bien qu'invisible, en référence à de l'indicible. Nous verrons plus loin dans quelle mesure le parent et l'enfant opèrent un processus de régression oro-anale les conduisant l'un et l'autre, secrètement et avec honte et culpabilité, à transgresser, fantasmatiquement pour le parent, fantasmatiquement mais de manière non fantasmée pour l'enfant, l'interdit de l'inceste ou de l'anthropophagie. Tentons, pour l'instant, d'avancer dans la compréhension de ce qui se joue entre un parent et son enfant selon un trouble des conduites alimentaires en appréhendant la vaste question du sacrifice.

Sans procéder à un exposé complet sur la question du sacrifice, considérons juste la part de ce phénomène qui peut contribuer à déterminer ce qui conditionne l'apparition des troubles des conduites alimentaires. Le mot français « sacrifice » est d'origine latine et est utilisé dans un sens religieux. Éminent est l'apport de René Girard (89') à l'anthropologie du sacrifice. Il éclaire sur le fait que l'on décrit souvent le sacrifice comme l'offrande d'une victime à une divinité. C'est en tout cas la définition qu'en donnent non seulement les religions, mais aussi la plupart des anthropologues. Le latin *sacer*, ou *sacrum*, désigne ce qui appartient au monde divin, opposé au *profanum*, ce qui est propre à la vie courante de l'homme donc, ce qui est hors du temple, par extension, « impie », ainsi que hors de toute référence religieuse, « non initié, ignorant ». Le sacrifice humain est un rite religieux dans bon nombre de civilisations, notamment au Néolithique et durant l'Antiquité, le plus souvent pour s'attirer les faveurs des dieux, par exemple pour conjurer la sécheresse, ou pour que les personnages importants – les souverains notamment – soient accompagnés dans l'Au-delà. Ce n'est qu'au XVIe siècle que le terme « sacrifice » apparaîtra dans un sens profane, signifiant abandonner volontairement quelque chose ou quelqu'un au bénéfice de ce que l'on fait passer avant, puis dans celui de se dévouer par le sacrifice de soi, ce qui se rapproche plus d'un sens de substitution. Sacrifier, c'est *sacer facere*, faire sacré, faire du sacré, faire du séparé et du circonscrit (mot qui viendrait du latin *sancire* signifiant délimiter, entourer, sacraliser et sanctuariser). Cette question de séparation est, du reste, fondamentale. De fait, l'action créatrice de Dieu, telle qu'elle est définie dans la Genèse (171') renvoie à l'action de séparer. E. Levinas dans *De l'évasion*, A. Finkielkraut dans *La Sagesse de l'amour* et *Le Magazine littéraire* précisent, selon Monique Selz (188), comment l'autre est indispensable à la pensée de soi. Ainsi, sacrifier l'autre ou soi peut être le révélateur d'une peur d'être ou de celle de l'utopie d'un monde où l'autre n'est pas. Se sacrifier, c'est une façon de supprimer l'autre, c'est céder devant la difficulté d'exister en miroir de celui-ci, c'est ne pas réussir à faire exister face à face soi et l'autre, ou encore se dérober à la responsabilité pour le sujet d'être face à l'autre et de maintenir toujours vivante la tension entre les deux. Or, nous pensons que ce mouvement est pleinement à l'œuvre dans le cadre des troubles des conduites alimentaires. Monique Selz ajoute que cette même tension ne peut exister qu'à condition d'une référence à un tiers. À cet égard, il est peut-être utile de considérer, comme le fait J.-A. Miller (147), l'image du corps en psychanalyse de la façon suivante : « Ce n'est pas par l'image du corps propre que le corps s'introduit dans le champ de la jouissance, mais par l'image du corps des autres. » D'où une vérité qui serait accréditée moins par le sujet lui-même que par son reflet dans le miroir. C'est bien là, selon nous, ce qui concerne nos patient(e)s quant à leur corps sacrifié en regard d'un parent et en mal d'existence pour eux-mêmes. Le sacrifice s'opère à travers le miroir de la rencontre de l'autre ; en l'occurrence, ici, un parent.

Dénoncer un impérialisme de l'image au détriment des mots ne relève pas d'un poncif moralisateur.

La psychanalyse a dû, à cet égard, et dès le départ, tenir compte des effets de l'image sur les êtres parlants. Ces effets, qui ne sont pas des moindres pour avoir affecté Freud lui-même, font souvent état d'énigme et provoquent la perplexité. L'art s'en empare dans ses œuvres pour atteindre l'intimité du spectateur ; la psychanalyse, quant à elle, cherche à les éclairer. De la même façon, l'image du corps propre hante ou angoisse nos patient(e)s présentant un trouble des conduites alimentaires. Le corps affiché dans la relation spéculaire à un parent répond à l'injonction de l'image présentée par celui-ci. Et si, selon la Genèse (171'), lors du dernier jour de la création, « Dieu a créé l'homme à son image » ; le sujet, ici, est à l'image du parent qui ne dit mot. Et n'ayant pas recours à la représentation imagée en tant que médiation entre le corps et les mots, il produit un corps et en dessine sa forme à travers le miroir de la rencontre. Ainsi, pouvons-nous conclure provisoirement le scénario suivant : 1° l'image du parent court-circuite les mots et opère une jouissance silencieuse du corps de son enfant ; 2° en regard du parent, le corps de l'enfant épouse les contours de cette image spéculaire menaçante d'un être dévorant qu'est l'ogre d'amour ; 3° l'enfant s'en défend sous la forme d'une oro-analité exacerbée qui se traduit par un trouble des conduites alimentaires.

Selon un point de vue théorique, la primauté de l'Image sur la Parole pourrait se traduire de la façon suivante : le phallus sonore et pénétrant de la Parole du père qui structure le sujet et le fait entrer dans la culture aurait tendance à s'amoindrir ou à être inaudible et, au final, à se substituer par l'Image phallique silencieuse de la mère qui ne résiste pas au fait de maintenir son enfant dans son giron au prix de le renvoyer à l'état de nature. Et ce « retour aux sources » du sujet à sa pure nature humaine correspond à l'expression la plus « animale » de son être. Cette image pourrait bien prendre lieu et forme du fétiche, cet objet qui est, dans la représentation collective, le support ou l'incarnation des puissances supra-humaines et, en tant que tel, s'avère doté de pouvoirs magiques dans certaines religions primitives. Notons, au passage, la proximité des mots « image » et « magie », qui ne relève sans doute pas que du simple hasard, même si leur étymologie respective est différente : « image » est issu du mot latin *imago* (« image artistique », « portrait », « représentation », « effigie » ; de la racine indo-européenne *im* qui a donné *imitari* en latin, et *imiter* en français) ; alors que le mot français *magie* vient du latin *magia*, lui-même issu du grec *mageia*, « religion des mages perses », « sorcellerie »... À l'origine, le fétichisme concerne l'adoration par des peuples non occidentaux d'idoles ou d'objets fétiches censés être dotés d'un pouvoir. Plus tard, au tournant des XIXe et XXe siècles, le terme subit une extension du champ sémantique vers le domaine sexuel. Il prend sa signification érotique dans la publication d'Alfred Binet « Le fétichisme dans l'amour » (23'), dans laquelle le psychologue affirme son point de vue et le décrit comme une « excitation génitale intense pendant la contemplation d'objets inanimés. Le terme de fétichisme convient bien à ce genre de perversions sexuelles. »

Freud porte, pour sa part, une attention toute particulière à ce phénomène « du plus haut intérêt » qu'est pour lui le fétichisme. En l'occurrence, la psychanalyse place le fétiche, selon un clivage entre la réalité et son déni, précisément à l'endroit de l'absence de pénis de la mère. Ainsi, le fétichiste est celui qui « désavoue » (qui sait et ne peut savoir) l'absence de pénis maternel. Le fétiche serait alors le tenant-lieu, le simulacre, de la dernière présence avant le manque. Pourtant, et avant tout, le fétichisme est la persistance ou la réapparition d'une composante partielle de la sexualité infantile. Or, de nos jours, sous les traits dissimulés de la mère toute-puissante, on assiste à une singulière valorisation de l'Image, laquelle s'avère hissée au rang universalisé de fétiche, idolâtrée, tel un phallus magique visuellement pénétrant. De fait, Elle s'est insinuée dans l'esprit de chacun d'entre nous et a envahi « tout naturellement » notre espace de vie quotidien. Le Visuel – via Internet, notamment – a pris le pas sur l'Audible. Ainsi, au détriment de la Parole signifiante du père qui abdique, le pouvoir toujours plus grand de l'Image tend à occuper le terrain, et, par là, à entraver et à altérer la structuration du sujet. Ce phénomène expliquerait, en partie du moins, ce que l'on constate quant à l'accroissement toujours plus important du nombre de personnes souffrant de troubles narcissiques et identitaires, dès lors que l'Image contribue à produire de la confusion dans les identités et occasionne, selon un point de vue freudien, une faillite des identifications. Pour Lacan, c'est là que résiderait la problématique du désir. Cette défaillance d'identification, qui se traduit par un désir dénaturé, proviendrait-elle du sujet lui-même, manquant d'intérêt, ou d'investissement envers l'autre ? ou cet autre ne ferait-il pas l'objet d'un surinvestissement de la part du sujet ? À moins que ce soit l'autre lui-même qui ne tienne pas sa place en tant que support identificatoire. Nous retrouverons ces mêmes questions concernant tous nos patient(e)s présentant un trouble des conduites alimentaires. À cet égard, nous verrons, d'ailleurs, dans quelle mesure la problématique centrale, selon nous, porte précisément sur l'altérité. Au sein de la famille, celle-ci se conjugue avec la question du lien, et, en particulier, celle du lien filial. L'autre ne se trouve plus hissé en qualité (de point d'appui) de support référentiel, gage de stabilité psychique et garant de la structuration du sujet. Relégué au rang de conquête ou de proie, le sujet n'est plus qu'un objet livré à l'autre prédateur « chasseur » pour témoigner de la voracité sauvage et féroce dont il n'est plus que le gage. Le phénomène usuel de « capture d'écran » ou du selfie ainsi que l'émission profuse et généralisée d'images sur les réseaux sociaux en constitueraient certains des nombreux exemples. Cette situation inédite se traduit, concernant nos patient(e)s, par un rapport qui conjugue l'énigmatique et menaçante appétence visuelle d'un parent envers son enfant et la singulière oralité accrue, débordante, que ce dernier éprouve fantasmatiquement sans fantasmer et qui renvoie à un « agir » : manger, manger, et encore manger (ou, au contraire, se restreindre) avant d'être « mangé ». En l'occurrence, dans la relation spéculaire du sujet avec un parent, c'est une confusion morbide qui s'opérerait malgré eux, augurant une méprise entre identification et incorporation. Cette même confusion, qui prélude à l'apparition d'un trouble des conduites alimentaires, nous invite à pressentir dans quelle mesure se trame, toujours selon nous, de la part d'un parent, la menace sans nullement passer à l'acte des intentions fantasmatiques aussi incestueuses qu'anthropophages.

Afin d'étayer notre point de vue qui rend compte d'une distorsion de l'image spéculaire de nos patient(e)s face à un parent, mais aussi pour apporter une explication à la problématique de la forme, qui est spécifique chez eux, nous nous proposons d'effectuer un parallèle avec les *Distorsions*, œuvres photographiques auxquelles André Kertész s'est livré et s'est consacré durant l'année 1933. Tout se passe alors comme si, au même titre qu'une pellicule de photographie argentique, le support venait à griller par surexposition. Concernant nos patient(e)s, cette « brûlure », serait à l'origine d'un accroc, d'une perforation du miroir laissant passer le souffle régrédient évoqué plus haut. Elle pourrait coïncider avec la trace mémorielle de l'« ivresse originelle » laissée par la mère sur son enfant hyperphagique, le supposé orgasme déclenché par l'accouchement et inscrit dans sa mémoire. Elle correspondrait à la trace virtuelle, la souillure déposée autrement par le père sur son enfant anorexique-boulimique. Le miroir déformant emprunté aux fêtes foraines induirait une distorsion de l'image du corps de nos patient(e)s, tantôt dilatée ou filiforme d'aspect phallique, tantôt gonflée telle une boule, un bibendum. Le corps dans son entier semble avoir acquis, comme la guimauve vendue aux enfants dans ces mêmes foires, une malléabilité improbable, une souplesse tout élastique. Yannick Vigouroux (197'), dans son article, témoigne des œuvres de Kertész et rend compte de préoccupations sous-jacentes à ce travail photographique, qu'il qualifie ouvertement de « commercial », et dont les images grotesques ou fantomatiques pourraient aussi être interprétées comme de pures manifestations de l'inconscient. Elles seraient le fruit de l'inconscient technologique et optique de l'histoire de la photographie, ainsi que celui de notre fascination séculaire pour les monstres biologiques dont Barnum fut l'une des plus récentes manifestations. Selon lui, elles auraient possiblement travaillé de manière souterraine l'œuvre entière de l'artiste, hanté son esprit toute sa vie.

L'œuvre photographique de Kertész ne s'est pas limitée aux *Distorsions*. Il a précédemment axé ses recherches en images à partir de l'élément liquide annonçant le miroir qui déforme, dans *Le Nageur sous l'eau* (1917). Cependant, la série des *Distorsions* se prête tout à fait aux interprétations les plus fantaisistes. On pourrait notamment gloser sans fin sur la signification à donner à ces nus qui se répandent en flaques molles ou vaporeuses. Mais l'une des références les plus évidentes, citée par Vigouroux, est l'anamorphose picturale dont le photographe se serait inspiré : il en est ainsi lorsque celui-ci évoque notamment le *Violon d'Ingres* (1924) de Man Ray et

La Naissance de Vénus (vers 1485) de Botticelli, pour rendre un vibrant hommage à l'esthétique éminemment sensuelle du corps de la femme. Pour autant, comme le remarque avec force et pertinence Dominique Baqué (citée par Vigouroux) :

> « Une distorsion n'est pas une image manipulée, une expérimentation visuelle du même ordre qu'un photomontage ou une surimpression. Elle est la simple traduction d'un reflet sur une glace déformante. Nous pourrions, à cet égard, faire le parallèle entre une image distordue avec, d'un côté, la trace difforme issue de l'intention du sujet et, de l'autre, l'empreinte appliquée au cadre déformé et qui produit une distorsion de la forme. Enfin, les "Distorsions" ne se veulent pas une recherche sur le tragique du difforme ou, pour reprendre un terme de Georges Bataille (1929), de l'"informe" – terme qui est d'ailleurs employé par Winnicott et que nous avons évoqué – mais la joyeuse explosion des potentialités du corps féminin, plus proche, en cela, des "Reclining Nudes" d'Henry Moore » (1931-1966) (« Paris, Kertész : les affinités électives », in André Kertész, la biographie d'une œuvre).

Dès lors, le choix conscient ou non de Kertész de révéler le dispositif se double en tout cas d'une évidente volonté de transformer des *Distorsions* en autoportrait.

Ainsi, si « la glace déformante est de la fête », c'est bien parce que ce même miroir est, selon nous, celui de la relation spéculaire de nos patient(e)s face à un parent et à l'origine de la déformation des corps. Car l'image spéculaire « monstrueuse » affichée par l'un, le parent, tendrait à se confondre avec l'image spéculaire perçue et intégrée de l'autre, l'enfant, à l'endroit de cette rencontre. Et cette confusion pourrait bien générer, par un floutage, une erreur d'encodage qui se trouve en rupture avec la signification et qui entrave, de fait, le passage de l'investissement à l'identification ; pour aboutir, au final, à l'incorporation. Ainsi, de part et d'autre de ce *speculum* est à l'honneur la Figure de l'oralité, Celle que nous nommons, en l'occurrence : l'« ogre d'amour ». Pour l'heure, le chapitre qui va suivre rend compte du vécu d'étrangeté pénétrante de l'enfant présentant un trouble des conduites alimentaires, à l'endroit de la rencontre spéculaire avec un parent.

Comme dans un rêve étrange et pénétrant

Nous approchons l'épicentre de notre propos, un thème qui concerne nous tous et qui n'est autre que : l'amour. Certes, il serait vain d'en donner une définition complète et satisfaisante. Le dictionnaire *Larousse Universel* dit simplement de l'amour « qu'il est une sorte de fascination, affective ou physique, qu'en raison d'une certaine affinité, un être éprouve pour un autre être, auquel il est uni ou avec qui il cherche à s'unir par un lien généralement étroit ». L'amour, cet émoi depuis toujours hissé au plus haut rang des expériences humaines, largement étudié par certains philosophes, notamment grecs et romains, et érigé en notion fondamentale de leur pensée, recèle encore bien des mystères non élucidés. C'est sans doute la raison pour laquelle on ne cesse, et l'on ne cessera encore longtemps de l'accueillir, le narrer, le clamer, le chanter, le célébrer, le mettre en scène ; de tenter de le représenter, en somme.

En tant que concept abstrait, l'amour est bien plus facile à expérimenter qu'à expliquer. Nous pouvons, certes, tenter d'en circonscrire les contours. Pour autant, son sens profond peut varier et aller de la dévotion à la tendresse, de l'attachement durable à l'inclinaison passagère, de la passion à la raison, de l'affection jusqu'à l'obsession. Une constante, toutefois : l'amour est source d'émotions multiples, quelles que soient les nuances dont il se teinte. Ce qui peut expliquer le fait qu'il soit si souvent représenté par la métaphore du cœur, organe dont le rythme pulsatile s'emballe au gré des émois. Depuis l'Antiquité, l'amour fait l'objet de maintes interrogations et débats. Parmi les plus anciens, les Grecs distinguaient trois sentiments différents :

La *philia* est le mot grec désignant l'état, le sentiment ou l'émotion de l'amitié ou de la camaraderie ; Tobie Nathan la dénomme un « amour raisonnable » ;

L'*agapé*, terme utilisé par les chrétiens pour décrire l'amour de Dieu, tel qu'il est décrit dans la Bible, envers les hommes ;

L'*éros*, qui désigne l'attirance sexuelle et le désir, représentés dans la mythologie romaine par Cupidon, cet enfant ailé qui décoche de son carquois des flèches d'or dans le cœur des humains.

Sous un masque toujours renouvelé se donne forme, apparaît et prend vie sa figure métaphorisée et sublimée. Nous concernant, ici, il s'agit moins d'apporter un large point de vue éclairant que de rendre compte de quelques-unes de ses facettes regroupées en différents sentiments. Ceux-ci reposent sur la subjectivité, le mythe et l'illusion allant de l'exaltation mystique à l'attraction sexuelle, de la simple tendresse au désir de possession, de la dépendance affective à la dépendance addictive. Si nous sommes tous sujets de l'amour, c'est probablement parce qu'il est généralement quelque chose que nous vivons subjectivement et à quoi nous sommes finalement assujettis. Le mythe de l'amour réside dans cette passion irréductible qui, le plus souvent, contrevient à toutes les lois y compris à celles de l'honneur chevaleresque. En dépit de tous les obstacles, les deux êtres épris d'amour vivent leur passion jusqu'au bout parce qu'ils sont unis par un lien contre lequel leur volonté ne peut rien. Blaise Pascal n'a-t-il pas dit : « Le cœur a ses raisons que la raison ne connaît point » ? À préciser que l'auteur fait ici référence à la foi chrétienne et à l'Amour de Dieu.

Aussi, arrêtons-nous un instant sur les mythes, ces récits fabuleux souvent d'origine populaire qui mettent en scène des êtres (des dieux, demi-dieux, héros, animaux, forces naturelles) symbolisant des énergies, des puissances, des aspects de la condition humaine. Pour Patrice Bidou (cité par Jacqueline Schaeffer (189)), les mythes expriment, sur le plan collectif, la violence dérangeante de la vie pulsionnelle pour l'organisation des hommes, au fondement de toutes les sociétés. Il dit : « Le mythe, c'est l'histoire en images de la sexualité non domestiquée, l'histoire d'un temps lointain, où régnait en maître un amour qui ne connaissait ni foi, ni roi, ni loi. » Or, si nous avons évoqué ainsi le mythe universel de l'amour, c'est bien parce qu'il intervient, tel quel, dans la fabrication des troubles des conduites alimentaires. Nous aurons à nous expliquer. Freud (80), quant à lui, en pose l'origine sous le règne du tyran de la horde primitive, qui représente, en psychanalyse, le temps originaire de la libido (qui se rapporte à l'énergie qui sous-tend les instincts de vie, dont les instincts sexuels) débridée et de la toute-puissance d'un personnage prégénital dominant. Selon lui, l'incorporation du tyran mis à mort – le repas totémique – s'est transformée en opération psychique, celle de l'identification, et la figure du tyran mort est devenue une idée, celle du père fondateur, auquel le totem donne forme et qui ne peut pas être mis à mort. « C'est ainsi, écrit Freud, que mus par le sentiment de culpabilité du fils, ils créèrent les deux tabous fondamentaux du totémisme (ceux de l'inceste et du parricide), qui, pour cette raison, ne pouvaient que concorder avec les deux désirs refoulés du complexe d'Œdipe. »

Pour André Baechler (16), l'illusion de l'amour renvoie nécessairement à la notion d'attachement qui est souvent considérée à tort comme le ciment de l'amour. Pourtant, ne dit-on pas « se mettre la corde au cou » en parlant de mariage ? Certes, l'attachement a quelque chose de sécurisant, de rassurant : si l'on est bien attaché, on ne risque pas de se perdre, de se séparer. Attachement et dépendance vont de pair, ils sont même inséparables. Mais l'amour émane du cœur et ne répond à aucune loi ; ce qui veut bien dire que faire la promesse d'un sentiment durable est une utopie (pour ne pas dire est malhonnête). L'attachement, la jalousie et le manque ne sont que des distorsions de l'amour. Ainsi, comme peut le dire cet auteur, n'en déplaise à certains, le mariage en tant que contrat euthanasie l'amour. Il y aurait d'ailleurs, selon lui, à reconsidérer la notion de mariage telle qu'elle est imposée par notre société et par la religion. Selon lui, l'amour doit pouvoir se vivre dans une forme de « liberté partagée », dans l'inconditionnel et dans l'accueil d'autrui ; car le détachement laisse place au mouvement naturel de la vie. À la différence de Frédéric Grolleau (97), nous ne chercherons pas davantage à savoir si l'amour est raisonnable, sauf à énoncer ce que cet auteur dit :

> « ... s'il n'est guère envisageable d'aimer rationnellement (on sait quelle misère produisirent les mariages dits "de raison" fut un temps [et, sans doute, en vigueur hélas ! encore de nos jours]), loisir nous est donné d'aimer raisonnablement, ce afin de ne pas verser dans l'illusion du

fanatisme toujours possible, que ce soit en matière de politique, de science ou de religion. »

De fait, l'amour qui noue un parent à chacun de nos patient(e)s présentant un trouble des conduites alimentaires est exigeant, tyrannique et absolu. Le nœud de leur amour est maintenu solidement conformément à l'effet d'emprise et de jouissance qu'exerce un parent sur son enfant.

Mais quel autre sentiment aussi noble qu'universel serait l'enjeu des troubles des conduites alimentaires, ce tribut versé à mère Nature pour maintenir « coûte que coûte » le lien aux parents sinon l'émoi de l'amour ? En l'occurrence, il n'y a pas plus pénétrant pour le corps ou l'âme entre les êtres de même sang (ou non) que cet éprouvé qui fait battre les cœurs au prix fort, voire au péril de la vie, et qui pousse nos patient(e)s à mener le combat déterminant pour conserver ces indispensables, précieux et distanciés : l'attache racinaire, mais aussi l'amour filial, et son pendant : le lien filial. Nous verrons, en effet, dans quelle mesure le « filin originel » s'avère un des enjeux majeurs concernant l'hyperphagique vis-à-vis de la mère, et s'agissant de l'anorexique-boulimique à l'égard du père. Pourtant, comme le dit si bien Monique Tricot (195) : « Éros, serait-il seul aux commandes comme gardien de la vie et garant de notre rapport au monde ? » Pour s'en convaincre, ou bien s'en dissuader, interrogeons Freud à ce sujet.

À partir du moment où il a introduit l'hypothèse de la pulsion de mort, Freud (76) se sert volontiers du terme grec *éros* pour désigner l'ensemble des pulsions de vie qui s'y oppose. Pour autant, un tel usage pourrait être trompeur si Éros n'était pas à lui seul à la fois le dieu grec de l'Amour et celui de la puissance créatrice. Serait-ce donc dans l'amour qu'il faudrait chercher la force qui mène le monde, la seule qui, en somme, serait capable de s'opposer à Thanatos, personnification de la Mort dans la mythologie grecque ? À cet égard, nous verrons qu'un rapprochement amoureux trop étroit, pouvant être trop pénétrant, « brûlant » avec la mère (ou le père) serait de nature à entacher, à « accidenter », voire même à faire prendre le risque de ruiner les racines et ce lien précieux qu'est le lien filial ; si la vie elle-même n'était mise en jeu. Nous avons précédemment évoqué la « brûlure » sur le support argentique photographique pour illustrer et métaphoriser ce même accident, lequel se rapporte à l'intention fantasmatique de nature incestueuse ou anthropophagique d'un parent sur son enfant. Or, celui-ci est susceptible d'endommager les racines du sujet tout comme il peut mettre en péril son lien filial. Ainsi, selon nous, pour chacun de nos patient(e)s vis-à-vis d'un parent, la reconnaissance est faussée, l'amour tronqué, le respect menacé et l'identification empêchée. Expliquons-nous.

Comme nous l'avons dit plus haut, « la glace déformante est de la fête ». Cette formule est censée renseigner le phénomène qui s'effectuerait dans le face-à-face spéculaire d'un(e) de nos patient(e)s avec un parent. Engagés dans cette relation, les hyperphagiques vis-à-vis de la mère et les anorexiques-boulimiques à l'égard du père donneraient à voir une image déformée de leur corps propre calquée, confondue, appliquée à celle du parent en question par analogie au reflet grotesque que produit la glace déformante, celle de l'attraction tant prisée par les amateurs de fête foraine. Il y va d'une altérité « singulièrement autre » pour nos patient(e)s, traversé(e)s par une expérience illusoire et inquiétante « comme dans un rêve étrange et pénétrant ». Dussent-ils (elles), indépendamment de l'image scopique véritable, celle qui se fabrique à partir du regard, se mouler à l'illusion perceptive de l'image déformée du corps du parent « dévorant » à dessein de se conformer à ce modèle ogresque ; car nous pensons que chacun de ces parents ne dit rien de son fantasme qui l'anime et le tourmente ; il le montre avec son corps selon un langage infra-verbal, analogique ; un langage, du reste, qui insinue ou qui filtre insidieusement une présence gloutonne, à l'image d'un « ogre d'amour », selon un tel qualificatif oxymorique nommé ainsi dans sa singularité et son ambiguïté. De fait, à travers cette rencontre spéculaire parent/enfant, il se déroulerait bel et bien une Gestalt, théorie de la forme relayée par la phénoménologie, en ne retenant d'elle que la notion d'une interaction fondamentale entre sujet et objet (J. Piaget (163)). Dès lors, concernant nos patient(e)s, dans le rapport qu'ils entretiennent avec leur corps ou qui leur est imposé, à l'instar de l'artiste confronté à son travail de création, nous voilà amenés à rendre compte d'une « dispute » entre, d'un côté, les forces vitales rapportées à Éros, lesquelles seraient mises au service d'une esthétique de construction psycho-corporelle harmonieuse ; et d'un autre, des forces destructrices, celles de Thanatos, qui soumettraient le corps à des attaques dommageables. C'est alors une fabrique partagée entre créer et détruire qui aboutit à la formation d'un corps « informe », c'est-à-dire, inachevé, mais transformé, métamorphosé, et toujours en devenir dans un paradoxe de la synchronie de chaque instant. Si nous pensons que la comparaison est pertinente, c'est bien parce que nous avons précédemment considéré l'expérience créatrice de l'artiste comme périlleuse, potentiellement déstructurante, c'est-à-dire le faisant traverser un état psychique proche de la dissociation schizophrénique (185). Du reste, l'amour ne signifie plus le simple plaisir d'être ensemble, de se lier, de se choyer, si conforme au penchant naturel, tendre et affectueux. Le rapprochement bienveillant entre les êtres, et donc entre un parent et son enfant, serait-il ambivalent, ne consiste plus à se ressembler et/ou s'assembler selon le jeu fondateur et structurant des identifications qui s'effectuent lors de cette rencontre, comme autant de compromis salutaires et de preuves de cet amour. Comme « pris en otage », l'amour ferait-il ainsi incidemment l'objet, de la part de chacun des protagonistes, d'un détournement, voire d'un renversement de sa valeur vertueuse ?

Hélène Devissaguet (59) nous éclaire sur les vertus de l'amour, deux dimensions en apparence paradoxales, en se référant notamment au théâtre de Corneille. Elle souligne le déchirement des héros devant choisir entre vertu et amour ; ce qui est proprement tragique : ce dilemme, appelé couramment « cornélien », entre les raisons du cœur et de la morale et celles du devoir, semble nettement exclure l'un de l'autre amour et vertu. « Si l'amour relève de la sensibilité et du sentiment, et si la vertu relève de la raison morale et du devoir, érigé légitimement pour tenir en bride cette sensibilité qui peut par ses débordements nous mener au pire de la passion, comment sans contradiction parler des vertus de l'amour ? » s'interroge dès lors ce professeur de philosophie. Essayons de saisir quelques ficelles qui se jouent là autour de cette thématique située entre amour d'un côté, vertu de l'autre.

Horace est le second grand succès de ce dramaturge qu'est Corneille. Le récit de cette pièce met en scène le jeune Romain Horace marié à Sabine, une fille d'Albe. Camille, elle, la sœur d'Horace, est fiancée à Curiace, un frère de Sabine. Mais la guerre fratricide qui éclate entre Rome et Albe rompt cette harmonie : les trois frères Horace et les trois frères Curiace sont désignés pour mener un combat singulier afin de déterminer le peuple vainqueur de ce conflit. Horace tue les trois Curiace et les Romains triomphent. À son retour à Rome, Camille, la sœur d'Horace, lui reproche d'avoir tué l'homme qu'elle aimait. Pierre Corneille en fait d'ailleurs l'héroïne de cette tragédie et lui offre à prononcer, contre Rome, les imprécations des plus célèbres : « Rome, l'unique objet de mon ressentiment ! / Rome à qui vient ton bras d'immoler mon amant ! » Après avoir affronté à mort son futur beau-frère, Horace tue sa sœur pour avoir maudit sa victoire. Ainsi, selon Dessivaguet, l'amour, dans ce drame, mis en opposition avec le courage et la force d'âme héroïque du combattant qui accomplit son devoir (au sens premier de la vertu romaine propre à Horace), est celui de la passion, celle qui ravage les cœurs et les tient sous sa domination sans plus entendre raison. Mais, pour elle, si cet amour est l'objet d'un dilemme qui déchire la conscience, c'est que l'amour, même passionnel, n'est ni détestable ni méprisable ; que l'élan du cœur et ses émotions les plus sensibles, ainsi que son désir le plus brûlant, sont aimables, pour le commun des mortels comme pour le plus héroïque d'entre eux.

La flamme en forme de langue phallique est cette entité sublimée qui se veut pure et qui symbolise couramment l'amour passion. Ne dit-on pas d'un amoureux transi, enthousiaste et passionné qu'il est : « tout feu tout flamme » ? Sous la plume acérée et délicate du poète*, sa sensualité exacerbée est à son comble :

> Amoureuse, elle est passion, aveugle, euphorise, emporte
> Trompeuse, elle est illusion, feinte, détourne, égare
> Gracieuse, elle est cadence, virevolte, tournoie, serpente dans les airs
> Mystérieuse, elle est brillance, luit, scintille, picote les yeux
>
> Chatouilleuse, elle est jubilation, cajole, surprend, amuse la peau
> Sulfureuse, elle est volupté, hume, lèche et embrase le corps

---

* Gilles Seban.

Langoureuse, elle est émoi, souffle sur le cœur, le caresse, le dorlote
Merveilleuse, elle est féerie, enchante, exulte et étincelle l'âme

Malicieuse, elle est audace, suscite et éveille des rêveries insolites
Enjôleuse, elle est sortilège, exalte, fascine et épouvante l'innocent

Capricieuse, elle est tyrannie, exige, accapare et possède à souhait
Ravageuse, elle est goulue, danse, charme et consomme à volonté...

Entre parenthèses, si la métaphore de la flamme ouvre des voies infinies à l'imagination, faisant naître des représentations tantôt réjouissantes et mirifiques, tantôt accablantes, voire effrayantes, les « flammes de l'enfer » (en anglais *fire and brimstone*, littéralement « le feu et le soufre »), de l'hébreu *sche'owl* (monde souterrain, tombe, enfer, fosse) recèlent une imagerie dépourvue d'ambiguïté. Elle est une expression idiomatique symbolisant la colère de Dieu dans la Bible hébraïque. Elle fait souvent référence au sort de l'infidèle ou du pécheur. La formule est également utilisée, parfois péjorativement, pour décrire un style de prédication chrétienne qui emploie des descriptions frappantes sur le Jugement dernier et la damnation éternelle dans le but d'encourager le repentir. À noter que l'enfer est désigné, par le Coran, sous deux termes différents. Le premier, *nâr*, signifie « feu » tandis que le second, *Jahannam*, provient de l'hébreu *Ge Ben-Hinnôm* et désigne la « vallée des enfants de Hinnôm » terme lié à l'immolation d'enfants dans le cadre du culte de Baâl. D'autres termes, comme la « fournaise », le « feu ardent » ... sont utilisés par le Coran pour rendre compte de cet endroit où les châtiments sont subis. La croyance commune serait que l'enfer coexisterait avec notre monde actuel, tout comme *Al Jannah* (le paradis islamique). Dans sa matérialité, la découverte du feu est souvent présentée comme la plus importante de l'histoire de l'Homme, tant elle a conditionné le développement du genre *Homo*. En réduisant la quantité d'énergie nécessaire à la digestion des aliments, la cuisson a notamment conduit à un accroissement du cerveau. Or, ironie du sort, ou destin inéluctable de notre humanité, on assiste aujourd'hui, non sans lutte réactive et acharnée, au désastre effectif qu'occasionne le feu devenu un véritable fléau en cas de propagation incontrôlée. Ainsi, tel un ogre tentaculaire, il « dévore », crame et consume des territoires entiers de forêts et de végétation et se répand un peu partout à grande vitesse. Et ses ravages de grande ampleur sont, sans conteste, les effets du réchauffement climatique et de la sécheresse planétaire qui sévissent et s'accroissent depuis plusieurs années. C'est pourquoi, relevant d'un fantasme, d'un mythe, d'une sinistre prémonition ou d'une réalité, la question préoccupante se pose : le monde d'Hadès, le « maître des Enfers » de la mythologie grecque, se rapprocherait-il de nous dangereusement ?

Ailleurs, et en même temps, les intempéries toujours plus importantes et disséminées sur la planète causées par des pluies diluviennes, la fonte des glaces et la montée dévastatrice des eaux font croire à la réalité des mythes du déluge et de l'épisode de l'arche de Noé de l'Ancien Testament ; même si le récit du déluge n'est pas une création hébraïque, mais bien plus lointaine, combinant plusieurs traditions. À cet égard, les fouilles menées en 1872 par l'assyriologue britannique George Smith dans les ruines de la bibliothèque d'Assourbanipal à Ninive, ancienne ville de l'Assyrie, dans le nord de la Mésopotamie, ont permis de découvrir et traduire l'*Épopée de Gilgamesh*, une des œuvres littéraires les plus anciennes de l'humanité (88'). Il s'agit d'une douzaine de tablettes d'argile originaires de Chaldée remontant aux environs du XIIIe siècle avant J.-C. et qui racontent en près de trois mille vers le parcours épique d'un roi en quête d'immortalité, Gilgamesh. Or, cette parabole offre des parallèles nombreux et précis avec le mythe biblique du déluge.

En littérature, le symbole du feu et de la flamme présente une diversité stupéfiante. D'ailleurs, à la lumière de ses apports, Gaston Bachelard (14) nous a laissé pas moins de trois monographies sur le sujet, dans lesquelles il ne manque pas de citer d'innombrables œuvres littéraires, pour se résigner, à la fin de cette tâche monumentale, en résumant d'une manière laconique : « Pour étudier la flamme en suivant, en littérature, toutes les métaphores qu'elle suggère, un gros livre n'y suffirait pas. » Pour les écrivains, le feu est LE symbole paradoxal par excellence, une « coincidentia oppositorum » dans la langue des philosophes. Nous retrouvons d'ailleurs cette même contradiction concernant l'élément imaginaire précédemment évoqué et dont le rôle signifiant est majeur : le phallus. Cette polyvalence du feu se rencontre dans tous les contextes, qui peuvent se résumer en six constats distincts. Il peut être :

Le symbole d'une puissance divine (le contexte religieux) ;
Le symbole de l'émancipation humaine par rapport au ciel (par l'utilisation maîtrisée du feu) ;
Le symbole de la purification (un aspect qui concerne le corps ou l'âme, dans tous les domaines de la vie) ;
Le symbole de la raison et de la créativité (un emploi qui vise les œuvres de l'esprit et de l'art) ;
Le symbole de la vie (donc de l'existence physique de l'homme) ;
Le symbole des passions, des affects, des émotions violentes (et notamment de l'amour).

Pour autant, cette catégorisation s'avère artificielle puisque dans les textes littéraires, ces différents domaines se chevauchent, étant donné qu'ils sont le plus souvent soumis à une rhétorique dynamique. En outre, le symbolisme du feu, en éternel mouvement, relève d'une « tradition vivante » pour reprendre un terme développé par les philologues. Pour notre part, nous utiliserons la symbolique du feu pour illustrer ce qui nous semble un des principaux enjeux concernant nos patient(e)s ; à savoir la prise de risque, celle qui porte autant sur le rapprochement spéculaire avec un parent que sur sa conséquence qui se traduit par le trouble des conduites alimentaires et la métamorphose des corps. Le mythe allégorique de Dédale et Icare en est une illustration. Il rend compte du désir de l'homme d'aller toujours plus loin pour finalement se reconnaître dans l'impuissance de sa condition humaine. Ainsi, selon la légende, à ne pas suivre les recommandations de Dédale de ne pas s'élever trop haut au risque de faire fondre la cire qui fixe à ses épaules les ailes, Icare s'expose à la chaleur du soleil et déchoit. La chute d'Icare peut ainsi être interprétée comme la mise en garde rappelant le châtiment qui menace les hommes qui font preuve de démesure et de témérité. La psychanalyse situe le « lieu » de la puissance dans la notion de phallus. D'après Lacan, à propos de la fonction symbolique remplie par le pénis dans la dialectique intra et intersubjective, le phallus représente le « signifiant du désir » ; mais aussi le « signifiant de la jouissance ». Il relève d'une problématique psychodynamique (inconsciente) qui le situerait selon une alternative entre l'« être » et l'« avoir ». Comme nous le verrons plus loin, l'amour-passion agite une flamme dévorante, un phallus sur le versant imaginaire et omnipotent augurant de la pulsion de mort ; et pour faire un clin d'œil à Georges Lucas, elle est apparentée à l'irréductible côté obscur de la Force de *Star Wars*.

Afin d'éclairer notre lanterne concernant ce concept pour le moins énigmatique, le space opera *Star Wars* de Georges Lucas, évoqué plus haut, véritable saga devenue culte, met en scène des aventures intergalactiques dans lesquelles « la Force » peut tout à fait être assimilée au phallus imaginaire, dans sa dimension de toute-puissance. Celui-ci intervient, tantôt désincarné selon une simple Voix issue d'outre-tombe, tantôt représenté sous la forme du masque étrange et mystérieux de Dark Vador. Par ailleurs, dans sa version symbolique, il est matérialisé par le sabre laser dont l'arme en action se dresse tel un organe érectile. Ainsi, en fabriquant un mythe universel à partir d'archétypes qui s'adressent à l'enfance, l'auteur touche à la thématique freudienne, ainsi que nous l'indique Hugues Paris (158). Selon son subtil point de vue psychanalytique, cet auteur rend compte des deux trilogies qui racontent le parcours initiatique d'un héros (Anakin puis Luke Skywalker) confronté à plusieurs étapes successives en évoquant les questions du père et celle du passage de l'adolescence à l'âge adulte. De son côté, il ne fait aucun doute pour Clotilde Leguil (125), cette autre psychanalyste, qu'à travers la fascination qu'exerce Dark Vador, l'homme sans visage « Je suis le père », *Star Wars* constitue un avatar du mythe d'Œdipe incarné par Luke. Ainsi, en engageant la lutte décisive contre son Père, figure emblématique du « grand Autre absolu » – en référence à l'Autre, l'ordre symbolique déterminant le sujet, le Lieu de la parole selon Lacan – Luke affronte son destin et parvient à y échapper, quittant les rangs des « petits autres » (les semblables) pour devenir un Jedi. Du reste, *Star Wars* a créé un mythe autour de la main coupée en illustrant et reproduisant ainsi ce que Freud a défini par la castration symbolique. Après avoir perdu sa main dans *L'Empire Contre-Attaque* (1980), Luke Skywalker apparaît en Jedi beaucoup plus sage au début du *Retour du Jedi*. C'est ainsi que son phallus imaginaire tout-puissant soumis à la castration œdipienne s'est transformé en phallus symbolique, témoin de sa simple condition d'être humain, et dont le pouvoir est mesuré, apaisé et plus intérieur. Luke se fait castrer dans la réalité : il se fait amputer de la main qui touchait le sabre, exactement comme son père avant (malgré le fait qu'il ne le sache pas). Et il renonce finalement à tuer son père. Ce sera alors Dark Vador qui n'est autre que Anakin, son vrai père, dans son armure de forme phallique, en se sacrifiant, qui mettra à mort son père symbolique, l'empereur. Anakin va ainsi advenir de nouveau à sa place paternelle, et recouvrer son identité et sa filiation ; pour, au final, mourir. L'inceste propre à la problématique de l'Œdipe est présent dans la première trilogie entre l'enfant Anakin et la femme Padmé. Car seul Anakin Skywalker, né sans père biologique, qui figure comme une métaphore de l'Immaculée Conception chrétienne, enfreint la règle de l'interdit de l'inceste au profit d'une recherche d'amour universel avec Padmé Amidala, une incarnation de sa mère. Arthur Leroy (126), dans sa propre approche psychanalytique de la saga, écrit ainsi, concernant Padmé : « Il la rencontre déguisée en servante, évoquant sa mère esclave, alors que c'est une reine. » À cet égard, dans *L'Interprétation du rêve*, Freud (72) souligne que la reine qui apparaît dans le rêve est une représentation parentale, maternelle. Ainsi, comme le fait remarquer Leroy : « Dans ses rêves prémonitoires, Anakin voit tour à tour sa mère puis Padmé, la figure de la femme qui prend soin de lui et va l'abandonner en mourant. »

Au passage, il existe un certain nombre d'aspects de la Bible hébraïque que l'on retrouve dans cette saga cinématographique et que l'on ne peut ignorer.

En effet, le judaïsme nous enseigne que « la Force » est le dernier pouvoir de l'Univers : autrement dit la Force c'est D.ieu. Si le jediisme n'est pas une religion théiste perse, ses adeptes croient en une Force, pour reprendre les mots du maître Obi-Wan-Kenobi : « Ce qui donne au Jedi son pouvoir est un champ d'énergie créé par tous les êtres vivants. Elle nous entoure et nous pénètre. C'est ce qui lie la galaxie en un tout uni. » De fait, et fondamentalement, le juif exprime sa relation avec l'univers en aspirant à se rapprocher toujours davantage de son Créateur. Or, à propos de la croyance et de la crainte de D.ieu, dans *Star Wars*, le chevalier Jedi s'efforce d'élever en permanence sa conscience et son esprit en nous montrant que D.ieu nous regarde constamment et qu'Il nous enseigne, sans cesse, son implication dans les événements de vie. À noter qu'on y voit dans cette épopée une galaxie peuplée de noms hébraïques. Le personnage Jedi rappelle que la lettre hébraïque « youd » est souvent francisée par le « J », et les syllabes se perdent parfois dans la traduction. Ainsi, un nom biblique tel « Yéhochoua » sera rendu en français par « Josué ». En outre, inutile d'être linguiste pour faire le lien entre les noms « Jedi » et « Yoda » et celui de « Yéhoudi », lequel se décline d'ailleurs dans sa forme péjorative, marquée d'une intention injurieuse en « Youd », « Youddi », « Youpin ». Enfin, il n'est pas vain d'ajouter ici à propos de ce qui relie « la Force » de *Star Wars* avec la religion juive, la formule hébraïque '*hazak* qui signifie « soit fort » accolée au mot *baroukh* qui signifie « soit béni ». À cet égard, le Rav Ron Chaya (174') nous éclaire sur le fait que D.ieu a béni Yéhochoua en rappelant que la formulation *'hazak vé-émats* – « soit fort et courageux » – et le mot *baroukh* – « soit béni » – apparaissent plusieurs fois dans la Torah (l'un des cinq livres de la Bible hébraïque). Ainsi précise-t-il que l'on fait l'union de ces deux mots, *hazak* et *baroukh*, pour bénir celui qui, comme on dit, « monte à la Torah » à l'occasion d'un office synagogal – ce privilège alloué à un officiant est un grand honneur ; il s'agit pour lui d'aller chercher le rouleau de la Torah afin qu'ensuite les fidèles l'acclament en proférant *« 'Hazak ou Baroukh »* (« soit fort, sois béni ! ») pour le féliciter après la lecture d'un passage de la Torah —, ou celui qui fait une *mitsva* (une bonne action).

Les thématiques du phallus et de la castration se retrouvent également dans l'œuvre éminemment romanesque d'Edmond Rostand *Cyrano de Bergerac* ; laquelle, du reste, tourne autour de métaphores évidentes d'un acte sexuel. Proche de la Commedia dell'arte, Cyrano est un personnage à la fois pathétique et grotesque par son proéminent et légendaire appendice nasal, et sublime par sa verve, sa bravoure, son sens du dépassement et du sacrifice. Véritable archétype humain, ce héros tout en contraste fait alterner l'intense énergie et la profonde mélancolie : courageux, mais timide, victorieux, mais poursuivi par l'échec, fanfaron, mais pudique sur ses souffrances. Selon la psychanalyse, sa très fameuse « péninsule » nommée ainsi par Cyrano, dans sa célèbre tirade : « C'est un roc ! ... c'est un pic ! ... c'est un cap ! Que dis-je, c'est un cap ? ... C'est une péninsule ! », qui désigne avec grandiloquence son apophyse nasale surdimensionnée, représente à la fois sa castration, cette difformité dont il est le premier à souffrir, et à la fois son phallus au milieu du visage, l'insigne de sa puissance. La dimension érotique de cette pièce se singularise au travers d'une seule et même configuration : la forme phallique. En l'occurrence, Cyrano n'hésite pas à faire usage de son épée à la moindre occasion, arme phallique par excellence. Il clame, ailleurs : « La pudeur vous défend de voir ma lame nue ? Pas un nom ? – Pas un doigt ? – C'est bien. Je continue ». Le doigt, bien entendu, renvoie lui aussi à la représentation du phallus. Et à y trouver aussi le mot « nu » dans sa bouche, l'érotisme sensuel de la situation ne fait aucun doute. Il poursuit : « Je vais vous donner un petit coup charmant » ; pour terminer sur le mythique : « À la fin de l'envoi, je touche ! ... » Ainsi, reconnaît-on là toutes les étapes d'un acte sexuel : les préliminaires verbaux, physiques, puis la pénétration. Sa disgrâce physique symbolise donc bien autant la force de l'homme que sa faille, à la fois puissant et castré, situation ramenant d'ailleurs notre héros à sa simple condition humaine. Le phallus renvoie à la virilité et à la fertilité.

En apparence complexe et obscure, cette dimension symbolique du phallus prend tout son sens à la lumière du langage courant selon les formules : « accomplir une performance », « défier l'autorité », « braver un interdit », ou encore « vaincre sa peur ». Être doté du phallus ou, au contraire, en être dépourvu coïncide aussi avec des expressions imagées parmi lesquelles : d'un côté, « tendre une perche », « se montrer à la hauteur » ou « mettre le paquet », « être culotté » ; de l'autre, « se comporter en chiffe molle », « être un dégonflé ». Pourtant, à cet instant, une digression est de mise. Car si nous venons de suggérer la représentation du pénis-phallus dans sa signification symbolique. Accordons également de l'importance au phallus-pénis dans sa réalité anatomique, en tant qu'organe viril avec son potentiel pouvoir fécondant. Ainsi, il nous importe de rendre compte de sa fonctionnalité physiologique sous l'aspect d'autres représentations imagées, celles-là – « proprement » – sexuelles, illustrées par des expressions telles que : d'un côté, mettre le feu à l'allumette, taquiner le poireau, maintenir le petit soldat au garde-à-vous ; de l'autre, avoir le vaillant drapeau en berne, sentir le gaillard faire triste mine, détenir coincée dans son carquois la flèche de Cupidon, etc. Quant à l'imagerie du coït, nous choisirons cette fois non sans malice de laisser libre cours à l'inventivité et à la fantaisie du lecteur pour décrire l'« acte de chair ». Toute proportion gardée, osons dire que la gageure est de taille : certes, d'un côté, la démarche incite à tisonner les braises de la concupiscence ; mais de l'autre, c'est aussi compromettre incidemment, car la bienséance est bafouée. De fait, et sans détour, il s'agit bien de contribuer à éveiller la fertilité fantasmatique et à mettre le feu dans les chaumières autant qu'à attirer les foudres des âmes conventionnelles et prudes ; ou plus modestement, susciter une gêne incandescente en prenant le risque de faire piquer un phare. Fermons la parenthèse.

Il y a lieu de décrire le phallus dans sa double polarité. Du côté de la toute-puissance, il correspond à ce que l'on rencontre chez certains sujets, qui ne peuvent s'estimer dignes d'être aimés que dans la mesure où, dans leur être, ils réalisent la perfection. Or, la perfection ne peut se concevoir pour eux que dans un rapport bien particulier au phallus. Il y va d'un choix entre deux conclusions antinomiques : il peut rester certes dans la croyance imaginaire et revêtir les atours d'un objet glorieux, celui qui renferme justement l'indice héroïque de la toute-puissance ; mais il peut aussi entrevoir le paradigme de la dimension de la perte et du manque, la marque d'une limite ; ce qui précisément fait obstacle à cette prétention de toute-puissance. C'est depuis la reconnaissance de cette limite, qui coïncide d'ailleurs avec la castration, que l'on ne parle plus de phallus imaginaire, mais bien de phallus symbolique. Ces sujets qui briguent la perfection pour se sentir dignes d'être aimés ne peuvent la concevoir qu'en se mesurant au phallus tel que nous venons de le décrire, « cet objet imaginaire marqué du sceau de l'absolu », selon J.-P. Ricœur (175') ; avec pour seule visée, bien entendu, ce seul vœu : l'égaler, ce phallus. Et nous voilà revenus au mythe d'Icare et à la tentation de la démesure, l'élan périlleux qui pousse à commettre l'invraisemblable ; voire, l'impossible au péril de la vie. Au passage, nous pourrions évoquer le réel de Lacan comme étant précisément cet impossible, c'est-à-dire, ce qui n'est pas symbolique et qui se situe hors de l'imaginaire. À noter qu'en faisant l'acquisition du tableau de Gustave Courbet *L'Origine du monde*, Lacan effectue, selon Hervé Petit (161') « un acte créateur pour protéger de la vision d'angoisse », à savoir, en l'occurrence, celui de nommer le réel. Cet auteur reprend les propos de Lacan, à cet égard, lequel dit de cette image, qu'elle « résume ce que nous pouvons appeler la révélation du réel dans ce qu'il y a de moins pénétrant – en restant fidèle à cette métaphore de l'impénétrable —, du réel sans aucune médiation possible, du réel dernier, l'objet essentiel qui n'est plus un objet, mais ce quelque chose devant quoi tous les mots s'arrêtent et toutes les catégories échouent, l'objet d'angoisse par excellence ». Or, l'importance de cette « révélation » tient, pour Hervé Petit, à ce que Lacan, dans sa clôture du congrès de l'EFP de Strasbourg (48'), emporté par son élan, parle de l'échec des mots. Cet auteur précise que c'est bien dans ces pages mémorables que s'esquisse le nouage du réel à l'imaginaire et au symbolique dont on peut espérer, selon lui, qu'il tienne en respect la « vision de l'angoisse ».

Le « choix » évoqué plus haut se présente sous la forme d'une alternative : « ne pas être, sauf à être » le phallus. Évoquons, ici, la question d'Hamlet « être ou ne pas être... » avec une lecture psychanalytique qui pourrait être formulée comme une passion de l'être définie selon : « être ou ne pas être... le phallus ? » Pour nous, la problématique phallique, entre « être » ou « avoir » est, sans nul doute, centrale et déterminante concernant nos patient(e)s présentant un trouble des conduites alimentaires. On peut représenter la circonstance sous la forme métaphorisée d'un gouffre béant devant lequel inexorablement le sujet-objet est malgré lui attiré, aspiré et projeté aveuglément avec pour seule et unique défense ou seul recours, sa subsistance : manger (ou s'abstenir de le faire). Nous verrons notamment ce qui se produit lors de la rencontre spéculaire de nos patient(e)s en regard d'un parent dans chacune des situations : la mise en action d'un phallus tout-puissant et dévorant, un phallus qui n'a pas fait l'objet de la castration symbolique. Les interdits fondamentaux sont levés, laissant libre cours aux archaïsmes pulsionnels et aux fantasmes d'inceste et d'anthropophagie. De fait, et parce que la fonction paternelle ne fait pas totalement son œuvre, dans le face-à-face en miroir, l'hyperphagique « est », demeure ou devient le phallus de sa mère ; l'anorexique-boulimique le phallus du père. Au final, l'être n'acquiert pas (ou perd) le statut de sujet ; il ne parvient pas à se hisser au rang de la culture. Ramené à l'état d'objet, il n'est plus qu'un individu par nature, dont le miroir de la rencontre ne rend plus compte de l'existence.

La psychanalyse fait état de l'amour sans le plus souvent le nommer tel quel, mais en l'évoquant à partir de la « relation d'objet » ou le « choix d'objet ». Or, en se référant à Freud dans son « Pour introduire le narcissisme » (73), on peut lire : « L'homme n'a que deux objets primitifs : lui-même et la femme qui s'occupe de lui. » Quant au mot qu'il utilise pour parler de cet amour pour l'objet, on note qu'à de très rares exceptions près, il met de côté le mot le plus usuel de la langue allemande, *Liebe*, au profit de l'emploi du mot *Verliebtheit*, qui coïncide avec l'amour-passion et que l'on peut traduire par « énamoration ». Ainsi, de *Liebe*, Freud dit que c'est bien ce que l'on pourrait appeler l'amour « normal » ; mais c'est pour ajouter tout aussitôt que ce supposé normal ne correspond à rien d'autre qu'à la croyance en la fable poétique du mythe d'Aristophane : ce partage de l'être humain en deux moitiés, homme et femme, qui cherchent désespérément dans l'amour à retrouver leur unité perdue. « Mais l'amour ordinaire, celui aux feux duquel nous brûlons tous un jour ou l'autre, nous les bons névrosés, c'est : *Verliebtheit*... et c'est nettement moins idyllique ! » déclare Jean-Paul Ricœur (175').

Cet auteur nous éclaire d'ailleurs sur le point de vue de Lacan lorsque celui-ci rend compte de l'amour selon trois mouvements. En premier lieu, un abord qualifié de plutôt dénigrant, dans lequel l'amour est réduit à l'amour-passion ; qui se distingue de l'amour en tant qu'Éros, et qui est vécu par le sujet comme une véritable « catastrophe psychologique ». Cet amour, Lacan le situe du côté de Thanatos, la pulsion de mort. Il va jusqu'à affirmer : « Nous sommes bien tous d'accord que l'amour est une forme de suicide. » Il s'agit de l'éprouvé de l'amour narcissique. Un second mouvement qui serait, tel un sursaut, résolu à « sauver » l'amour, en affirmant qu'il y a une autre dimension que celle attribuée à l'amour narcissique : Lacan le nomme alors « l'amour dans sa forme achevée ». Et un troisième, d'où ce dernier conclut l'idée selon laquelle la recherche de l'autre comme un complément laisse l'amour du côté d'une inéluctable représentation mythique. Or, d'une manière générale, la psychanalyse soutient que tout amour est narcissique, thèse adossée à celle de Jacques Derrida (58) qui affirmait que « l'amour est narcissique » puisqu'« il faut que le rapport à l'autre [...] esquisse un mouvement de réappropriation dans l'image de soi-même pour que l'amour soit possible ». Ce qui revient à dire que c'est littéralement son propre moi que le sujet aime dans « l'autre » de l'amour.

Du reste, pour Lacan, la passion amoureuse est l'expression même de cette confusion entre image de soi et image de l'autre ; et c'est ce qui explique, conclut-il, ce fait bien connu que « l'amour rend fou ». Lacan illustre encore le rapport intime que l'amour peut entretenir avec la pulsion de mort par le « coup de foudre », le bien nommé, qui n'est autre, à l'évidence, qu'un aveuglement spéculaire, et qui rappelle l'expérience amoureuse du personnage de Werther. *Les souffrances du jeune Werther* est le premier roman épistolaire de Goethe publié anonymement. Il raconte la rencontre de Werther et de Charlotte qui, orpheline de mère, remplace celle-ci auprès de ses petits frères et sœurs : Werther tombe sur elle pendant qu'elle leur coupe du pain. « Ô spectacle idéal d'amour et d'innocence », s'écrie-t-il. Et c'est le coup de foudre, « l'attachement mortel », dit Lacan (119). Mais, de fait, il est animé d'un amour impossible, car Charlotte est fiancée puis mariée à Albert. Désespéré, mais éperdument épris, il rend une dernière visite à sa bien-aimée au cours de laquelle il lui lit une traduction qu'il a faite du poème mélancolique d'Ossian *Les Chants de Selma* ; et, au final, se suicide. « Mortel », c'est encore le mot que Lacan utilise à propos de Gide et de son amour pour sa cousine Madeleine : il parle alors de « dépendance mortelle ». De fait, leur relation paraît initialement harmonieuse. Madeleine est la première lectrice et conseillère d'André Gide. Cependant, elle vit trois drames. Le premier, c'est la fuite de sa mère avec son amant ; elle n'a que quinze ans ; alors propulsée adulte prématurée, elle endosse à ses dépens le rôle de chef de famille. Le second éclate quand Madeleine apprend la liaison d'André avec Marc Allégret. Le troisième est la révélation qu'André, qui n'a jamais eu de relations charnelles avec elle, a donné à une autre un enfant. Pourtant ils se marient et poursuivent une vie conjugale qui tente de concilier, alternativement, aventure et fidélité, avant-garde et tradition, confiance et trahison. Or, finalement, qu'est-ce qui distingue Werther de Gide ?

Rappelons-nous les deux types d'amour que distinguait Freud. On aime, disait-il, la personne qui a été une partie de son propre moi : c'est le type narcissique. Ou bien on aime la femme qui nourrit et l'homme qui protège, et c'est l'amour par étayage. Par ailleurs, c'est l'amour-passion qui est le type d'amour qui intéresse le plus la psychanalyse, dans le cadre de la cure, étant donné le fait que c'est celui qui cause le plus de troubles aux individus. Mais, que se passe-t-il au juste à travers l'amour qui noue nos patient(e)s à un parent ?

Nous avons indiqué que lors d'un trouble des conduites alimentaires, les identifications ne se déroulent pas d'une manière satisfaisante. Celles-ci sont détournées et remplacées par des incorporations. De ce fait, il ne se produit plus une maturation suffisante de la personnalité. Et tout se passe comme si nos patient(e)s dans la relation en miroir avec un parent procédaient à un retour à la petite enfance. Tentons d'aller plus avant dans notre compréhension et comparons nos patient(e)s à l'artiste. Celui-ci est engagé dans un processus de création. Or, à opérer un parallèle entre l'artiste et nos patient(e)s, il semblerait que ces derniers exécutent « une œuvre » autre et singulière, celle de leur propre corps. Il se produirait au niveau de leur moi comme « une division fonctionnelle », celle dont parle Racamier (173) lorsqu'il met en évidence une sorte de clivage du moi de l'artiste soumis au phénomène de la création. Ainsi, face à son image spéculaire, celle de la mère pour l'hyperphagique, celle du père pour l'anorexique-boulimique, la partie dédoublée de chacun(e) d'eux (d'elles) effectuerait une régression. Il ne s'agit plus de s'aimer sans éprouver la mauvaise conscience qui fait osciller, entre d'un côté, ravissement et extase, et de l'autre, honte, culpabilité, peur, voire effroi et terreur, rejet. L'amour n'est plus alors que cet état d'âme dont l'expression est, tel un vent frémissant qui souffle sur les braises d'une passion indicible, innommable, et qui ne peut susciter, selon nous, fantasmatiquement, que l'émoi incestueux doublé (ou non) d'un appétit anthropophage. À cet égard, la sexualité infantile nous donne l'illustration la plus criante de ce phénomène dès lors qu'on la considère sous l'angle des pulsions partielles. Ainsi, Éros en tant que représentation de l'amour n'a plus rien d'un angelot joufflu, Cupidon, qui sort « pour de rire » de tendres flèches de son carquois. L'enfant, comme nos patient(e)s, pris dans ses arcanes vivaces et dépourvu de freins, veut jouir sans limites, par tous les moyens : il désire incestueusement ses proches, il aime d'un amour vampirique ou ogresque, parce que soumis à ses pulsions cannibales ou coprophiles ; il peut se faire exhibitionniste ou voyeur, et se plaît aux jeux sadiques et masochistes. En bref, nous dit Freud (76), cet enfant, ainsi que chacun de nos patient(e)s : « c'est un pervers polymorphe ». Et il n'y a aucun jugement moral dans ce terme ; juste un constat de clinicien sur le rapport du petit d'homme à la jouissance et au désir. Nous voilà revenus au phallus qui est d'ailleurs, selon nous, l'axe autour duquel pivote le miroir de la rencontre, celle qui a lieu entre un parent et l'enfant, la mère et l'hyperphagique, le père et l'anorexique-boulimique. Et, si amour il y a, il ne s'agit pas d'un simple amour tendre et réciproque qui pourrait d'ailleurs faire l'objet soit d'une idéalisation, soit d'une sublimation. Il est question ici d'un amour passion où brûle un désir ardent, dévorant et « totalitaire », pour reprendre le terme employé par Charlotte Herfray (101'). Dans la relation spéculaire, cet amour agite tout un univers particulier, c'est-à-dire qu'il est habité de représentations et d'images (non symbolisées chez nos patient(e)s), qui ne s'apparente ni au « Pays des Merveilles » de Lewis Carroll ni au monde mirifique de Walt Disney. Nous sommes également loin de l'amour décrit par Platon dans *Le Banquet* (167), même si l'amour platonique provient du nom du philosophe grec sans, pour autant, être une théorie exprimée telle quelle, par lui. C'est une conception philosophique qui date de la Renaissance et qui fut mise en évidence par le philosophe humaniste florentin Marsile Ficin au XVe siècle sous le nom latin d'*Amor platonicus*. Il s'agit, en l'occurrence, d'un amour chaste, en dehors de toute sensualité, de type intellectuel, et sans que l'envie de relations sexuelles montre le bout de son nez. Il symbolise la perfection de l'appariement de deux personnes, et passe également pour « le plus poétique et le plus puissant des amours » ; celui-ci s'oppose à l'amour « vulgaire » – le coït –, qui est destiné soit à assouvir un désir sexuel, soit à la reproduction de l'espèce humaine. Platon, pour sa part, a exprimé le fait selon lequel ce sont des qualités qui sont aimées dans la personne, et non la personne elle-même.

La théorie platonicienne de l'amour est celle du Beau selon trois degrés : le premier consiste en une attraction charnelle où les plaisirs de la chair l'emportent, première étape sur le chemin de l'amour des idées. Il s'agit déjà d'un amour de la perfection : celle de la forme. Puis, c'est la recherche de quelque chose de plus : la personne est appréciée pour son esprit, complément de son corps, deuxième étape de l'ascension de l'âme. Et enfin, on arrive « au détachement complet du sensible » pour atteindre une recherche intégrale des idées intelligibles : c'est, à proprement parler, l'amour des idées. L'amour de nos patient(e)s qui s'exprime dans la relation spéculaire à un parent se traduit par l'expérience extraordinaire et inquiétante qui les fait vivre « comme dans un rêve étrange et pénétrant ». En l'occurrence, le reflet qui se présente à eux n'est pas celui de leur propre image ni celui de l'image telle quelle d'un parent ; et pas davantage l'image vocale du miroir magique de l'orgueilleuse marâtre et reine de *Blanche-Neige*. Autant dire d'ailleurs, non sans une pointe d'humour, et c'est un euphémisme, que nous sommes assez loin du monde idéal des tendres et gentils Bisounours, ou des Calinours au Québec (en anglais : *the Care Bears*). Il s'agit bien plutôt de l'image d'une altérité singulièrement autre, à la fois étrange et inquiétante. Nous l'avons évoqué précédemment, cette image esquisse la forme à double face d'un monstre dévorant : la Figure de l'ogre dont la particularité repose sur sa composante illusoire et trompeuse, c'est-à-dire, qui affiche un côté attrayant et aimant, un autre horrifique et dévorant. Or, appliqué à la conceptualisation psychanalytique, nous verrons, à travers le jeu de la fonction phallique – ce que Lacan (119) appelle, selon sa formulation, « l'économie de la jouissance du sujet » et « l'économie du désir chez le sujet pris dans le langage » – ce qui renvoie possiblement, concernant nos patient(e)s, à la « pulsion d'emprise » définie par Freud (74). Celle-ci met en place par la force un rapport de possession-domination, avec, d'un côté, la prédation captatrice du parent, de l'autre, la dimension sacrificielle et mortifère attribuée à la proie, son enfant.

Freud décrit l'emprise comme une pulsion non sexuelle qui ne s'unit que secondairement à la sexualité ; elle est d'emblée dirigée sur l'objet extérieur et constitue le seul élément présent dans la cruauté originaire de l'enfant. Il évoque aussi cette pulsion, dans *Trois essais sur la théorie de la sexualité* (75), qui n'aurait pas originellement pour but la souffrance d'autrui, mais qui simplement consiste à ne pas en tenir compte ; dans « La prédisposition à la névrose obsessionnelle » Freud (86') rend compte de la pulsion d'emprise dans la relation couplée activité-passivité qui prédomine au stade sadique-anal. Ailleurs, dans *Pulsions et destins des pulsions* (76) du même auteur, le but premier du « sadisme » est défini comme l'abaissement et la domination par la violence. Un sentiment d'emprise avec la perte de liberté d'agir et l'effroi d'une menace d'intrusion et de dévoration, avec effraction du Moi-peau, serait à l'origine de la « contrainte par corps » éprouvée par nos patient(e)s ; lesquels n'ont pour seul recours que celui de se défendre en opérant une régression de leur moi dédoublé et d'exercer une oro-analité exacerbée et insatiable. Nous mettrons en évidence le fait selon lequel l'issue de cette rencontre spéculaire s'avère une impasse relationnelle. Ce comportement alimentaire irrépressible et délétère dans le face-à-face en miroir avec un parent est la marque d'une « voie sans issue » témoignant d'une jouissance, dans le sens qu'a donné Lacan à ce terme. Car il a paradoxalement autant vocation à nouer ou renouer l'attache racinaire et le lien filial que tendance à les défaire, voire à les détruire. Là réside d'ailleurs le deuil impossible. À préciser qu'en dehors de l'acception courante d'orgasme sexuel, pour Lacan, la jouissance est opposée au plaisir, car elle veut outrepasser « le principe de plaisir ». Elle implique une transgression de l'interdit, celui de l'inceste et sans doute aussi celui de l'anthropophagie, poussant le sujet à le défier. De ce fait, cette transgression fantasmatique s'inscrit dans une logique de perversion.

Pour chacun de nos patient(e)s, le rapport à l'autre semblable et différent à la fois, autrement dit l'altérité, s'efface pour laisser place au rapprochement étroit des images spéculaires et à la confusion des identités. Il y va d'une altérité radicalement autre, celle qui leur fait vivre l'expérience d'une singulière et « inquiétante étrangeté », telle que Freud (77) l'a décrite, et qui, selon nous, les pousse à manger. Nous avons précédemment évoqué le concept d'altérité. Apportons-y quelques éléments complémentaires.

L'historique de ce concept a des origines antiques ; le commencement peut se situer dans le *Parménide* de Platon (166), qui traite du rapport entre le soi unique, identique, et la pluralité des autres, ainsi que dans la *Métaphysique* d'Aristote (10), où l'auteur s'interroge sur le fait que « les relations de l'être sont multiples, et non pas une seule ». On retrouve l'intérêt pour l'autre dans les écrits d'Homère qui a beaucoup travaillé sur le « lointain », qu'il décrivait comme des lieux oniriques. Hérodote était également fasciné par la société perse ; tandis qu'Hippocrate, dans ses récits, a essayé d'expliquer la diversité des sociétés à travers l'influence de l'environnement. Les Grecs ont toujours perçu l'étranger comme un non-citoyen. D'ailleurs, dans la Grèce antique, celui qui ne parle pas le grec est nommé « barbare ».

Citons Michel Bernard (27) qui, selon un éclairage philosophique aussi précis qu'érudit, nous renseigne ainsi :

> « Le terme d'"altérité", qui a été forgé à partir de ce radical [alter], est une catégorie abstraite qui ne désigne pas une chose existante ou un référent empirique déterminé, mais un rapport, une relation suscitée et engendrée par une exigence de connaissance et par là un désir d'identification en vue de se garantir contre l'imprévu, d'appeler une reconnaissance et d'acquérir légitimement une place ou un pouvoir, bref une sécurisation dans l'espace, le temps et la société. »

La sécurisation, c'est justement ce qui fait défaut, comme nous le verrons plus loin, dans le rapport affectif qu'entretient l'hyperphagique avec sa mère et l'anorexique-boulimique vis-à-vis de son père. L'« altérité » est à la fois adjectif et substantif puisque signifiant aussi bien le caractère d'étrangeté d'une perception que le sujet ou l'objet auquel on la rapporte. Il signifie « le caractère de ce qui est autre » ainsi que « la reconnaissance de l'autre dans sa différence », en précisant que la différence porte aussi bien sur l'ethnique que le social, le culturel ou le religieux. En revanche, dit Denise Jodelet (109) : « l'objet "altérité", quand il est étudié par les disciplines sociales, y incluse la psychologie sociale, se trouve d'emblée situé au plan du lien social [...], c'est une propriété qui s'élabore au sein d'une relation sociale, et autour d'une différence. » Le lien social dont il est question, ici, nous renvoie au lien plus personnel qu'est le lien filial, celui que nous pensons être mis en jeu dans le rapport à l'autre, de la part de chacun de nos patient(e)s vis-à-vis d'un parent.

Avec Gérard Pommier (168), la psychanalyse interroge pertinemment le sentiment ambivalent d'une altérité. En l'occurrence, et selon lui, nous pourrions reconnaître en notre semblable quelqu'un de différent, parce que nous le sommes pour nous-mêmes. Ainsi, la naissance de l'altérité pourrait résulter de la division du sujet, dès lors que nous sommes à chaque instant la proie d'un dédoublement interne. Cet auteur soulève la question de savoir si cette dualité interne suffit à engendrer la reconnaissance de l'altérité ; et y répond : « Ce n'est pas sûr, dit-il, car assoiffé de la résolution de sa contradiction, la mêmeté va tenter ce sujet divisé. Il lui faut de l'Un, ajoute-t-il, non sans une pointe d'humour, il aime le groupe qui l'unifie et il rejette l'étranger. Il adore chanter en chœur, et a horreur des fausses notes. » L'idée d'un double ainsi évoquée n'est pas différente de ce qui fait alterner le familier étrange et le non-familier intime. Elle est à mettre en relation avec l'image que le bébé rencontre dans le premier miroir, la mère, et qui fonde le narcissisme primaire. Le moi est « remplacé » par un autre moi. Le caractère inquiétant vient du fait que le double est issu du moi lui-même, c'est-à-dire de l'intime : « Il s'agit d'un retour à certaines phases de l'histoire évolutive du sentiment du Moi », enseigne Freud (78) ; où le Moi n'est toujours pas délimité par rapport à autrui. Et ce phénomène a lieu à un moment où les identifications n'ont pas cours. Il coïncide avec des mouvements instinctuels plus archaïques, des pulsions partielles que sont les incorporations. L'oralité alors à l'œuvre dans cette indistinction entre le moi et non moi nous ramènerait au vécu spéculaire de nos patient(e)s vis-à-vis d'un parent, comme s'ils étaient l'un et l'autre à un point donné indifférenciés. Pris dans l'illusion feinte des identités confondues, le sentiment d'altérité s'efface et ils se perçoivent mutuellement sous les traits horrifiques d'un monstre dévorant. Ainsi, par crainte d'être mangés à chaque instant par un parent, car incapables de mentaliser et de symboliser l'image spéculaire de celui-ci, nos patient(e)s n'auraient d'autre recours pour se défendre que d'« agir » en mangeant d'une manière incontrôlée et néfaste. Interrogeons, à présent, le rapport de chacun d'eux sous l'angle de ce que Freud (77) a défini par l'*Unheimliche* en allemand, traduit en français par l'« inquiétante étrangeté ».

Introduire ce concept pour le moins énigmatique n'est pas la chose la plus facile. Pourtant, il nous semble impliqué dans ce qui se joue à travers l'interrelation et l'intersubjectivité engagées entre nos patient(e)s et un parent. M. Menès (145*) résume la pensée freudienne concernant l'« inquiétante étrangeté », en disant très simplement : « c'est quand l'intime surgit comme étranger, inconnu, autre absolu, au point d'en être effrayant ». Puis, de compléter son développement en reprenant la conclusion de Freud : « L'inquiétante étrangeté surgit lorsque quelque chose s'offre à nous comme réel. » Et d'ajouter : « Pour Freud, il s'agit de certains éléments de refoulement très spécifiques, puisque tout ce qui fait retour de refoulé n'est pas accompagné de cette impression. » Ainsi, selon M. Menès : « L'inquiétante étrangeté renvoie à un état très précoce des relations enfant/adulte tutélaire », évoquant à nouveau Freud qui parle « de complexes infantiles refoulés : complexe de castration, fantasmes liés au corps maternel, lorsqu'ils sont ramenés par quelque expression extérieure, ou bien lorsque de primitives convictions surmontées semblent de nouveau être confirmées ». Nous sommes ramenés ici au réel de Lacan dans ce qu'il évoque la question de la « vision d'angoisse » rattachée notamment à la représentation éminemment réaliste et crue du tableau de Gustave Courbet, *L'Origine du monde*. La détresse anxieuse (*Hilflosigkeit*) que nous observons chez nos patient(e)s pourrait bien s'apparenter à cet affect singulier éprouvé dans la relation spéculaire à un parent ; singulier parce que spécifique et contradictoire du fait que l'*Unheimlich* n'est en fait ni nouveau ni étranger, mais bien, au contraire, familier, familier à la vie psychique. Jacques Adam (3) dit : « C'est le fait du refoulement qui avait "étrangéifié" en quelque sorte le désir familier de la vie psychique et c'est sa réapparition impromptue qui lui a donné cette allure de malaise intense et intrusif. » Et il poursuit :

> « On a peur du danger interne que représente sa libido, rappelle Freud, mais c'est sa projection dans le réel de l'affect détaché, errant – non lié à une représentation –, qui donne son enforme à l'"Unheimlich", cette inquiétante étrangeté du désir lui-même et de soi-même en tant que désirant. »

Le qualificatif « étrangement familier » s'apparente à l'inquiétante étrangeté dont il est le pendant. À cet égard, l'enfant qui attribue un « nom » à son doudou considère celui-ci avec une attention apparemment bien banale. Pourtant, cette démarche est hautement significative puisqu'elle consiste à humaniser son jouet-fétiche en lui offrant une place familière ; et, à l'instar du père qui nomme son enfant, c'est aussi et surtout étrangement l'inscrire dans sa filiation imaginaire. « Étrangement » est le terme qui convient dès lors qu'il ne s'agit pas simplement de désigner un objet auquel il est prêté vie quand celui-ci est et demeure « par nature » inanimé. Le nommer consiste également à lui « insuffler » une existence.

Le doudou est de cette manière élevé au rang de Chose, par (et pour) l'enfant, c'est-à-dire, identifié comme un autre Moi. Il devient matériellement son double, son Alter ego. Il fait partie de son univers humanisé connu, présentifié dans son identité ; et, reconnu parce qu'inclus parmi ses semblables. En faisant le chemin depuis l'objet inerte et indifférencié jusqu'à un personnage-objet ainsi nommé, il peut être qualifié d'« étrangement familier ». Pour illustrer ce phénomène, citons une anecdote savoureuse et cocasse racontée par une patiente jeune adulte :

> « Un jour, mon nounours, auquel je tiens plus que tout, perdait un peu de sa garniture de paille au niveau d'une patte abîmée. J'en étais chagrinée comme une mère qui sait son enfant blessé. Je l'ai donc confié à une retoucheuse pour le faire réparer. Or, plusieurs jours plus tard, en allant le récupérer, celle-ci, intriguée par l'importance que j'accordais à mon "petit protégé" m'informe de l'ouvrage accompli ; et d'ajouter, sur un ton amusé : "Votre nounours est en salle de réveil !" »

Nous aimons tellement nos animaux de compagnie que nous les traitons, bien souvent involontairement, comme des êtres humains. Ce phénomène commence par l'attribution de prénoms humains, voire d'un surnom affectueux du type « bébé » ou « chéri ». Certains propriétaires vont même jusqu'à célébrer chaque année l'anniversaire de leur bête ainsi que le Noël en leur offrant des cadeaux comme des jouets ou des friandises. Ces boules de poils figurent également sur les photos accrochées au mur au côté des portraits de famille. Or, cet anthropomorphisme génère tout autant de l'étrangement familier. Ce procédé ne consiste pas seulement à humaniser et à familiariser l'animal. C'est aussi l'inclure imaginairement dans une filiation, la nôtre. Mais prêter une voix à un animal est une démarche qui va plus loin. Cet anthropomorphisme si joliment mis en scène dans les *Fables* de La Fontaine, les contes merveilleux ou les légendes fantastiques, témoigne d'un triple mouvement avec : d'une part, faire coïncider le monde animal avec celui des humains ; d'autre part, rappeler que l'homme pourvu de la parole et prétendument « civilisé » n'en demeure pas moins un animal ; et enfin, restituer, implicitement, à l'animal sa propre humanité paradoxale.

Un des exemples les plus éloquents de ce phénomène est illustré dans le conte, parmi les plus connus issus de la tradition orale du XVIIIe siècle, *La Belle et la Bête*. Selon l'histoire, Belle, qui est très proche de son père, se sacrifie et prend sa place lorsque ce dernier se trouve condamné à mort par la Bête pour avoir cueilli une rose. La Bête, qui était jadis un beau prince, est le fruit d'une métamorphose, parce que punie par une fée pour avoir commis de mauvaises actions. Terré dans son château fantastique, le malheureux monstre est voué à attendre l'amour d'une femme pour être libéré du sortilège. Belle part vivre chez la terrible Bête. Aussi, hormis la douceur et la grâce que celle-ci lui inspire, elle est d'abord surtout assaillie par l'effroi, des angoisses de dévoration, de mort face à la Bête, soumise à autant d'aspects de l'ombre, dans la rencontre de cet autre, et du masculin dans l'intime de la sexualité. Mais, à sa surprise, elle découvre, finalement, au-delà de la laideur repoussante de l'animal, un être généreux en la Bête, qui ne demande qu'à aimer et se faire aimer en retour. C'est donc bien l'effet d'inquiétante étrangeté que produit initialement la Bête sur son hôte, pour se transformer en sentiment d'« étrangement familier ». L'alternance qui s'opère ici entre l'animalité humaine et l'humanité animale, comme deux processus réversibles, nous rappelle fondamentalement la réalité selon laquelle, par nature, l'homme appartient au monde animal avant d'être une personne dite « civilisée » ; mais aussi que, de son côté, l'animal trop souvent assimilé à un monstre dangereux renferme aussi des qualités et des vertus inexplorées, méconnues, et se comporte parfois de façon exemplaire. Ce conte est une merveilleuse allégorie de la bonté de l'animal qui éveille trop souvent la peur avant d'inspirer l'amour. Le monde de l'enfance, encore proche de l'animalité instinctive, est là pour nous rappeler, à nous, adultes, que si la peur envers autrui n'évite pas le danger, lorsque le danger est effectif, réel, elle ne doit pas non plus nous empêcher d'aimer l'autre. L'enfant aimé de ses parents va autant les aimer qu'il aimera son doudou, son poupon ou son ours en peluche, souvent en leur prêtant une existence, afin de parfaire son expérience et son apprentissage de l'altérité, à travers la familiarité qu'il entretient et partage avec sa part instinctuelle, pulsionnelle, de nature animale. Par la même occasion, il va mener sa maturation, reconnaître, distinguer, et s'identifier avec les objets et les êtres qui l'entourent, pour devenir un individu humain parmi ses semblables, advenir et exister en tant que sujet de la culture.

Pour illustrer autrement ce phénomène, évoquons aussi Pinocchio créé par l'Italien Carlo Collodi à la fin du XIXe siècle, lequel fait naître aussi de l'« étrangement familier » à travers ce personnage. Ce pantin de bois créé par « son père » Gepetto, est initialement animé par un fil pour enfin s'affranchir de ce lien, s'autonomiser et se transformer en un enfant. La question de la filiation paternelle est là encore mise en exergue. Ce d'autant que le lien filial est ici métaphorisé par les attaches qui lient Pinocchio à son père avant qu'il s'émancipe et s'ouvre au monde des vivants, dès lors que ses filins sont rompus. Il ne nous échappera pas, par ailleurs, qu'il y a là aussi la représentation d'une gestation racinaire du personnage exercée par le père – lequel, hermaphrodite, renvoie à la figure biblique d'Adam du Livre de la Genèse (171′) qui, sous l'impulsion divine, contribue à mettre au monde Ève –, puis vient l'accouchement, la naissance de l'enfant qui s'achève par la rupture du fil nourricier : le cordon ombilical. Nous pouvons également associer à ce conte le mythe du Golem – de l'hébreu « embryon », « informe » ou « inachevé » (200′) –, qui est dans la mystique puis la mythologie juive, un être artificiel, généralement humanoïde, fait d'argile, incapable de parole et dépourvu de libre arbitre, façonné afin d'assister ou défendre son créateur. Déjà mentionné dans la littérature talmudique, il acquiert une popularité considérable dans le folklore juif d'Europe centrale, où il est associé à la figure du Maharal de Prague, grand rabbin, talmudiste, mystique et philosophe du XVIe siècle, et aux accusations de meurtre rituel à l'encontre des juifs. Du conte de Collodi se dégagent deux principaux aspects : 1° Le personnage de Jiminy Cricket représente pour Pinocchio sa conscience morale ; autrement dit, il tient lieu et place de son surmoi ; 2° Son apophyse nasale qui s'allonge à chaque fois qu'il ment rend compte d'un organe érectile. Par similitude, elle rappelle aussi l'apophyse nasale proéminente de Cyrano : pour l'un comme pour l'autre, le nez est la représentation d'un phallus symbolique dans le sens qu'il en revêt la forme tout en étant frappé du sceau de la faille, de la limite, du manque.

Freud se réfère aussi à « l'homme au sable » du conte d'Hoffmann (103) pour illustrer l'inquiétante étrangeté. Il aborde de cette manière le monde singulier des automates, celui dans lequel évolue Coppélia, « la poupée aux yeux d'émail ». Frantz le héros est fasciné par Coppélia dont il aperçoit la silhouette derrière la fenêtre de l'atelier du savant Coppélius. Cette poupée qui s'anime et prend vie n'est pourtant qu'un automate. À travers ce conte merveilleux et riche de significations s'exprime toute l'étrangeté ainsi que le mystère qui entoure le sentiment amoureux qui, bien sûr, est traversé par l'illusion et le fantasme ; mais qui, également, et immanquablement, interroge la fascination, l'aveuglement spéculaire, ce fameux « coup de foudre » qui flirte avec la folie et la mort, et qui renvoie au mythe funeste de Narcisse, initiés par le « voir » et l'« être vu » (« les yeux d'émail ») entre deux individus fussent-ils pour l'un, un être humain, pour l'autre, un objet, un automate. En outre, et de son côté, Freud évoque ainsi un second aspect de l'*Unheimlich* : le secret, le caché. À cet égard, il emprunte à Schelling l'idée selon laquelle « ce qui doit rester dans l'ombre, mais en sort cependant est étrange parce que porteur d'une transgression » (Sophie de Mijolla-Mellor (146)). Rapporté au cas de nos patient(e)s soumis au phénomène d'inquiétante étrangeté dans la relation spéculaire à un parent, cet état de fait corrobore ce qui doit être justement masqué, dissimulé. Nous verrons dans le chapitre suivant dans quelle mesure la métamorphose silencieuse des corps renferme l'indicible marque d'une transgression, celle qui sous-tend, de la part d'un parent, l'intention secrète et fantasmatique d'un inceste ou d'une anthropophagie.

Le masque sans la plume : une métamorphose

Si nous avons, ici, à considérer le corps de nos patients, ou plutôt le rapport à leur corps propre, voire le rapport d'un « autre » vis-à-vis de ce même corps, c'est bien parce qu'il y a lieu de saisir ce qui se joue sur la scène du monde à travers l'usage qu'ils font ou qui s'impose à eux précisément quant à leur « demeure du vivant humain ». Il nous importe d'ailleurs d'envisager le corps, comme Jacques Gleyse (91) se prête volontiers à le faire, en référence à Michel Bernard, comme une abstraction théorique et statique appelée « schéma corporel », concept aussi employé en psychomotricité, notamment à partir des travaux de Paul Schilder (190'), dès lors que cette abstraction se situe surtout dans le domaine de la motricité et de l'action. Ce corps vivant, en perpétuel échange entre l'extérieur et l'intérieur, est essentiellement une structure biologique en mouvement, ajoutée à son aspect libidinal et émotionnel, c'est-à-dire sa vitalité, telle qu'elle est animée de dynamiques conscientes, mais également inconscientes, pulsionnelles, selon les données issues de la psychanalyse à partir des travaux de Freud (76). Il y a lieu aussi de prendre en compte le corps, comme le précise Gleyse, telle une interface et dans une interrelation entre le sujet et le monde, en tant que véritable dimension de symbole social et culturel. Cet auteur souligne l'importance de ce corps qui se doit d'être appréhendé comme « libéré » ou en voie de libération dans la société contemporaine dès lors qu'il s'avère n'être qu'un faux-semblant, un leurre. Il avance, en l'occurrence, l'idée selon laquelle il ne s'agit pas simplement de se tourner vers l'intime personnel pour considérer le corps comme libéré. Ce point de vue ne serait qu'un mythe ; car, selon lui, le corps est plutôt un « construit social » (conscient et inconscient), du moins un dialogue entre le social et l'individu. Il cite ainsi Michel Bernard (27) : « [...] Nous voudrions démystifier une certaine image commune du corps comme réalité close et intime [...] et, au contraire, souligner son ouverture et sa fonction de médiation sociale. » À cet effet, la phénoménologie est d'un apport utile quand le regard se tourne vers un corps reconnu dans sa dimension en rapport avec l'« être-au-monde » et qui doit être pensé dans sa caractéristique relationnelle. Gleyse précise : « Le corps dans la perspective phénoménologique n'est pas clos, il est nécessairement ouvert à autrui. » Et de compléter ainsi son avis avec science : « le corps dans ce contexte n'est plus "corporéité", mais "intercorporéité" ». Ce point de vue va nous permettre d'aborder un peu plus loin la dimension interrelationnelle et intersubjective quant au « corps-à-corps » qui s'exerce entre nos patient(e)s et un de leur parent. Certes, nous avons pu rendre compte dans quelle mesure les troubles des conduites alimentaires concourent à transformer le corps de nos patient(e)s selon une dynamique qui échappe à l'intention et au contrôle, autrement dit, à la conscience et la volonté pouvant aller jusqu'à mettre en péril leur équilibre physiologique et psychologique. Notre propos vise à articuler le comportement alimentaire anormal et irréductible de nos patient(e)s avec le mode d'investissement et l'entreprise de façonnage qu'ils (ou elles) mènent, ou plutôt qu'ils (ou elles) sont contraint(e)s de mener sur leur corps en regard de soi et d'autrui, un parent ; ainsi qu'en regard du monde. Car, il y va d'une monstration, cette action qui consiste à montrer quelque chose au grand jour à la vue du public, en donnant à voir ici la souffrance du sujet à travers la transformation formelle et néfaste de son anatomie.

Demandons-nous alors quelle est cette « pantomime » couplée à une singulière « fabrique esthétique » ? Cette question nous paraît d'ailleurs essentielle. D'autant que nous ne pouvons pas nous résoudre à ignorer le sens crypté de ce que nous montrent nos patient(e)s, leur corps, lorsqu'ils attirent surtout notre attention sur leur trouble alimentaire. Autrement dit, que signifie cette « mise en forme théâtrale », cette Gestalt, qu'ils nous donnent à voir à partir d'une expressivité orale primaire ou « sauvage » au service d'un destin mortifère, voire parfois funeste ? Ce « spectacle » morbide de la déformation des corps pourrait bien s'apparenter à un « carnaval », selon l'étymologie de ce mot. Emprunté à l'italien *carnevale* ou *carnevalo*, il a pour origine *carnelevare*, mot latin formé de *carne* qui signifie « viande » et *levare* traduit par « enlever ». La fête donnée pendant la période réjouissante du carnaval, située entre l'Épiphanie et le début du carême selon la tradition chrétienne, est illustrée notamment par un bal ainsi qu'une parade de personnages plus ou moins atypiques aux allures aussi grotesques que ridicules, et qui témoignent de la déformation des corps en guise de masques. L'origine chrétienne du carnaval remonterait à l'époque du Moyen Âge, au cours de laquelle l'Église christianisa le calendrier. À cette occasion, les fêtes païennes ont été rebaptisées. *« Carne Levare Levamen »*, c'était en février, la période où l'on mangeait pour la dernière fois de la cuisine grasse (jusqu'au Mardi Gras), avant d'entrer en quarantaine, terme traduit du latin, la *quadragesima*, qui a donné *quaresimo* puis *carême* qui correspond aux quarante jours au cours desquels l'on mangeait maigre jusqu'à Pâques.

Dans la religion juive, qui se réfère à l'Ancien Testament, le carnaval est rattaché à Pourim, fête d'origine biblique et d'institution rabbinique qui commémore les événements relatés dans le Livre d'Esther : la délivrance miraculeuse d'un massacre de grande ampleur, planifié à leur encontre par Haman l'Agaggite dans l'Empire perse sous le règne d'Assuérus (Xerxès Ier). Cette fête est célébrée à la dernière Pleine Lune de l'hiver, une lune avant la première Pleine Lune du printemps, marquée par la fête de Pessah (Les Pâques juives). Aux pratiques traditionnelles, consignées dans ce même Livre et ordonnancées par les Sages de la Mishna (recueil de commentaires traditionnels de la Loi écrite ou Pentateuque et de décisions rabbiniques, qui constitue le fondement du Talmud), se sont ajoutées diverses coutumes, notamment culinaires avec les *hamantaschen* ou *deblas* (oreilles d'Aman), ainsi que des manifestations joyeuses, festives et carnavalesques, avec, en particulier, le port de masques pour feindre ou tromper une identité ainsi que l'usage de crécelles à l'évocation satirique du nom de Haman. Dans la tradition juive, Haman est perçu comme l'archétype du mal et de l'antisémitisme.

Pour nos patient(e)s, manger abondamment (ou s'en priver avec ardeur) pour changer de forme, aurait pour but, à leur insu, d'emprunter l'identité d'un autre, autrement dit : changer d'identité. Il s'agirait ainsi pour eux (elles) de se « désincarner », selon la signification du carnaval (ôter de sa propre viande, de sa propre chair) pour s'incarner, ou plutôt se réincarner en simulant la fabrique d'un autre corps dont la configuration serait contrainte par le rapport à un autre, un parent, dans la relation spéculaire. Celle-ci coïnciderait non pas avec un construit de mêmeté selon une entreprise identificatoire de ressemblance structurante à ce parent, mais bien plutôt avec un édifice structurel fondé sur l'identique, conforme à la concordance identitaire des partenaires. Il s'agirait d'un processus de similarité des « corps parlants » inscrits dans le face-à-face initié sur le miroir de la rencontre ; laissant supposer que le corps du parent (perçu réellement, virtuellement ou imaginé) soit préalablement modifié. Ce phénomène transformatif du corps de nos patient(e)s qui s'apparente à une « métamorphose » constituerait ainsi le lourd tribut versé à la cause qu'ils (elles) défendent pour échapper à la fusion mortifère, celle qui voue aussi les racines à la destruction et le lien filial à disparaître. En outre, nous avons pu observer, à travers la dénaturation structurelle de leur corps, ce que nous qualifierons comme une dépossession diachronique de leur histoire de vie ajoutée à une entrave à la subjectivation synchronique de leur être ; le tout ajouté à une perte d'existence.

La singularité qui caractérise nos patient(e)s dans leur rapport au temps nous a conduit à nous représenter leur mode d'investissement de leur corps dans l'instant, dans l'espace et en regard de l'autre selon une métaphore : l'« effet accordéon ». Cette représentation nous a semblé, en effet, illustrer autant la forme que le mouvement de la forme de leurs corps donnés à voir, en rapport à leur expérience de vie et leur mode d'investissement du temps. Ainsi, rendrait-elle compte d'un « temps vécu » spécifique, pour reprendre une notion phénoménologique chère au psychiatre Eugène Minkowski (147°). Cet auteur dit notamment :

> « Le temps est décomposé en points juxtaposés, et en faisant défiler, mentalement avec une vitesse supposée très grande, ces points avec les états de conscience qui seraient censés y être, on croit avoir donné un tableau fidèle de l'écoulement de la vie et du temps. Pourtant, en réalité, le temps vécu ne ressemble en rien à ce tableau. Synonyme de dynamisme, il se montre néanmoins fort compatible avec les phénomènes de durée et de stabilité (qui sont tout autre chose que l'immobile et la mort) ; de plus, il existe des phénomènes qui, s'ils s'écoulent dans le temps, contiennent en outre le temps en eux, constituent, si nous osons nous exprimer ainsi,

> comme des “figures temporelles” ; tels sont, pour ne citer que quelques exemples, le souvenir avec un rappel du passé ou encore le désir et l'espérance qui, tournés par leur nature même vers l'avenir, contribuent à le créer et à le recréer toujours à nouveau, devant nous. »

La temporalité serait ici vécue et perçue saccadée, « par à-coups », c'est-à-dire ne s'inscrivant pas en termes de durée selon une articulation temporelle fluide et continue du mouvement, appliquée à un parcours – faisant croire, hélas ! à tort le plus souvent, que « la vie est un long fleuve tranquille » –, depuis une provenance jusqu'à une destination ; en considérant que la notion de temps est un corollaire de la notion de mouvement ; le mouvement étant la variation des choses la plus accessible à la perception.

Le temps, explique Aristote (9'), n'est pas le mouvement comme tel, mais il en est quelque chose pour autant que le mouvement comporte de l'avant et de l'après. Il dit : « le temps est le nombre du mouvement selon l'antérieur et le postérieur ». Cette dimension semble donc supposer à la fois changement et permanence (la rivière paraît demeurer identique à elle-même alors que l'eau qui s'écoule n'est jamais la même). En outre, cité par Olivier Campa (41), Paul Ricœur fait remarquer qu'il n'est pas venu à l'esprit de Levinas que la mémoire puisse être interprétée « comme reconnaissance de la distance temporelle, irrécupérable en représentation » dans sa dense lecture d'*Autrement qu'être ou au-delà de l'essence* (126''). La notion de temps peut ainsi être reliée au mouvement, mais également à la mémoire et donc à la trace. Nos patient(e)s seraient-ils (elles) amené(e)s à manger (ou pas) des nutriments comme s'ils (ou elles) consommaient de la mémoire et, par conséquent, de la trace ? L'oralité exacerbée des hyperphagiques serait alors équivalente à l'action de consommer l'empreinte mémorielle de l'« ivresse originelle » de la mère possiblement inscrite au moment de l'accouchement. Les anorexiques-boulimiques, quant à eux (elles), seraient conduit(e)s, comme nous l'avons supposé, à « nettoyer » l'impureté, activité qui se traduirait par consommer par la bouche (ou se retenir de le faire pour anéantir la « chair impure » du corps) la trace virtuelle du père déposée sur leur corps, cette souillure invisible d'origine fécale, telle la marque d'une appropriation. Dans les deux cas, la trace-empreinte en question déterminerait un point de jonction identitaire entre les protagonistes parent-enfant en constituant aussi bien une menace quant à l'intégrité psycho-corporelle qu'une atteinte périlleuse à la pérennité de l'attache racinaire et du lien filial. Au cours de la relation spéculaire, consommer cette trace aurait donc pour but de tenter de s'affranchir de l'emprise de la mère dans l'hyperphagie, de celle du père dans l'anorexie-boulimie ; et par là d'essayer d'exister davantage par eux (elles)-mêmes. Pour autant, l'anorexie-boulimie ainsi que l'hyperphagie sont l'un comme l'autre un compromis, c'est-à-dire, ici, le prix à payer pour honorer une transaction. Celle-ci consisterait, pour l'anorexique-boulimique, à tenter d'échapper à l'emprise du père en initiant la métamorphose du corps. Dans ce cas, la conduite alimentaire hors-norme s'apparente à l'action de « consommer » du père, en empruntant le chemin mythique du festin totémique. Concernant l'hyperphagique, l'objectif finalement est également d'éviter une emprise, celle de la mère ; et il se produirait un processus similaire entre ces deux autres partenaires. Car, de fait, le corps de l'hyperphagique subit également une transformation et se dilate. Il s'agirait pour ce (ou cette) dernier(ère) de mettre dans la bouche un aliment qui pourrait représenter l'équivalent métonymique du corps de la mère, comme l'extension du sein maternel ; et dont la consommation est frappée du sceau de l'empreinte de l'« accident orgasmique ».

Le « temps vécu » de nos patient(e)s est comme maintenu au présent instantané sans pouvoir déterminer une trajectoire qui donnerait un sens à leur vie, une existence. Dès lors : la temporalité est anéantie pour ne laisser que l'instant présent, celui qui, précisément, est aliéné et rivé à la relation spéculaire. De fait, ils (elles) semblent n'avoir de cesse que de chercher en vain dans le miroir face à eux (elles)-mêmes et face à l'autre, le parent, la réponse qui les maintiendrait en tant que sujets. À l'instar du danger auquel s'expose Ulysse de l'*Odyssée* d'Homère sous le flux charmeur du chant des sirènes, nos patient(e)s sous l'emprise parentale seraient menacé(e)s d'un péril, celui d'être contraint de gommer l'altérité, cette reconnaissance de l'autre à la fois en tant que semblable et comme différent, parce que pris dans les rets de l'identité à un autre, le parent. De cette manière, le sujet divisé se trouverait privé de temporalité, limité à un état d'être vivant sans exister, et serait conduit à se défendre par l'action irréductible de manger (ou de s'en abstenir avec force) pour lutter contre cet écueil ; pour, au final, être ramené à l'état d'individu – « indivisible "— et ne plus faire qu'Un avec lui-même et avec l'autre. C'est là tout le sens de cet effort qui déterminerait ce face-à-face en miroir, comme si nos patient(e)s étaient « collé(e)s au carreau » et pris entre deux feux : d'un côté, se laisser happer par l'autre, le parent ; de l'autre, manger pour résister à cette pression, cette servitude, qu'exerce sur eux (elles) ce dernier, et dans les deux cas être soumis au risque d'une collusion des images spéculaires, être acculés à la confusion-fusion des identités. De fait, la relation en miroir à un parent confine le sujet dans une immédiateté, une simultanéité ou encore une instantanéité ; autrement dit, un état d'« être au monde » qui interroge le Dasein de Martin Heidegger (101°). Nous l'avons évoqué précédemment, il s'agit surtout d'un état psychique particulier et paradoxal selon lequel tout en étant enfermé dans sa solitude, l'individu « est toujours au monde » auprès des choses. Cet « être-là » de nos patient(e)s les cantonnerait à des instants de vie sans continuité, en discontinu, et selon un mouvement d'incorporation réciproque. Nous voilà ramenés au mythe de Narcisse, dès lors que son insoutenable beauté est à la source d'un destin funeste : épris d'amour pour son reflet dans l'eau, comme aliéné à ce leurre, il ne croit pouvoir exister que dans l'instant de la rencontre avec son image spéculaire ; pour finalement se confondre avec elle et périr noyé. À cet égard, Fabrice Midal (145″), docteur en philosophie et auteur, nous fait découvrir que Narcisse est un accusé non coupable de l'égocentrisme, de l'oubli des autres, voire de la perversion dont on l'accuse, et tente de lever le mystère que cache cette injuste condamnation, et notamment ce qu'elle révèle de la violence inapparente de notre temps, de la négation du sens originel de la culture. Le pouvoir hégémonique de l'Image auquel nous assistons et qui sévit dans l'époque moderne n'est pas éloigné de ce constat. Midal nous interroge ainsi avec science et profondeur : « Que rencontre-t-on, quand on se regarde ? Pourquoi […] nous dit-il que se rencontrer, c'est aussi savoir se perdre ? »

Afin de mieux comprendre le principal enjeu existentiel qui détermine, selon nous, le sort dommageable de nos patient(e)s, procédons par analogies. Pour mémoire, et nous l'avons évoqué, la Terre est représentée par le personnage de Gaïa de la mythologie grecque. Aussi, à travers nos précédents développements, nous pouvons dire que, dans l'hyperphagie, le sujet serait poussé à s'assimiler à Terre-mère, et dans l'anorexie-boulimie à Terre-père – lorsque le père s'approprie les attributs de la Terre pour se conformer à sa mère (ou son épouse) —, et dans les deux cas à aboutir à un retour dans les entrailles originelles. La Terre-mère, ogre(sse) d'amour, menace de « dévorer » son enfant. Afin de clarifier notre propos, remontons le cours du cycle naturel de la vie. Par comparaison avec la fécondation, tout se passe initialement comme si la Terre consommait « la graine » – le spermatozoïde – qui a germé en elle – l'ovule fécondé – pour devenir « une plante » : l'enfant. Ce qui signifie que, pour chacun d'entre nous, la naissance équivaut au fait analogique de sortir de terre ; quand la fin de vie, elle, consiste en un retour inexorable sous la surface terrestre. Nous retrouvons d'ailleurs très souvent dans l'univers qui inclut toutes les formes de fictions fantastiques (roman, cinéma, film d'animation, bande dessinée, jeux vidéo...) des représentations surnaturelles qui émergent et se déploient selon un imaginaire onirique depuis la terre sous la forme de monstres carnassiers au faciès terrifiant et dévorant. Elles éveillent en nous le mythe des origines tellurique, mais aussi l'horreur de la terre qui nous dévore et nous ôte la vie.

Il pourrait ainsi s'agir à chaque fois du message de la Genèse (3,19) (171') qui stipule : « Homme souviens-toi que tu es poussière et que tu retourneras en poussière. » Du reste, toujours selon la Genèse, le premier homme s'appelle Adam, comme chacun sait, et l'étymologie de ce nom provient de l'hébreu *adama* qui signifie « fait en terre rouge ». Aussi, rapporté à nos patient(e)s, le danger qui les guette se situe bel et bien au niveau du rapprochement trop étroit et néfaste avec un parent les faisant courir le risque de la fusion mortifère des identités : un retour à la terre. L'alternative à ce destin funeste pourrait se traduire par la formule : « manger avant d'être mangé ». Pour autant, cette « solution » conduit, *de facto*, nos patient(e)s à une autre impasse, celle de la transformation périlleuse de leur corps, sa métamorphose. Elle est certes un compromis face aux menaces simultanées de perte d'altérité, de destruction des racines et du lien filial, lesquelles coïncident, selon nous, avec la secrète intention fantasmatique incestueuse ou anthropophage d'un parent. Elle fait également courir un risque quant à l'équilibre physiologique et psychologique.

À cet effet, l'hyperphagie engendre la dilatation du corps résultant d'un gavage alimentaire actif selon un mécanisme incontrôlé. Il y va d'un processus qui évoque autant la mécanique d'un automate en action que l'animal en proie à un appétit féroce, vorace et carnassier. Pourtant, le plus souvent, l'hyperphagique ingurgite sans éprouver la sensation de faim ni apprécier le plaisir gustatif de consommer. Il s'agit donc bel et bien d'un remplissage insipide et impérieux, comme la manœuvre qui consiste à faire le plein de nutriments dans un « sac corporel » à dessein de combler un vide essentiellement affectif, mais aussi de constituer un édifice structurel – être (ou ne pas être) le phallus de la mère – tout en modifiant la configuration formelle du corps. Quelle est alors cette Gestalt en tant que psychologie d'une forme en fabrication ? Cette question recèle une énigme dont la résolution demeure évidemment incertaine. Pourtant, nous pensons que la mise en adéquation d'une forme corporelle par le sujet, inscrite dans la relation spéculaire à la mère, pourrait renseigner sur un objectif à atteindre ; à savoir le simulacre d'une grossesse et, précisément, en empruntant la forme du corps de la mère enceinte de lui-même : une mère détenant en elle son phallus. Nous avons vu précédemment que la trop grande proximité des corps qui engage l'hyperphagique avec sa mère menace de fusion les identités. En outre, pour s'en défendre, et ne pas sombrer dans cette issue qui serait funeste, le premier opère une métamorphose de son corps hypertrophié, constituant un compromis, celui-là même qui consiste à réduire le sujet à l'état d'« objet-phallus » de la mère. Mais la surdimension de son corps est aussi vouée à entraver l'oralité « dévorante » maternelle. Ainsi, l'enfant est à la fois « en la mère » en redevenant fictivement son fœtus ; et à la fois « hors la mère » en s'assimilant à son attribut phallique. Dès lors, l'hyperphagique accomplit, imaginairement, selon un fantasme non fantasmé, un auto-engendrement, une auto-greffe ; et, par la même occasion, il (ou elle) garantit sa sécurité affective et répare la mère de son ressenti de vide en lui restituant le fœtus-phallus manquant qu'elle a perdu au cours de l'accouchement ; et dont elle ne parvient pas à faire le deuil, comme nous le verrons plus loin.

Cette nouvelle configuration montre un corps transformé sans que pourtant rien ne puisse en être dit. Elle détermine un dialogue qui s'est engagé entre la mère et l'enfant selon un langage infra-verbal. Trahi par sa voracité ogresque, qui se traduit par ses façons intrusives habituelles et incessantes de « grignoter » son espace intime en se mêlant abusivement de sa vie, le « corps parlant » de la mère – conforme au concept élaboré par Lacan (cité par Bousseyroux (37')) – témoigne de ses intentions implicites de marquer son territoire d'appropriation du corps de son enfant. Celui-ci court le risque d'une effraction de son Moi-peau ; mais aussi de se voir « engloutir » par la mère captatrice, à l'appétit dévorant. Il recourt à l'hyperphagie pour s'en défendre et « consomme » un substitut maternel en simulant à son tour le comportement d'un ogre. Le processus qui se met en place s'apparente à l'action d'une mère qui « vampirise » son enfant ; lequel, et selon la tradition, devient à son tour un(e) vampire. Il « mange » donc imaginairement sa mère, soit pour éviter qu'elle le (la) « mange », soit pour prendre une place en elle, soit encore pour se substituer à elle enceinte de lui-même selon un fantasme non fantasmé et produire, ainsi, une greffe, ou plus exactement, une auto-greffe de son corps sur celui de sa mère. Le « sujet-objet » qui en résulte s'apparenterait à un être hybride, selon la définition génétique de ce terme : un mélange des caractéristiques génétiques des deux individus. Il y va d'un spectacle qui donne à voir la déambulation d'un corps arrondi et surdimensionné, pléthorique, à l'instar du défilé d'un bibendum. Et tout se passe dans une apparente « belle indifférence » des protagonistes conférant à leur psychopathologie quelque similitude avec l'hystérie.

Le registre de l'anorexie-boulimie n'est pas celui qui articule la relation spéculaire autour de la mère ; comme nous l'avons dit, il s'agit cette fois d'un rapport en miroir avec le père. Celui-ci n'est plus un sujet divisé, flanqué de son double ou son Alter ego. Il est clivé sous l'aspect d'un individu à la fois présent et absent, mi-actif, mi-passif, plus tout à fait un père, et dont le genre est indéfini, situé entre l'homme et la femme, comme le décrivent fort bien nos patient(e)s. Dans ce cadre, le trouble qui inaugure la conduite alimentaire néfaste s'engage à partir d'un processus complexe pour aboutir à un objectif qui consiste, à terme, à fabriquer un corps tantôt dilaté, tantôt au plus près d'un aspect filiforme, c'est-à-dire :

un corps phallique. Car, en miroir de son père, l'enfant opère à son tour un clivage, faisant alterner (ou pas) boulimie et anorexie, comme si ces deux modes d'expression du sujet cohabitaient en faisant prévaloir le plus souvent l'un sur l'autre. D'un point de vue mécanique compulsif, se déploient : d'un côté, un siphonnage alimentaire selon un phénomène passif hors contrôle (la boulimie) ; d'un autre, l'extrême maîtrise active du bol de nutriments, soit selon un refus opiniâtre de manger (l'anorexie), soit selon un rejet volontaire (le vomissement). Il en résulte un corps transformé, métamorphosé, dilaté dans la boulimie, effilé dans l'anorexie, soumis aux contraintes imposées par l'emprise parentale et façonné par la conduite alimentaire inappropriée, délétère. Tentons alors de comprendre les enjeux qui déterminent la constitution de cette métamorphose. Pour ce faire, sans nous aventurer dans trop de détails, il nous importe de préciser un tant soit peu notre approche. Nous savons, tout d'abord, à quel point, dans nos sociétés occidentales, la place du chef de famille occupée jusqu'à encore récemment par le père est, de nos jours, de plus en plus contestée ; voire annulée. Ainsi que nous le développerons plus avant, cette réalité, selon nous, contribue pour une large part à favoriser l'apparition du trouble anorexie-boulimie (ou hyperphagie) de nos patient(e)s et son essor dans la population générale. Ce fait sous-tend la place occupée par le phallus au sein du couple parental.

Comme nous l'avons montré précédemment, la question du phallus est essentielle puisqu'elle définit normalement le pouvoir exercé par le père, celui de transmettre à l'enfant le langage, de lui permettre d'accéder à l'altérité et de l'ouvrir au champ de la culture. De surcroît, il lui confère l'autorité légitime au sein de sa cellule familiale. Pour autant, et dans la plupart des cas qui nous occupent ici, nous constatons un équilibre précaire et souvent ébranlé dans le couple parental, avec une autorité du père le plus souvent bafouée et usurpée par l'épouse. Celle-ci parviendrait le plus souvent à s'emparer de son phallus pour prendre le pouvoir à la maison. Dès lors, privé de son phallus, le père sans conviction entreprend auprès de sa conjointe une vaine démarche de séduction pour récupérer l'attribut viril et la reconquérir. Les données de l'observation clinique révèlent un homme manifestement affaibli, le plus souvent passif, manquant d'initiative, mais paradoxalement capable aussi de mener des actions incongrues, notamment envers son enfant, et dont la principale préoccupation est centrée sur l'argent. En outre, sa présentation s'est féminisée, comme s'il s'était identifié à son épouse phallique sans pour autant récupérer l'autorité qui lui reviendrait de droit au sein de la cellule familiale. D'un point de vue psychopathologique, la perte de son phallus symbolique l'a conduit à se défendre en engageant un processus de régression oro-anale. Et cette nouvelle configuration lui confère schématiquement la forme d'un antre – la bouche ou l'anus – et un attribut : un phallus fécal. À ses dépens, il emprunte ainsi au masculin imaginairement la forme de la Gorgone Méduse de la mythologie grecque avec sa bouche armée de dents et sa chevelure constituée de multiple phallus. Abordons, à présent, ce qui a trait, selon nous, à la psychodynamique de l'anorexie-boulimie ; et, pour ce faire, interrogeons le déroulé des opérations qui accompagnent la rencontre spéculaire du sujet anorexique-boulimique avec le père.

De fait, rien n'est dit quant à cette relation singulière, car la Parole a laissé place à l'Image spéculaire et tout se passe à l'insu des protagonistes dans un donné à voir sans nul mot échangé. C'est la raison pour laquelle le sens de ce qui se joue là est crypté, empêchant une lecture intelligible. Cela met en cause, pour notre part, une démarche spéculative, c'est-à-dire tout à fait arbitraire, bien que reposant sur un supposé bon sens empirique. Exposons notre point de vue en commençant par les caractéristiques psychopathologiques du père. Ainsi, dépourvu de son phallus symbolique, il est impuissant à édicter et à transmettre à son enfant la signification de l'interdit de l'inceste (et l'anthropophagie). Il ne lui communique pas ce savoir qui pourtant aurait voué son destinataire à s'inscrire dans l'espace de la culture en le désignant comme sujet. Ce dernier déchoit. En revanche, le père dispose d'un pouvoir phallique fécal et exerce une farouche emprise sur son enfant avec marquage d'une trace virtuelle, invisible, une souillure à l'endroit de son corps. Celle-ci délimite un champ d'appropriation et de jouissance. Dès lors, l'enfant n'est plus sujet, mais objet, et son corps est devenu territoire de conquête pour le père ; lequel, habité par un fantasme incestueux ou anthropophage, menace de le « dévorer ». Il est devenu un ogre d'amour. Essayons donc d'articuler l'attitude de chacun des protagonistes afin d'apporter des données explicatives quant à l'apparition d'un trouble anorexie-boulimie.

En préalable, et pour ne pas entraver le libre accès à une compréhension éclairée, il importe de faire abstraction de tout préjugé susceptible de jeter le discrédit sur notre démonstration que la censure, légitime ou non, aurait beau jeu de mobiliser. Pour ce faire, nous nous devons avant tout de ne pas méconnaître les ressorts pulsionnels archaïques majeurs qui détournent une conduite alimentaire normale, animent la « machine à manger », et compromettent l'équilibre tant psychologique que physiologique de nos patient(e)s. Présentons donc le scénario de cette consommation « hors-norme ».

Pour seul atout, impuissant à transmettre le savoir, féminisé et régressé selon un mode oro-anal, le père a troqué son phallus symbolique contre un phallus de selles, lequel ne transmet plus que de la souillure. Il est passé du sujet divisé à l'individu clivé « présent-absent », avec, d'un côté, un antre, son orifice anal (ou équivalent oral), de l'autre, une protubérance : son attribut phallique fécal. Cette nouvelle configuration lui confère ainsi, comme nous l'avons dit, l'apparence virtuelle et les atours de la puissante et menaçante Méduse, cette Figure terrifiante de la mythologie grecque. Elle concède à celui-ci un pouvoir spécifique qui le destine, sans pour autant s'exécuter, à commettre fantasmatiquement un acte incestueux ou anthropophage sur son enfant. Ainsi intervient l'ogre d'amour. Nous l'avons dit, il représente un péril potentiel de ce dernier et compromet son intégrité physique et psychique. Voilà pourquoi l'enfant fait tout ce qu'il peut pour se défendre et contrer l'éventuelle voracité oro-anale du père. Incapable de mentaliser cette menace, la compulsion alimentaire, cette irrésistible force intérieure qui le pousse à accomplir un acte, dans le cadre de la relation spéculaire au père, c'est-à-dire, ici, manger (ou se restreindre ardemment de le faire) afin de ne pas être « mangé », est alors son seul et unique recours. Le principe est aussi, par anticipation, de préserver coûte que coûte les racines et le lien filial au père qui sont mis en jeu, fortement en danger. Expliquons-nous.

Dans le cadre de la relation spéculaire, l'enfant se met en ordre de bataille et se calque en miroir à la transformation du père : il se clive, effectue une régression oro-anale, déploie un arsenal psychopathologique et actionne sadite « machine à manger ». Il n'est plus qu'un abîme, sa bouche qui tantôt consomme des nutriments le poussant à se dilater, tantôt se restreint à s'alimenter et se métamorphose afin de réaliser un corps-phallus. Dès lors, se met en mouvement une activité virtuelle au cours de laquelle l'un et l'autre s'imbriqueraient mutuellement afin de simuler l'union de leur corps et de tendre à confondre leur identité. L'oro-analité de l'enfant s'applique à accomplir une « consommation » fictive du père visant à se river à lui, soit à son phallus fécal, soit à son antre anal : c'est, d'une part, la boulimie avec ou sans vomissements ; d'autre part, l'anorexie. La boulimie consiste à siphonner passivement des nutriments comme s'il s'agissait d'engloutir des déchets alimentaires, voire des résidus d'aliments pré-digérés ; autrement dit, des fèces. De fait, l'aliment ingurgité lors de la crise boulimique suscite régulièrement l'aversion grimaçante de nos patient(e)s, accompagnée d'une gêne, d'un embarras, d'un mal-être profond. Or, ces affects, tant de dégoût explicite que d'angoisse, de honte, de culpabilité et de rejet implicites sont autant d'indices qui confèrent à la représentation non symbolisée de cet « agir » alimentaire la valeur d'une signification. De fait, à ce moment-là, le bol de nutriments est non sélectif et perçu comme indifférencié par l'enfant. Il pourrait bien, à cet égard, effectivement équivaloir à une selle exonérée par le père. Il serait alors question d'exécuter virtuellement un acte scato-anthropophage à l'endroit du père ; la boulimie aurait, par ailleurs, pour nature de simuler une fellation de son phallus fécal. Cependant, la boulimie occasionne une surcharge pondérale dont l'illusion serait aussi celle d'avoir commis un acte fécondant et de mener une grossesse ; ce qui expliquerait la mauvaise conscience qui accompagne la crise. Car, dans ce cas, outre le désagrément causé par le surpoids, l'idée de concevoir une maternité, c'est de se faire croire, et de désavouer en même temps porter un enfant du père comme s'il s'agissait de s'offrir un bébé réel, dans le corps (et pas fantasmé) en échange de son pénis, conformément à la mise en scène de l'Œdipe de la fille. Et le refus de cette situation s'exprimerait par un vomissement actif qui a certes pour objectif de limiter l'embonpoint, mais qui pourrait aussi et surtout traduire le fait d'évacuer les « impuretés » issues du père et également de produire l'équivalent d'un avortement volontaire par la bouche.

En outre, l'oro-analité de l'enfant va aussi lui permettre de modifier la structure de son corps, de le « sculpter » et d'opérer sa métamorphose, afin d'effectuer une tâche : édifier un phallus. La représentation non symbolisée de la crise anorexique équivaudrait donc à la fabrique de cet objet phallique décharné, minéralisé, constituant un fétiche dont le but serait *a priori* de deux ordres : 1° offrir son corps-phallus au père en guise de réparation ; 2° se présenter à l'antre dévorant anal (ou oral) de celui-ci et simuler virtuellement un inceste sodomique.

Mais, l'anorexique est surtout mortifié(e) et désenchanté(e). C'est la raison pour laquelle elle (ou il) renverse les rôles, endosse les attributs virils et incarne effrontément l'autorité. Pour autant, il ne s'agit pas d'un badinage ni d'une entreprise de séduction vis-à-vis du père. Son œuvre, frappée du sceau de la toute-puissance, révèle une attitude martiale, aussi héroïque qu'illusoire, désespérée et néfaste avec un risque létal. Pour ce faire, au péril de sa vie, aveuglé(e) et déterminé(e) dans la démesure, l'anorexique fait glorifier sa restriction alimentaire et triompher l'inanition pouvant aller jusqu'à figurer une véritable « danse macabre » ; puis, le cas échéant, mourir. Ainsi met-elle (ou il) en place une double stratégie : d'un côté, mener une habile conduite d'évitement selon une présence fantomatique, empruntant les atours d'un(e) mort(e)-vivant(e), d'un zombie, en miroir du père clivé « présent-absent » ; d'un autre, brandir son corps-phallus comme une arme dissuasive visant à contrer les velléités fantasmatiques insistantes et transgressives du père. Sa métamorphose serait donc bien aussi un signe d'hostilité ambivalente à l'égard de ce dernier à la manière d'un doigt d'honneur. Apportons un bref aperçu des origines historiques de ce geste.

Bien que très incertain, le doigt d'honneur apparaît depuis longtemps dans l'histoire de l'humanité et serait même vieux de plusieurs milliers d'années. Il est appelé *digitus impudicus* (« doigt impudique ») dans des textes de la Rome antique. En Grèce antique, ce geste était appelé le *katapygon* (de *kata* pour « vers le bas » et *pugé* « fesses »). Dans les comédies grecques, le majeur dressé était une insulte envers quelqu'un, le terme *katapugon* signifiant « un homme qui reçoit une pénétration anale ». Ainsi, le majeur dressé autour des autres doigts baissés évoque le phallus et le reste de la main, le scrotum. Son usage très répandu est probablement dû à la grande influence géographique de l'Empire romain et de la civilisation gréco-romaine. Une tout autre origine possible peut néanmoins se trouver dans le monde méditerranéen au Ier siècle, où tendre le *digitus impudicus* était l'une parmi plusieurs méthodes utilisées pour éloigner le « mauvais œil » qui correspond à une malédiction.

D'une certaine manière, nous retrouvons là des caractéristiques de ce que Freud (80) a décrit concernant le festin totémique, ce repas qui consiste à incorporer le père totémique de la horde sauvage pour s'approprier ses puissants attributs. C'est en tout cas ce que nous supposons de la part de nos patient(e)s anorexiques-boulimiques ; à ceci près qu'ici la configuration de l'enfant en miroir du père les inscrit chacun dans une consommation réciproque dudit totem. De part et d'autre, la bouche est mise en exergue, soumise à la pulsion la plus archaïque : l'oralité.

Le simulacre de nettoyage de nos patient(e)s boulimiques s'apparente à la compulsion ritualisée de l'obsessionnel ; sauf que, contrairement à cette dernière qui est en rapport avec une psychodynamique œdipienne, celle-ci se déroule avant l'étape fondatrice et structurante du complexe d'Œdipe. Elle serait « antœdipe », pour reprendre l'appellation de P.-C. Racamier (172''). Il s'agit d'animer des pulsions partielles, archaïques, appartenant à un registre pré-œdipien (avant l'Œdipe). Celui-ci renvoie, d'une part, à une relation d'objet mère-enfant restant duelle et non triangulée, c'est-à-dire, sans la mise en jeu d'un tiers, le père ; et, d'autre part, à ce qui s'oppose à l'Œdipe, autrement dit ce qui fait obstacle à l'intégration de la Loi et des interdits. Concernant l'anorexique, elle (ou il) accomplit une représentation non symbolisée énigmatique à dessein d'effectuer une performance, celle de maîtriser immodérément la consommation de son bol alimentaire. Selon notre démonstration spéculative, comme nous l'avons dit, s'accomplirait une extraction de la chair « impure » de son propre corps afin de le façonner et de le réduire à l'état d'empreinte minérale et « purifiée » de forme phallique. Or, cette démarche a, selon nous, pour finalité, d'offrir au père en transaction de son pénis, non pas un enfant, à l'instar du fantasme de la fille qui entre dans son Œdipe vis-à-vis de son père, mais un objet-corps fétiche et pénétrant, « remplaçant » son phallus symbolique manquant. La fétichisation du corps-phallus de l'anorexique viserait donc, en partie du moins, à restaurer le père déchu et accomplir un accouplement imaginaire père-enfant, selon un fantasme non fantasmé, en constituant une greffe : une allo-greffe. Ce phénomène métonymique coïncide avec ce qui est décrit sous la forme d'une chimère, représentation composite d'un monstre imaginaire formé par deux parties distinctes juxtaposées. Dans la mythologie grecque, la chimère est une créature fantastique malfaisante dont le corps tenait généralement pour moitié du lion et pour autre moitié de la chèvre, et qui avait la queue d'un serpent.

À présent, et selon un point de vue pulsionnel, nous pouvons considérer qu'il s'opère dans le cadre des troubles des conduites alimentaires – de nature hyperphagique ou anorexique-boulimique – un nouage entre, d'un côté, la pulsion de vie mise au service d'une créativité, celle qui concourt à fabriquer de la nouveauté, un corps autre ; et de l'autre, la pulsion de mort qui s'exerce autour d'un processus de répétition et qui se traduit par la consommation alimentaire réitérée, incoercible, incessante et néfaste ; ou, au contraire, une restriction alimentaire performante, désorganisée et tout aussi délétère.

Et cette alliance entre ces deux motions contraires consistant à imbriquer pulsion sexuelle et pulsion agressive confère à cet « agir » les caractéristiques d'une perversion. Celle-ci répond d'ailleurs aussi bien aux exigences de l'emprise d'un parent sur un enfant, conformément à une conceptualisation freudienne, qu'à l'impact de jouissance telle que l'a décrite Lacan. Nous avons évoqué le clivage à l'œuvre de part et d'autre, lequel processus rend compte d'une psychodynamique perverse. L'emprise se traduit par un rapport d'utilisation de l'enfant instrumentalisé, réduit à l'état d'objet. La jouissance commet invariablement sur l'enfant une occupation, une appropriation et une possession de son corps (puis une « consommation » éventuelle). Car le corps de cet enfant livré au parent est bel et bien un corps fétichisé et sacrifié sur l'autel du pouvoir omnipotent de ce dernier pour remplir une fonction différente selon le cas : combler le manque de phallus de la mère pour l'hyperphagique ; offrir un phallus au père qui en est privé. Nous avons spécifié que, dans la relation spéculaire au parent, l'enfant se comporte soit en mangeant pour combler la vacuité de la mère (c'est l'hyperphagie) soit pour consommer en réponse à l'avidité insatiable du père (c'est l'anorexie-boulimie) ; et dans les deux cas, c'est l'oralité en miroir d'un ogre d'amour. C'est pour cette raison que les troubles des conduites alimentaires ne font que répondre à un puits sans fond et que celui qui en est atteint est voué inlassablement à s'exécuter : l'activité de l'hyperphagique vise à remplir le vide abyssal du manque de sa mère, cette béance laissée par l'extraction de son fœtus-phallus lors de l'accouchement dont elle ne parvient pas à faire le deuil ; le comportement de l'anorexique-boulimique tend vers une plongée dans le gouffre insondable du père, lequel coïncide avec le néant sidérant et rédhibitoire de son phallus symbolique manquant. Dans le chapitre suivant, nous mettrons en évidence l'impossible deuil de nos patient(e)s et d'un parent, dont la relation d'interdépendance fait alterner l'angoisse d'abandon et l'angoisse d'intrusion. Nous verrons également qu'intervient un sentiment ou une impression de perte réciproque, celle de l'identité et de l'existence du sujet avec la perte de l'autre fantasmatiquement incorporé. D'un point de vue théorique, la perspective de la perte et la difficulté de son dépassement coïncident avec l'avènement inachevé de la position dépressive décrite par Mélanie Klein (117).

Si l'oralité est au cœur de la problématique de nos patient(e)s, c'est bien parce que la bouche est le carrefour de l'acte de parole et de celui de manger. Claude Olievenstein (152') en parle d'ailleurs savamment et avec délicatesse :

> « Elle est belle, la bouche. Tout commence par elle, du premier cri à la première tétée, du premier baiser d'amour au dernier baiser d'adieu. Il est possible de n'y voir qu'un trou obscur ou une machine dévorante. La chose devient plus difficile quand, de la labiale à la brève, elle s'articule en instrument à langage ou à musique »

Ainsi, sensible, sensuelle, mais aussi érogène, la bouche suce, pompe, embrasse, mord, émet des sons à la découverte des sensations labiales, croquantes et gustatives ; mais aussi phonémiques et verbales. Elle expérimente la volupté des sensations gustatives, mais aussi la délectable sapidité des mots, ainsi que la joie de s'exercer aux vocalises jusqu'à même se risquer à chanter ou à siffler parfois. Et les saveurs, qui sont savoir et mémoire du goût, sont aussi des notes, c'est-à-dire un langage, bien que différent de celui de la musique, de la peinture ou bien des fleurs. Or les troubles des conduites alimentaires privent justement l'individu de ce langage, pourtant si riche de sensations et de mémoires vives inscrites dans la synchronie du sujet, son instant vécu, et dans sa diachronie, la temporalité de chemin de vie, son histoire. Ils réduisent la bouche à un simple orifice caverneux, insensible qui engloutit sans déguster, sans savourer, sans éprouver aucun plaisir. Et chaque bouchée n'est que consistance et volume ingurgités visant, pour les uns (unes), les hyperphagiques, à combler activement un vide, équivalent au manque de phallus de la mère, selon un processus de gavage actif à la manière d'une « machine » à broyer de la « chair ». C'est l'antre qui engloutit des nutriments, mais qui aussi obstrue des saveurs, qui « bouche des goûts ». Pour les autres, les anorexiques-boulimiques, à pallier l'absence, ressentie comme le gouffre de la défaillance du père privé de phallus, appliqué(e)s à siphonner passivement de la « matière fécale » (à la manière d'une chasse d'eau de cuvette de sanitaire) ou se retenir activement de le faire : c'est la « bouche d'égout » ou encore la « bouche, dégoût ». Mais, dépourvues de saveur, de sens gustatif, ces bouchées auraient-elles pourtant un sens expressif ? Viendraient-elles ainsi remplacer l'expression verbale, celle-là même qui ne parvient pas à s'extérioriser ? L'acte incoercible de manger serait alors une manière expressive de se taire, d'« obturer la parole » à la manière du bâillon, ce bandeau que l'on met devant (ou dans) la bouche de quelqu'un pour l'empêcher de crier ou de parler. Ainsi, nos patient(e)s ingurgiteraient des mets en silence au lieu de dire, parler, c'est-à-dire émettre une parole : « régurgiter » des mots. Or, cet état de fait rendrait compte, comme nous l'avons vu précédemment, d'une part d'oralité non aboutie, c'est-à-dire n'ayant pas parcouru le chemin qui mène à l'oralité du langage verbal et de la parole. Pour nos patient(e)s, la parole phallique qui émane du père serait muette, imperceptible ou inaudible. Son pouvoir tranchant selon la castration symbolique ne transmettrait pas l'interdit de l'inceste (ou de l'anthropophagie). Et parmi tous les signes du langage analogique, infra-verbal, qui se donnent à voir, telle une image sans mots, s'échangent dans la relation spéculaire parent-enfant, le regard serait de loin le plus pénétrant et le plus transgressif. De fait, il opère en silence, insidieusement, animé par la pulsion scopique, la jouissance par le regard, selon une invite secrète et complaisante. Dès lors, son effet désacralise puis autorise ces deux prohibitions.

Dans un ouvrage intitulé *L'Expressivité du corps*, Michel Bernard, cité par Jacques Gleyse (91), relie « le Verbe et la Chair » de telle sorte que c'est au langage et à sa toute-puissance que l'expression du corps devient aliénée. Dès la naissance, le corps serait ainsi inexorablement pris dans les rets du langage. Pour autant, son expression n'est pas l'apanage de l'être humain. Les animaux non humains ont aussi un langage singulier et propre à chaque espèce. La pensée animale a, du reste, une réalité incontestée aujourd'hui. Ainsi, et selon le philosophe Jacob Beck (21) :

> « Il ne fait guère de doute que les animaux réfléchissent. Leur comportement est trop sophistiqué pour n'être qu'instinctif. Mais il est extrêmement difficile de déterminer avec précision ce à quoi ils pensent. Notre langage humain n'est pas adapté à l'expression de leurs pensées. »

Il en va tout autant des rêves ; car, au sein du règne animal, nous dit Coline Buanic (38'), spécialiste en biologie animale : « chacun rêve – ou non – à sa manière. Façonné par l'évolution, le sommeil s'est plié aux contraintes de la prédation et de l'environnement. » Quant à la perception de l'image du corps propre de l'animal, nous savons également à présent qu'un certain nombre d'espèces animales, parmi lesquels notamment l'éléphant, le chimpanzé et le dauphin reconnaissent leur reflet dans le miroir leur conférant une supposée conscience d'eux-mêmes.

Chez l'être humain, d'après Michel Bernard (27), la relation spéculaire, corollaire du processus de dédoublement du sujet, serait nécessairement impliquée dans l'expressivité, une expressivité pour l'autre. Ainsi, l'image spéculaire, celle qui fabrique le double du moi, le « soi », aurait biaisé le couple impression-expression en faveur de l'impression et donc de la signification. Il en déduit ce que nous avons dit plus haut, à savoir : il n'y aurait pas de signe, de son, de phonème, de vocalise, de geste, de regard, de mimique et toute autre manifestation du corps qui échapperait au langage et, par conséquent, à la communication. Précisément, si cette réalité est avérée, le langage infra-verbal ou analogique revêt alors, pour nous, une dimension hautement déterminante quant à ce qui se joue dans l'interrelation entre nos patient(e)s et un parent du point de vue de leur trouble des conduites alimentaires. Car, par cette valeur expressive et d'échange, ces signes pourraient bien receler la capacité de « faire sens », c'est-à-dire gager d'un partage élaboré et signifiant – à décrypter, à déchiffrer – là où, justement, chez nos patient(e)s font défaut des images mentales signifiantes, désignées par les représentations symbolisées. Dès lors, soulignons la singulière importance de ce langage du corps et tentons de déterminer de quelle façon insidieuse il s'exerce à travers le pouvoir du parent sur son enfant dans un rapport qui se décline à partir des principales dualités suivantes : dominant/dominé, contrainte/soumission, emprise/sacrifice, prédation/proie.

L'usage du Verbe et de l'Image peut aisément se prêter au jeu de la manipulation avec habilcté et intérêt utilitaire. Le pouvoir du Silence quant à lui peut s'avérer encore plus grand. À titre d'exemple, un prévenu lucide préférera, dans son bon droit, se taire pour choisir de ne « parler qu'en présence de son avocat ». Par ailleurs, et selon un vocable sicilien, l'« omerta » propre aux milieux mafieux, mais pas que, est une « loi », celle du silence, dont la violation par un « contrevenant » qui s'y opposerait en voulant faire intervenir la justice risquerait de l'exposer à des représailles périlleuses (bien qu'illégitimes). Ailleurs, le silence s'achète à prix d'or. À l'inverse, selon une démarche qui repose sur la véracité d'un fait, l'importance porte sur le témoignage oculaire et plus encore sur la preuve visuelle – toutes les images de caméras de surveillance peuvent notamment rendre compte de faits réels – conformément au dicton attribué à Saint Thomas, qui repose sur la défiance : « Je ne crois que ce que je vois ! »

Mais les attrayantes vertus du silence ne doivent pas nous conduire à verser dans la noirceur nihiliste d'une tragédie du Verbe, celle qui consisterait, selon une vision nietzschéenne, à conférer aux mots un pouvoir tout relatif. Car il s'agirait alors de les considérer comme de simples « habillages intellectuels » visant, en nommant les choses, à rendre plus supportables l'absurdité et l'horreur de la vie humaine. Ce savoir, comme un mirage, aurait le pouvoir d'ôter le voile de leur mystérieuse et abyssale réalité. Le mot qui représente la chose ne serait alors qu'un cache-misère, pi, l'ultime ornement de l'être souffrant (ou pas), tel un pansoir, un baume, pour faire mieux supporter les aléas ou panser les plaies du vécu et dissimuler l'horreur de l'existence pour se donner à croire que la vie a un sens ; alors qu'elle n'est peut-être qu'une farce, qu'une mascarade ou bien même qu'une « divine comédie », pour reprendre la formule titre d'un

« poème sacré » de Dante. En l'occurrence, ce texte est une véritable somme du savoir du temps, dans laquelle l'auteur narre l'itinéraire fictif dans l'outre-tombe selon trois étapes successives qui sont : l'« Enfer », le « Purgatoire » et le « Paradis ». Il a une portée magistrale et vise au déchiffrement et à la révélation d'un ordre transcendantal, à travers les contradictions de l'histoire humaine et l'accomplissement de celle-ci dans l'éternité. Nommer les choses questionne le sens commun. Nietzsche a dit, à cet égard : « Nous croyons posséder quelque savoir des choses elles-mêmes lorsque nous parlons d'arbres, de couleurs, de neige et de fleurs, mais nous ne possédons cependant rien d'autre que des métaphores des choses, et qui ne correspondent absolument pas aux entités originelles. »

Dans un même esprit, tentons de pénétrer la démarche intime et profonde du peintre, mais aussi, entre autres, sculpteur et photographe, René Magritte (137), lorsqu'il affirme une volonté d'indépendance dans sa recherche picturale. Son œuvre absolument sincère et originale, d'une extrême recherche de Vérité, est en constante interrogation des concepts de réalité et de représentation. L'artiste s'efforce d'analyser les relations entre ce que la peinture donne à voir et ce qu'elle signifie, effectue un réel questionnement des rapports entre les mots et les images, les objets et leur représentation pour susciter chez le spectateur « le sentiment de mystère ». Au cours de son parcours, il se lie d'amitié, parfois tumultueusement, avec les principaux membres du mouvement surréaliste, de Breton à Aragon, de Dali à Éluard ; mais il dit, néanmoins, en contrepoint de celui-ci, s'en démarquer. Il énoncera d'ailleurs son avis : « La pensée surréaliste, telle que je la conçois, doit être imaginée, mais elle n'est pas imaginaire [...]. Du mystère, je ne peux rien déduire, ce serait méconnaître son essence. » Dans sa première version de *La trahison des images*, sous l'image d'une pipe, Magritte mentionne la phrase devenue célèbre : « Ceci n'est pas une pipe » ; et poursuit son commentaire en insistant sur le fait selon lequel « l'image n'est pas à confondre avec la chose représentée ». De son côté, dans un esprit à bien des égards apparenté, Michel Foucault n'a-t-il pas écrit dans *Les Mots et les Choses* (71) : « Les "choses" n'ont pas entre elles de ressemblances, elles ont ou n'ont pas de similitudes. Il n'appartient qu'à la pensée d'être ressemblante. Elle ressemble en étant ce qu'elle voit, entend ou connaît, elle devient ce que le monde lui offre. »

Reconnaissons, du reste, le paradoxe du Verbe et de l'Œuvre, en général, dès lors qu'ils sont, de par une voix ou un geste, à la fois la manifestation expressive de l'instantanée dynamique de l'être vivant dans sa finitude, et, par la trace laissée, ou plutôt « couchée » sur un support, tel un cadavre offert en gage de leurre d'éternité, l'illusion d'infinitude et d'immortalité. Il nous semble pouvoir en dire autant de nos patient(e)s, lesquel(le)s portent à la bouche (ou pas) un nutriment sans contrôle dans l'immédiateté et l'impériosité du geste. Ils se donneraient ainsi à croire, selon une mystification consciente (ou non), que seul cet acte les fait exister dans un rapport à un autre ; alors qu'ils (ou elles) ne font que façonner un corps, « une chose sans mot » qui s'offre au regard sans rien pouvoir en dire hormis, peut-être, la possible ferveur d'une union fusionnelle à ce même autre, un parent. Ce mouvement incoercible tend vers l'effacement du double, l'autre moi, le « soi », ce lieu de l'altérité d'où émerge la signification, le sens du sujet existant, et qui aboutit à l'impossible « Un », le mirage d'un retour au « paradis perdu » et le « non-être » : la confusion des identités.

Par amour, l'hyperphagique construit et déconstruit en même temps ou alternativement son intercorporéité imaginaire ainsi que sa filiation maternelle. Dans ce cas, consommer de la « Chair », à l'instar du vampire qui pompe le sang de sa proie qui, à son tour, selon la légende, devient elle-même vampire, signifierait, à son insu, entretenir une relation orale d'interdépendance étroite avec la mère. Concernant l'anorexique-boulimique, il en va tout autrement. La question serait, dans ce cas, de ne faire qu'Un, « faire corps », fondre son identité avec celle du père, lequel est empli d'amour tendre autant que d'amour vorace. Et ce mouvement d'opérer dans l'interdépendance réciproque, équivalente et simultanée. Cet homme, nous l'avons dit, n'est plus tout à fait un père pour son enfant, un père détenteur de la fonction symbolique. Il n'est plus qu'un homme quasi inexistant, inconsistant et absent à l'endroit de sa paternité, parce que son Verbe ne porte pas ; sa Voix s'est éteinte. Il est infécond ou stérile, et sa parole est paradoxalement « muette » ou inaudible, inopérante. Elle n'atteint pas son but pénétrant, celui qui accomplit la castration symbolique sur son enfant en marquant la limite indélébile et infranchissable de l'interdit de l'inceste (et de l'anthropophagie).

Succédané de père, impuissant à énoncer et transmettre cette prohibition, parce que dépourvu, privé de phallus symbolique, il est silencieux, absent en regard de sa fonction paternelle. Et son silence retentit comme « sonne le glas » du Sens, de la signification, tel le bruit assourdissant d'une Parole morte. Dès lors, ne s'instaure entre soi et l'autre, le père, nulle limite, aucune métaphore de la parentalité. Cette situation concourt à anéantir l'altérité, à compromettre les racines identitaires et à méconnaître le lien filial père-enfant pour aboutir à une relation indifférenciée entre les deux individus. Ce père est désormais « inscrit aux abonnés absents » à l'endroit de sa fonction symbolique et ne parvient plus à nommer clairement l'enfant comme étant le sien : « Le Nom du Père », selon Lacan. Soumis en partie à l'indistinction entre soi et l'autre, le père, cet enfant n'entend pas non plus le « Non ! » du père qui pose une limite symbolique et interdit le corps à corps incestueux (ou anthropophage). Seuls persisteraient, de la part du père, des signes, aussi subtils que discrets, qui échappent au sens commun et qui, pourtant, ont bien le parfum furtif, mais perceptible de la transgression de ces prohibitions. Ce sont ces mêmes signes qui indiquent la permissivité du rapprochement des corps dès lors que la Parole interdictrice, attribuée à la fonction paternelle, n'a pas cours. Ainsi, l'Image, Celle de Tous les possibles, qui se dessine au sein de la relation spéculaire entre le père et son enfant, s'impose et prend le pouvoir. À travers cette relation complexe, il s'exerce une emprise visuelle ou corporelle ou encore émotionnelle de la part du père sur son enfant, sous couvert du masque de la normalité, et pourtant en rupture avec le sens en exprimant de secrètes intentions fantasmatiques insidieusement transgressives. Pourrait alors se mettre en scène pour l'anorexique-boulimique un retour à l'état d'être inexistant, pour se défendre, se mettre « à l'abri », vis-à-vis de la menace du père quant à d'éventuels « assauts » et échapper ainsi imaginairement à sa voracité fantasmatique de nature transgressive. Du côté de l'adolescent(e), la présence « fantomatique » emprunte des allures de zombie, et coïncide avec l'apparence de l'être inexistant. Or, ce mouvement de repli pourrait bien rappeler l'état fœtal, c'est-à-dire celui de l'être vivant sans existence qui se tenait dans le ventre de sa mère avant sa naissance.

Nicole Borie (36) avance avec science et pertinence : « L'événement de corps montre et ne dit rien. » Et d'ajouter : « La jouissance et le sens se conjuguent sans pour autant donner une signification. » Elle dit également : « Le corps, support du vivant, ouvre sur l'énigme de la jouissance. Le champ a été ouvert par Freud avec le concept de pulsion. Concept freudien à l'articulation, ou plutôt au hiatus entre le soma et la psyché. » Elle cite d'ailleurs J.-A. Miller lorsqu'il énonce : « Le corps parlant parle en termes de pulsion. » Ainsi, et selon nous, le sujet présentant un trouble des conduites alimentaires « agit » ou plutôt « est agi » dans la relation spéculaire en regard de la jouissance d'un parent. Il s'opère un « corps à corps » sans paroles au cours duquel le triomphe de l'un sur l'autre aboutit, dans un « devoir être autre » ou différent pour l'enfant, à une fabrique rapportée à un compromis paradoxal visant à opérer (et éviter en même temps) la fusion identitaire mortifère avec le parent : une métamorphose. Cette transformation s'oppose bel et bien à l'action de se voir être fantasmatiquement « consommé », ou « mangé » soit, justement, comme un nutriment, soit comme un objet sexuel. Il s'agirait bien de « manger » pour « ne pas être mangé ». Ainsi, transformer son corps en mangeant, ou manger pour transformer son corps serait bien moins la réponse à un besoin corporel existentiel ou vital qu'une lutte défensive : prendre la forme d'un masque afin de se « parer » et d'échapper à la dévoration par un autre, pris alors comme une proie saisie et « consommée ». Le concept freudien de « pare-excitation » nous semble ici tout à fait pertinent et approprié pour rendre compte d'un processus qui, pour nos patient(e)s, « consiste à protéger l'organisme contre les excitations en provenance du monde extérieur qui, par leur intensité, risqueraient de le détruire », selon la définition que fait Catherine Audibert de ce concept (12).

Du reste, cette praxis, qui témoigne d'un décalage entre les besoins nutritifs réels et les apports alimentaires effectifs le plus souvent en abondance (ou, au contraire, restrictifs) diffère de celle qui, intentionnellement, s'applique à transformer son « look », modifier l'apparence de son corps, ou sa « sculpture », mais aussi sa « structure corporelle ». Car, dans ce cas, animé par le besoin conscient (ou inconscient) et d'une manière mesurée ou sensée (ou pas), c'est se conformer à des stéréotypes sociaux, répondre à des normes hygiéno-diététiques plus ou moins rigoureuses, strictes ; ou encore, se référer à des critères esthétiques personnels ou en adéquation avec ceux qu'impose la société. Il en est tout autrement concernant nos patient(e)s dès lors qu'il s'agit bien d'une entreprise, celle du corps « livré en pâture » et sacrifié sur l'autel d'une cause, celle d'atteindre un certain idéal de soi ou de l'autre conformément aux exigences qu'imposent l'emprise et la jouissance, et qui relève d'un mystère, d'une énigme, que nous avons également à cœur d'élucider et d'expliciter. Ainsi, l'idéal du moi dédié à la mère et rattaché à la figure de Narcisse rivalise avec le surmoi, attribué au père et héritier de l'Œdipe. Dès lors, se met en scène une lutte acharnée en chacun(e) de nos patient(e), celle qui serait en passe de faire triompher le pouvoir permissif et silencieux de l'image de soi et de l'autre par nature sur le pouvoir transmetteur et sonore de la parole et du verbe qui censure et structure le sujet de la culture.

Quel est alors ce spectacle organisé autour d'une gestuelle, celle qui façonne un corps et que l'on peut attribuer à une Gestalt, soit le fait, pour une entité perceptive, d'être traité par le sujet comme un tout plutôt que comme une juxtaposition de parties ? Serait-elle ce comportement qui se donne à voir en faisant porter inlassablement de la main à la bouche un aliment, ou au contraire se restreindre de le faire, là où des mots pourraient sortir de cette même bouche pour dire « à la place » quelque chose de ce mouvement incoercible et impérieux ? Autrement dit, quel est cet « agir » qui offre au regard le retour d'une nature animale fondamentale et humaine issue soit d'un Âge des plus reculés de l'humanité, soit de la toute petite enfance, ce temps de tous les archaïsmes pulsionnels et originels, d'une oralité primordiale, tournée vers un corps, auquel il est imposé sans rien réclamer, mais aussi orienté vers un autre soi, un double qui justement s'esquisse, se façonne, mais qui pourtant ne fait pas son apparition ? S'anime ainsi un drame, telle une tragédie chorégraphique offerte complaisamment à autrui, lequel est invité à faire tiers là où la relation spéculaire parent-enfant s'articule, mais ne parvient pas à s'ouvrir à l'altérité et s'obstine à ne former que de l'identique. De part et d'autre, est « mangée » la chair, incorporée d'une manière anarchique et vorace, inexorablement, au mépris de l'homéostasie – cette capacité de maintenir un état interne relativement stable et qui persiste malgré les changements extérieurs – à l'endroit où le verbe n'est pas dit, exprimé, excorporé. Marie-

Hélène Inglin-Routisseau (104) se réfère à Lacan pour rendre compte du concept évoqué plus haut de « corps parlant » et de son mystère. Elle considère ce corps parlant comme n'étant pas pur soma, pas plus que l'inconscient n'est pure psyché ; et de postuler ainsi, à propos de ce corps : « [...] s'il est "parlant" ce n'est pas dans la mesure où il donne forme à la pulsion, c'est-à-dire, où il produit une force biopsychique inconsciente [...]. L'émergence de la pulsion dans le "corps parlant" inscrit notre propos dans une réalité du pulsionnel, qui est phénoménologique, réalité que nous envisageons dans un rapport à l'animalité. » Et de préciser : « Il s'agit de penser l'animalité hors de son rapport à l'homme, hors l'animalité d'un homme qui ne serait que le revers de l'humanisation de l'animal. » Son propos, qui interroge les rapports du corps parlant dans la littérature de jeunesse, porte notamment sur l'œuvre majeure de Lewis Carroll, *Les Aventures d'Alice au pays des merveilles* (45'). Là intervient un bestiaire anthropomorphisé, hétérogène et ambivalent composé d'animaux tantôt fabuleux, élégamment vêtus en bourgeois, tous évidemment doués de la parole, et tantôt hostiles ou méprisants, au mieux indifférents ou larmoyants, que rencontre Alice et qui fait dire à cette auteure : « Au fond, Carroll ne questionne pas la frontière entre animalité et humanité. C'est même justement parce que la distinction entre ces deux catégories est abolie que le pulsionnel devient perceptible. »

Remarquons, au passage, que l'anthropomorphisme animal fait écho avec l'animalité humaine. À cet égard, qui ne s'est pas un jour représenté comme véridique la réincarnation, au point d'imaginer avoir vécu, ou bien pouvoir renaître, dans la peau d'un animal ? Citons la lycanthropie clinique – de lycanthrope qui est un emprunt savant datant de la renaissance à la langue grecque (de l'étymologie *lukos*, « loup », et *anthrôpos*, « homme ») –, cette maladie psychiatrique dans laquelle le patient qui délire se croit transformé en loup ou, par extension, en tout autre type d'animal. On peut également utiliser l'animal comme support pour illustrer une situation : « ne pas se trouver sous le sabot d'un cheval » ; « afficher une tête de cochon » ; « faire un temps de chien » ; « être heureux comme un poisson dans l'eau ». Par ailleurs, il y aurait bien quelque similitude entre l'homme et l'animal au point de pouvoir attribuer à un homme (ou une femme) des traits ou des aspects psychologiques ou anatomiques de tel ou tel animal. Ainsi, avec sincérité, humour, ironie, sarcasme, malice ou simple tendresse, animaliser l'autre est une façon courante et imagée de le (ou la) représenter. On parlera notamment : d'un « joli museau » pour décrire une physionomie avantageuse ; d'une « belle crinière » pour suggérer une toison opulente ; d'un « œil de lynx » pour signifier une excellente vue ; d'un « ours mal léché » pour désigner une personne « mal dégrossie », peu sociable, voire impolie ; « avoir le bec fin » pour se montrer gourmet ; « avoir les crocs » pour exprimer l'appétit d'un carnivore, autrement dit, « avoir une faim de loup ». Du reste, chien, chat, loup, renard… Les animaux sont omniprésents dans les expressions françaises. Voici quelques-unes des formules idiomatiques qui emploient des animaux et que nous pouvons évoquer (en évitant d'« être bavard… comme une pie ») : « parier sur le mauvais cheval » ; « s'entendre comme chien et chat » ; « avoir d'autres chats à fouetter » ; « avoir un mal de chien » ; « être doux comme un agneau » ; « être franc comme un âne qui recule » ; « être rusé comme un renard ou malin comme un singe » ; « faire des yeux de chat »… Cette approche qui, pour une part, illustre la richesse de la langue française quant à l'usage de la métaphore et la comparaison, en dit aussi long sur les rapports entre les humains et les animaux non humains ainsi que sur les différentes situations qui s'animent entre les êtres humains… et, par conséquent, concernant la relation de nos patient(e)s à un parent.

Dans le cadre des troubles des conduites alimentaires, comme nous l'avons dit, l'« agir » de nos patient(e)s, issu de l'animalité première, l'oralité, aboutit à la transformation des corps, façonnés, métamorphosés. Il s'applique, dans la relation spéculaire, un paradoxe selon lequel un langage corporel s'exprime en silence entre un parent et un enfant en portant à la connaissance visuelle, une forme, qui révèle et cache simultanément une signification. Un sens demeuré énigmatique parce que dissimulé est figuré par un corps dont l'aspect modifié s'exhibe, se donne en représentation, à l'instar d'un film muet, d'une histoire sans paroles, « d'un masque sans la plume ». Autrement dit, le corps de nos patient(e)s s'offre au regard d'autrui, telle une image qui ne dit rien, mais qui à la fois montre une souffrance indicible et jette un voile sur le savoir de ce qu'elle affiche. Tout se passe comme si, au détriment du Verbe et de la Parole, la

Représentation avait pris le pouvoir, gouvernait la pulsion, orientait et guidait l'action, et mettait en scène les protagonistes. Soumis à l'incorporation réciproque d'un amour vorace à l'endroit de la rencontre spéculaire aussi illusoire que trompeuse, le parent avide et fantasque mange l'image captivante de l'enfant par le regard, pendant que l'enfant aveuglé mange l'image menaçante du parent par la bouche, parce qu'incapable de fantasmer, de mentaliser (symboliser) et d'imprimer ce qu'il perçoit. Nicole Borie interroge ainsi le corps parlant : « Qu'est-ce qui ne parle pas sinon la pulsion ? Comment se fait-il que le corps somatique se plie au court-circuit de la bouche qui avale ? » Autant de questions qui restituent à la nature humaine tout son mystère, mais sans doute également tout son archaïsme, sa « primitivité ». De fait, il y a lieu d'aborder et de tenter de comprendre le comportement alimentaire anormal de nos patient(e)s, lequel recèle bien moins de certitudes rationnelles qu'il ne suscite d'interrogations, autant que des hypothèses spéculatives et empiriques. Cependant, ce corps différent, transformé à partir de telles conduites alimentaires, pourrait bien illustrer une humanité animalisée, ou une animalité humaine et régressive, c'est-à-dire représenter la métaphore d'un univers vorace, faisant passer l'homme d'un état à un autre, et se résumant par la formule incoercible, dont la signification est aussi crue et sauvage que sexuelle : « manger l'autre ». L'ère de l'Image dans laquelle nous sommes entrés nous fait faire un bond en avant ; mais aussi un bond en arrière. Elle nous ramène à la source originelle de notre culture orale nouvellement modélisée selon un monde « iconophage ». Bat son plein le règne de Narcisse qui en voulant « manger son reflet » par amour a connu un funeste sort. L'Image numérique est à l'honneur, laquelle, avec toutes ses déclinaisons (dont le phénoménal essor des réseaux sociaux et leurs multiples usages), s'est emparée du Verbe pour mieux l'« apprivoiser », le formater, le configurer et le digitaliser – ce sont les humanités numériques (traduction française de *digital humanities* (*DH*)) – tendant à priver l'homme de sa Parole comme s'il pouvait s'en passer. Selon un formidable raccourci du Visuel qui fait croire à un Sens global, et dont l'économie psychique et spatio-temporelle (mais pas que) est évidente, l'Image s'offre au regard dans l'illusion de « Tout dire » alors que seule la Parole est et demeure le moyen privilégié pour se faire réellement comprendre. À grand renfort de tous ses supports, matériels – les écrans –, virtuels – les plateformes –, et de ses procédés marketing démultipliés à tout va au service de la communication immédiate (ou différée) et spéculaire usitée par les annonceurs, influenceurs et autres lanceurs d'alerte (sérieux, mensongers ou complotistes) qu'ils soient particuliers ou professionnels : diffusion télévisuelle, visio-conférence en ligne, télétravail, blog, Skype, WhatsApp… s'engage, se met en place et se développe la puissante dispute de l'Image contre la Parole, entravant l'accès au sens des mots – l'image « mange » les mots – dans le paradoxe de montrer pour dire « en trompe-l'œil », comme un leurre, un sens qui est caché, piégé : c'est le « miroir aux alouettes ». Dans le cas qui nous concerne ici, il s'agit bien d'un parent qui apparaît sous les traits de la Figure de l'ogre, ce monstre humain à l'appétit insatiable, et qui, dans la démesure, entre en scène sur le miroir de la rencontre pour dévorer un semblable, un(e) patient(e). Le sens du mot « dévorer » renvoie ici à la métaphore de la conduite ogresque, celle qui donne forme à l'action de « manger » de la façon suivante : « se nourrir de sa chair » ou « s'accoupler dans sa chair ».

Nous allons, à présent, aborder ce qui relève d'un deuil impossible, ou plutôt qui ne parvient pas à son terme. Celui-là consisterait notamment à métaboliser l'interdépendance parent-enfant, c'est-à-dire à opérer la séparation selon la mise en œuvre d'un processus salutaire, élaboré et maturant. Tel que nous l'avons décrit, le trouble des conduites alimentaires est l'expression d'un compromis qui maintient chacun des protagonistes – l'enfant et un parent – dans un entre-deux indécis et durable. Le « duo » parent-enfant, qui est d'ailleurs autant un accouplement qu'un duel, un « corps à corps », assemble et unit autant qu'il oppose et vise à désunir. Selon cette étape du deuil, il s'agit à la fois de maintenir et de défaire ce qui a été contraint de se former, situation paradoxale qui définit le caractère inachevé, « sans issue », du processus et qui rend compte de l'impasse dans laquelle se situent nos patient(e)s en regard d'un parent. S'établit un état intermédiaire, instable et durable, conforme au manichéisme primitif, originel. Celui-ci tend indéfiniment à osciller entre deux configurations radicales sans jamais s'y résoudre : d'un côté, un « grand Rien unitaire » (l'abandon) avec un parent correspondant à la rupture ou la désunion totale des corps pour aboutir à ne plus faire qu'Un avec soi-même, à perdre son identité ainsi que les attaches racinaires et le lien filial ; et de l'autre un « grand Tout unitaire » (l'annihilation) avec ce même parent qui équivaut à ne plus faire qu'Un avec l'autre, pour procéder à la fusion des identités et à la confusion des corps, autrement dit, une autre manière d'anéantir ce qui les assemble fondamentalement l'un l'autre. Il en résulte un effacement de l'altérité et une perte d'existence que ni la relation spéculaire à un parent ni le trouble des conduites alimentaires ne réussit à restaurer ; et se constitue, de part et d'autre une Entité virtuelle, unique, univoque et composite, hybride pour l'hyperphagique, chimérique pour l'anorexique-boulimique.

Comme l'ombre collante de la mort : un deuil impossible

Si nous nous devons de relier les troubles des conduites alimentaires à la question de la dépression, du deuil et, finalement, à celle de la mort, c'est bien parce que, empiriquement, la clinique nous renseigne sur un subtil et parfois discret ressenti exprimé par nos patient(e)s, ou plus souvent éprouvé empathiquement par le soignant : l'humeur triste. Il peut s'agir d'une tonalité d'ensemble morne ou d'un halo de désolation sans nul fait patent qui s'y rattache. Cette morosité s'affiche sans pathos, d'une manière implicite, pouvant associer : un air désabusé et une attitude nonchalante, détachée, indiquant une modeste implication existentielle, une intonation vocale peu expressive, sans trop de modulations, voire monocorde, et un propos privé de relief et surtout dépourvu d'attrait. Les patient(e)s manifestent, et suscitent tout autant, chez l'autre, un profond sentiment d'ennui témoignant d'un modeste intérêt à la vie, d'une manière générale. Ils manifestent factuellement une présence insipide et banale, dénuée d'une véritable affirmation de soi, rythmée par les gestes de la vie quotidienne. En outre, ils (ou elles) semblent dépourvu(e)s d'une réelle motivation quant à l'expérience vécue, et révèlent un manque d'élan vers une perspective sur l'avenir. Tout se passe ainsi comme s'ils (ou elles) vivaient en subissant l'instant présent sans trop s'enquérir du passé ni se préoccuper davantage du lendemain. Et si la temporalité diachronique articule normalement l'« avant » avec l'« après » selon une existence inscrite dans une continuité – un continuum – pour construire une histoire, leur « être au monde », essentiellement synchronique, paraît limité à l'instantanéité du « ici et maintenant », décrivant une vie menée sans entrain selon des séquences successives, tel un film dont la pellicule argentique s'écoulerait image par image, saccadée et démunie d'imbrication de l'une à l'autre. Aussi, interrogeons les principales dimensions du temps afin de mieux comprendre de quelle manière peuvent l'investir nos patient(e)s.

Le domaine de la physique nous renseigne sur l'espace-temps comme représentation mathématique de l'espace et du temps selon deux notions inséparables et s'influençant l'une l'autre. Il s'agit de deux versions (vue sous un angle différent) d'une même entité. Le continuum espace-temps comporte quatre dimensions : trois dimensions pour l'espace, et une quatrième pour le temps. Un certain facteur sert à convertir des unités de temps en unité de distance. À considérer le « temps religieux », celui-ci ne serait qu'un temps « fragmenté », contrairement au temps physique, constitué d'unités quantifiables et quantitativement différentes, de même que le temps psychologique. À prendre en compte la distorsion du temps, il y aurait un temps objectif, celui indiqué par notre montre et sur lequel on est tous d'accord, et un temps subjectif, sorte de temps psychologique, correspondant à la façon dont nous vivons ces unités de mesure et qui dépend de nombreux facteurs. Au passage, la mémoire et l'inconscient, tout comme l'anticipation prospective, prévisionnelle, nous font percevoir le « temps vécu » et le « temps à vivre », ainsi que le « temps imaginé » et le « temps rêvé », selon des rapports et des dimensions singulièrement différentes. Par ailleurs, et selon les religions, le temps est appréhendé différemment. D'après Jenik Lindell (134), avec l'année liturgique et la prière des heures, l'Église catholique a sa façon propre de concevoir le temps. Son approche est liée à la réalité cosmique, mais surtout au sens que le mystère de l'Incarnation et l'eschatologie chrétienne donnent au temps qui passe inexorablement. L'Incarnation est le dogme selon lequel le Verbe divin s'est fait chair en Jésus Christ. Cette notion est exprimée dans le prologue de l'Évangile selon saint Jean : « Le Verbe s'est fait chair. » Elle se situe au centre de la christologie qui est le discours sur la fin du monde, l'Apocalypse, ou la fin des temps. Elle relève de la théologie et de la philosophie en lien avec les derniers temps, les derniers événements de l'histoire du monde ou l'ultime destinée du genre humain. Pour autant, il s'avère que, d'une manière générale, en nous demeure notre passé, lequel est présent à chaque instant ; et prépare notre futur. Pour sa part, le judaïsme enseigne cette vérité.

À cet égard, et selon le rabbin Yeshaya Dalsace (53), la compréhension du calendrier juif ainsi que le rapport du judaïsme au temps sont éclairants. Cet auteur indique :

> « Le jour juif commence à la tombée de la nuit, et cela à cause du verset de la Genèse lors du récit de la création du monde : “Il y eut un soir, il y eut un matin… sixième jour.” C'est pourquoi le shabbat et les jours de fêtes juives commencent toujours au coucher du soleil et finissent à l'apparition des premières étoiles, donc la nuit tombée, le lendemain. »

Il dit également : « Pour le judaïsme, le rapport de l'homme au temps est essentiel. La conscience du temps et notre capacité à gérer ce temps sont parmi les caractéristiques qui nous différencient des animaux. L'homme observe le temps et l'investit. » Et d'ajouter : « Mais le temps est également une prison dont il est impossible de s'extraire puisqu'il coule irrémédiablement pour nous mener de la naissance à la mort. Tout ce que nous pouvons faire c'est insuffler à l'instant présent une part d'éternité. »

La psychanalyse n'est pas très éloignée de cette approche de l'être humain, le sujet, dans son rapport au temps. Ainsi nous enseigne-t-elle que le temps est le lieu de l'histoire, et l'histoire le milieu dans lequel on advient… Par ailleurs, la psychanalyse (ou « talking cure ») est confrontée au paradoxe selon lequel, d'une part, l'inconscient est intemporel, et d'autre part, seul le temps en permet le repérage. Ajoutons que la parole renferme un autre paradoxe, celui d'être à la fois l'expression de l'instant, en surface – la synchronie –, et porteuse et dépositaire de l'histoire du sujet, de l'épaisseur de son passé présentifié, à chaque instant – la diachronie. Dès lors, tâchons d'aller plus avant concernant le temps, la condition humaine et la notion de perte ; donc de deuil.

Freud (82) a comparé le deuil et la mélancolie en distinguant essentiellement ces deux phénomènes par un trait absent dans le premier cas, et présent dans le second : la perte de l'estime de soi. Or, bien que peu investis dans leur existence, laquelle est marquée, comme nous l'avons dit, par une présence morne, éteinte, nos patient(e)s ont pour la plupart conservé une certaine considération d'eux-mêmes ; ce qui les rangerait plutôt du côté du deuil. Pour autant, celui-ci ne se rattache à (ou ne s'explique par) aucun fait manifeste. Nous avons donc été amené à explorer ce vécu qui nous a conduit à nouveau à la relation spéculaire de l'enfant à un parent. Et nous nous sommes interrogé autour de la question de la perte. En l'occurrence, de quelle perte pourrait-il s'agir ? Certes, la théorie psychanalytique, avec Freud, ses contemporains, ainsi que ses héritiers et successeurs, s'est penchée sur les fondements originels du sentiment de perte, qui éclaire d'ailleurs sur le vécu du nourrisson qui détruit imaginairement l'objet de son envie primaire, la mère et le sein nourricier qu'elle présente et re-présente. Au passage, la perte est intimement liée à la condition humaine (et à la condition du vivant, en général, dès lors que, c'est un fait, chaque instant vécu est inexorablement « consommé », perdu). Hanna Segal (187) écrit : « le nourrisson sent que, dans sa haine, il a détruit son bon objet externe et interne ». Aussi cette auteure fait-elle remarquer qu'à ce moment-là le nourrisson fait l'expérience d'un sentiment intense de culpabilité et de perte. Et cette approche rejoint le point de vue de K. Abraham (1), conformément à la description du stade oral, et de M. Klein (117), qui postule la position dépressive. Cette dernière détermine le moment important de la maturation du moi chez le jeune enfant sans langage, l'*infans*. Ce temps maturant essentiel participe de la constitution de l'ébauche identitaire du nourrisson, c'est le narcissisme primaire selon Freud (ou le « Dasein » de Heidegger, traduit de l'allemand par l'« Être-là »), et qui coïncide avec la toute première perception du moi. Puis advient le narcissisme secondaire, ce processus par lequel le moi se distingue du non-moi selon un dédoublement, une reconnaissance de l'autre et une reconnaissance de « soi » (en tant qu'image du moi dans le rapport à l'autre), et qui s'accorde avec le concept de « stade du miroir » de Lacan. C'est l'altérité et l'avènement du sens pour le sujet. L'expérience clinique liée au processus normal de deuil tend à confirmer ces éléments théoriques qui rendent compte d'une blessure narcissique, corrélativement à un deuil ou à un état dépressif patent, en réactualisant cette phase de maturation traversée par le nourrisson et mobilisant, par là, la créativité du sujet. D. Anzieu dans *Le Corps de l'œuvre* (5'), qui attribue à la créativité une vertu aussi structurante que libératrice, dit à ce propos : « C'est l'ombre de la mort sur la créativité qui opère le décollage. » Ce que cet auteur désigne par le terme de « décollage » est le passage de la disposition à créer, c'est-à-dire du potentiel créatif ou de la créativité, à la création proprement dite. Nous voyons là ainsi dans quelle mesure la création peut s'apparenter à l'action de réparer : la réparation de l'« objet » perdu. Pour autant, si l'on s'en tient au postulat apocryphe de Lavoisier : « Rien ne se perd, rien ne crée, tout se transforme », nous pouvons considérer la conservation des masses lors d'un changement d'état de la matière. Qu'en est-il de la perte selon une approche psychodynamique ?

La perte, et le sentiment qui l'accompagne dans ce qu'il est d'usage d'appeler le « travail de deuil » depuis Freud (82) conduit à effectuer une identification narcissique à l'objet perdu (une façon de fondre le Moi du sujet avec celui de l'autre disparu). Celle-ci serait comme une manière de se fondre et de se confondre psychiquement avec celui-ci, pour s'en défaire par la suite. Le sujet incorpore psychiquement l'« objet », comme s'il le « consommait ». Le deuil serait donc l'équivalent analogique d'une digestion. Et cette opération s'amorce quand l'ombre de l'« objet » perdu tombe sur le sujet endeuillé, selon Freud. Ainsi, le deuil est non seulement la réaction émotionnelle affective et douloureuse consécutive à la mort d'une personne significative, mais aussi le processus intrapsychique de détachement et de renoncement à cet « objet » irrémédiablement perdu pour permettre de futurs investissements. Dès lors, et peu à peu, le sujet parvient à se détacher de l'« objet » perdu tout en sauvegardant l'amour qu'il a à l'égard de celui-ci. Le sujet repousse le sentiment de sa propre mort et s'en écarte alors et parvient à retrouver l'amour pour la vie. En somme, le deuil est l'opération complexe, mais salutaire qui consiste à incorporer imaginairement l'« objet » de la perte dans le moi du sujet, à effectuer une substitution de l'investissement d'amour puis à entreprendre un délestage progressif de cette activité mentale de représentation liée à cet « objet » perdu au profit d'une authentique intériorisation psychique de ce même « objet ».

Le deuil renvoie aussi à ce dont parle B. Capelier (45) lorsqu'il considère l'existence d'un temps mythique. Coïncidant avec la perte de l'« objet » originel par le nourrisson, la mère, il est aussi la perte de la position initiale du nouveau-né, irrémédiablement abandonnée : la vie intra-utérine.

Cet auteur dit, à cet égard :

> « Le temps des origines d'avant toute séparation, ce temps mythique où rien n'était qui soit en dehors du sujet, où il ne se distingue pas de ses fantasmes et des objets, où il n'était tout entier que la somme de ses représentations [...]. C'est cette mémoire plus vieille que lui-même de la bulle narcissique primordiale, noyau refermé sur la libido auto-investie, la réplétion auto-référentielle de la non-différence. »

Et cette description rejoint le postulat de B. Grunberger (98) selon lequel un état émotionnel prénatal serait à l'origine de toutes les formes du narcissisme, incluant même les fantasmes d'éternité, d'infini, d'immortalité. C'est, en outre, ce qu'A. Lizotte (135) désigne comme le « paradis perdu » et qui correspond à la première étape du développement de l'amour objectal décrit par K. Abraham (1) et repris par Freud (73) avec le narcissisme primaire : l'auto-érotisme. Or, nous avons rendu compte de l'équivalent d'un retour imaginaire dans l'antre matriciel comme étant le fait de nos patient(e)s. Et, selon nous, cette psychodynamique s'articule, dans le cadre de la relation spéculaire, avec l'imaginaire tout aussi actif d'un parent, et coïncide avec ce qui tend vers la confusion des identités, à savoir : une intention fantasmatique incestueuse ou anthropophage de celui-ci, lequel est désigné comme ogre d'amour. Cette imbrication parent-enfant, telle qu'elle se présente, et qui, de part et d'autre, met en mouvement un archaïsme pulsionnel oro-anal exacerbé, fait le lit de la problématique de séparation et compromet l'élaboration de la perte : le deuil.

Ainsi, si le deuil originel de nos patient(e)s est impossible ou n'aboutit pas, ce n'est pas parce son « travail » ne se fait pas. Car, justement, l'élaboration du deuil n'a de cesse de s'activer et de s'ébaucher sans, pour autant, parvenir à son terme. Expliquons-nous. Ce deuil inachevé relève d'un phénomène complexe. Il pourrait s'agir d'une problématique liée au processus de séparation-individuation et qui renvoie aux fines et pertinentes descriptions de Margaret Malher (140' ; 141) portant sur le développement psycho-affectif normal du nourrisson. Philippe Jeammet (108' ; 108'' ; 108''' ; 108'''') a, pour sa part, beaucoup insisté sur les travaux de cette éminente psychiatre psychanalyste américaine en mettant l'accent sur la distanciation structurante et salutaire, propice à la maturation du nourrisson, pour considérer la dépendance, en tant que phénomène constitutionnel qui s'exacerbe, comme centrale, majeure et déterminante dans l'apparition des troubles des conduites alimentaires des adolescents, dont la boulimie et l'anorexie. Il rapproche d'ailleurs ces faits psychopathologiques aux troubles addictifs. Schématiquement, l'adolescent ne parviendrait pas à se détacher unilatéralement de sa mère et donc à s'autonomiser pour, in fine, demeurer « collé » à elle ou s'en détourner et déplacer sa conduite addictive pour dépendre d'une substance : qu'il s'agisse d'un produit stupéfiant ou bien d'un bol alimentaire. Pourtant, il semblerait, selon notre propre approche clinique et empirique, que nos patient(e)s soient moins soumis à une dépendance étroite, unilatérale et constitutionnelle, à un parent – même si celle-ci a bien eu lieu au cours de leur développement psycho-corporel – que plutôt et bien davantage engagé(e)s dans une relation d'interdépendance conjoncturelle à ce parent. Ainsi formulée, l'hypothèse psychodynamique repose sur les dires rapportés de nos patient(e)s qui décrivent, pour la plupart, certes, un attachement obstiné à un parent ; mais qui rendent compte également d'un net rapport de proximité psychique de ce même parent à l'égard de leur enfant. Le processus psychopathologique aurait tout lieu de s'effectuer dans le cadre de la relation spéculaire réelle ou imaginaire entre la mère et l'hyperphagique, le père et l'anorexique-boulimique. Il y va, selon nous, d'une défaillance quant à la capacité identificatoire réciproque parent-enfant ; laquelle serait en partie remplacée par l'incorporation. Nous verrons que, dans leur rapport à la perte et au deuil, nos patient(e)s, soumis tantôt à une angoisse d'abandon tantôt à une angoisse d'annihilation avec un ressentiment de regret, sont animés par le désir de réparer l'objet menacé de se perdre ou de rétablir l'état symbiotique, soit initial vis-à-vis de la mère pour l'hyperphagique ; soit, secondaire dans le rapport au père, quant à l'anorexique-boulimique. L'activité alimentaire irréductible (ou sa restriction impérieuse) pourrait bien, d'ailleurs, y participer. Ainsi, c'est par la bouche et la consommation orale qu'ils (elles) chercheraient à effectuer cette tentative de réparation.

Il serait hasardeux de comparer nos patient(e)s à l'artiste peintre. Car, si les un(e)s animé(e)s par une consommation alimentaire excessive et délétère, tendent à endommager leur corps propre conformément à la lutte déficitaire entre les forces de l'Éros et celles de Thanatos ; les autres, au contraire, font triompher Éros sur Thanatos, la création sur la destruction, pour produire une œuvre. Cependant, la dynamique de leur gestuelle respective revêt, à bien des égards, quelques points communs. Voici d'ailleurs ce qui pourrait les rapprocher : inscrit dans le cadre spéculaire de sa toile vierge, de la main tenant un pinceau, le peintre s'empare d'une matière colorée provenant de sa palette qu'il dépose sur la toile. Il trace ainsi des formes et assemble des motifs pour accomplir une œuvre ; nos patient(e)s, eux (elles), situé(e)s en miroir d'un parent, saisissent un nutriment provenant de l'assiette avec l'aide d'une fourchette pour le porter à la bouche et façonner un corps, réaliser un « ouvrage », ce « construit social » que nous avons précédemment évoqué. Mais le choix de l'instrument de la main, dans les deux cas, n'est pas inopiné, les ramenant l'un et l'autre, à la sensorialité primaire du nourrisson. M. Spira (190″) s'interroge, à cet égard, sur le choix et la nécessité de la main du peintre et décrit ainsi : "L'instrument « fortuit » de la "main" de l'auteur qui par elle délivre la complexité de son monde intérieure, ne serait-il pas à mettre partiellement en relation avec la sensorialité primaire du bébé qui tout à la fois, touche, hume, boit, goûte, entend, voit le sein ?" ; et de poursuivre : "Affectivité adhésive qui inconsciemment conserverait la mémoire non élaborée d'une partie de cette sensorialité confuse et que l'artiste – tout comme nos patient(e)s – chercherait à maîtriser par le modelage de leur imaginaire ?" Sont ainsi introduites les questions précises du geste, de la forme et de l'existence, conformément à l'analogie du geste graphique ou pictural harmonieux avec celui qui consiste à porter (ou pas) à la bouche un nutriment d'une manière inappropriée.

À la lumière des recherches de N. Abraham et Maria Torok, Serge Tisseron (193) situe, quant à lui, l'activité graphique ou picturale en attribuant au geste de dessiner ou de peindre le rôle d'« auxiliaire de l'introjection ». Il pourrait en être autant pour nos patient(e)s concernant leur geste alimentaire. Reprenons ainsi les termes de cet auteur : « Le fantasme – non fantasmé – d'incorporation pouvait se traduire de la façon suivante : ma main – me permet de placer à l'intérieur de moi – l'objet qui était auparavant à l'extérieur ».

Dans son rapport à la réalisation d'une forme, l'expression est le terme qui convient le mieux pour rendre compte de l'activité de créer ; qu'il s'agisse d'accomplir une œuvre ou bien de façonner un corps. Conformément à la définition du Nouveau Larousse Universel, elle est la « manifestation de la pensée, du sentiment par la parole, la physionomie, le geste ». Elle s'inscrit donc dans une dimension dynamique – en train de se manifester – mais aussi statique, c'est-à-dire, aboutie tel un résultat manifeste. Pour sa part, le peintre Paul Klee (116′) a dit à propos de la forme : « ... la vraie forme, essentielle, est une synthèse de formation et de manifestation ». Et les fondements de la Gestalt, ou psychologie de la forme, ne disent rien d'autre que cela. En tant que forme en formation d'elle-même et constituant de cette formation, la Gestalt interroge le besoin essentiel d'expression. Dans le même registre, la formulation de D. Chartier (47) inspirée du « Cogito ergo sum » de Descartes est énoncée de la façon suivante : « Je suis puisque je fais ». Sous cet angle, l'expression est reliée à l'existence. À partir d'une définition au sens trivial du terme « exister », H. Maldiney (140) apporte, quant à lui, une version phénoménologique du « soi » qui peut compléter utilement ce qui précède. En l'occurrence, il écrit : « Exister, c'est avoir sa tenue hors [...]. Être Soi est autre chose que figurer parmi les étants [...]. Exister en tant que Soi, c'est "se pouvoir" [...]. Un Soi n'est pas. Il est à être ». Nous comprenons alors pourquoi nos patient(e)s sont contraint(e)s de verser un lourd tribut selon le sacrifice de leur corps, lequel constitue un compromis, afin de tenter en vain d'accomplir le deuil d'un parent et d'exister, en préservant autant qu'ils peuvent l'attache racinaire et le lien filial. De surcroît, situé(e)s à l'interface entre « être dedans » et « être dehors » d'un parent dans un rapport d'interdépendance, leur vécu émotionnel témoigne d'une difficulté d'élaboration de la perte, oscillant entre la perte de « soi » et la perte de l'autre. Cette situation évoque ce que Framo (1992 ; cité par Luigi Onnis et coll. (154)) décrit à propos des enfants qui ont vécu des expériences menaçantes avec les parents. Selon lui, ils seront exposés à deux terreurs potentiellement catastrophiques : « le rapprochement qui équivaut à une annulation de soi et la séparation qui implique l'abandon ». Nous retrouvons chez nos patient(e)s ce double mouvement psychoaffectif qui détermine le « Tout avec l'autre » qui conduit à l'annihilation de « soi » ou le « Rien avec l'autre », qui engendre un abandon. D'autre part, ce même auteur remarque que certains individus ont eu des expériences tellement traumatiques qu'ils ne sont plus capables de vivre des liens ou des relations affectives importantes. Ainsi, écrit-il : « Soumis au stress de la menace de perte, ils risquent une fragmentation ou une désorganisation d'autant plus que leur prise de distance ou leur agressivité tend à les éloigner des autres. » Abordons, à présent, la position de nos patient(e)s quant à la question du deuil.

Notre point de vue empirique portant sur le rapport qu'entretiennent nos patient(e)s avec le deuil coïncide avec notre expérience clinique, mais repose aussi sur un *a priori* théorique. L'hyperphagie met en jeu une psychodynamique spécifique qui pourrait expliquer une problématique du deuil. De fait, et selon nous, d'un côté, la mère serait dans l'impossibilité de se départir durablement de son enfant, au point d'opérer un véritable déni de la séparation psycho-corporelle initiée par l'accouchement. Tout se passe comme s'il était en partie psychiquement maintenu dans son ventre selon un mécanisme comparable à un clivage de l'« objet » ; c'est-à-dire que celui-ci serait, « dans la tête » de la mère, pour une part hors de son ventre et pour une autre demeuré à l'intérieur. Et à défaut du père, qui normalement inscrit une limite et détermine la séparation symbolique entre la mère et l'enfant, celle-ci ne serait pas suffisamment intervenue. Ce qui expliquerait le fait selon lequel la mère ait pu seulement amorcer le travail de deuil de son enfant tout en renonçant finalement à opérer le salutaire détachement psycho-affectif après la naissance. Nous avons vu précédemment les possibles motivations inconscientes de la mère à procéder de la sorte. En l'occurrence, pourrait notamment en témoigner le processus par lequel le « fœtus-phallus » a pu procurer à la mère un orgasme au cours de son accouchement. Le passage à travers son orifice génital produisant « accidentellement » un frottement érogène du petit corps de l'être naissant à l'origine d'une trace mémorielle éveillerait en elle des velléités rétentionnelles de son enfant afin de reproduire ce même phénomène. Dès lors, le « pénis-phallus » de la mère ne représenterait plus ni son mari, le père de l'enfant, ni le père de celle-ci (conformément à son Œdipe), mais bel et bien son propre enfant, conformément à un fantasme d'inceste ou d'anthropophagie. Pour s'en convaincre cliniquement, comme nous l'avons dit précédemment, la mère décrite par nos patient(e)s hyperphagiques paraît recéler les atours d'une femme accaparante, invasive, intrusive, « dévorante ». Les hyperphagiques parlent de leur mère en disant souvent d'elle qu'elle est « étouffante » ; et d'ajouter : « Elle me bouffe ! » Ainsi, possiblement animée de mouvements psychiques conjuguant dévoration et rétention, la mère de nos patient(e)s pourrait bien avoir opéré une régression oro-anale avec des intentions de réintroduire son enfant dans son ventre. Partagé entre l'« avoir » et l'« être », celui-ci ferait alors figure de substitut objectal du phallus manquant de sa mère. La fétichisation que cette dernière exercerait à l'endroit du corps de son enfant le maintiendrait, en partie du moins, imaginairement en elle. De son côté, dans cette indifférenciation partielle avec sa mère, incapable de s'identifier à elle, l'enfant procéderait à son incorporation selon un fantasme non fantasmé se traduisant par son « agir » alimentaire.

Ainsi, dans la relation spéculaire, il s'agit pour l'hyperphagique d'effectuer le remplissage du « sac corporel » pour combler d'une manière incoercible l'abyssal vide psychocorporel de sa mère en consommant inlassablement son substitut : le bol alimentaire. Pourtant, cette « solution » s'avère une impasse. Elle aboutit à un leurre : un corps dilaté. De fait, à défaut de concourir à la séparation psychique d'avec la mère et d'accomplir le deuil d'un lien « corps à corps », elle ne fait, au contraire, que contribuer à son maintien et constitue une réponse nocive pour la santé de l'enfant. Pris(e) au piège, celui du besoin d'interdépendance pour conserver coûte que coûte l'attache racinaire et le lien filial, l'hyperphagique est mu(e) par des motivations paradoxales qui se traduisent par l'irréductible et aliénante alternative suivante : tantôt manger impulsivement en se donnant, à cet instant, l'illusion d'exister, et se dire « je mange donc je suis (moi) », c'est-à-dire manger afin de croire être « soi » distinct du « non-soi », la mère ; tantôt manger pour se fondre et se confondre avec la mère, en se disant « je mange donc je suis l'autre », la mère, autrement dit, unir « soi » et « non-soi » pour ne plus faire qu'Un avec elle, en s'efforçant de produire un auto-engendrement, une autogreffe. Cette situation, qui conjugue l'emprise « dévorante » de la mère avec la soumission sacrificielle, les maintient l'un(e) et l'autre dans un « entre-deux » psychocorporel instable et sans issue ; ajouté pour l'enfant à un éprouvé oscillant entre, d'un côté, l'angoisse d'abandon, et de l'autre, l'angoisse d'intrusion et d'annihilation. Et dans les deux cas, la mère toute-puissante triomphe et l'enfant est en souffrance, mortifié(e). S'exerce inlassablement et sans répit la jouissance de la mère-prédatrice à l'endroit de l'enfant-proie qui ne parvient pas à s'en détacher. Ce phénomène témoigne, pour l'un(e) comme pour l'autre, d'un vécu d'« objet » jamais perdu rendant des deux côtés le deuil impossible. C'est pourquoi, « l'ombre collante de la mort », celle qui préfigure la séparation mère-enfant, plane durablement au-dessus de la tête des protagonistes sans pour autant nullement les départir.

Dans le cas de nos patient(e)s anorexiques-boulimiques, qui sont pour une très large majorité des jeunes femmes, les phénomènes qui se produisent sont différents. Nous avons mis en évidence une adhésivité psycho-corporelle avérée, durable et réciproque avec le père, qui pourrait résumer à elle seule la problématique de deuil. Pour autant, nous ignorons dans quelle mesure et selon quelles séquences elle s'est mise en place. Tel que nous l'avons décrit précédemment, le désir fantasmé de « dévoration » du père, qui corrobore avec un équivalent fantasme non fantasmé de l'enfant, dans la relation spéculaire, tendrait à expliquer cette situation pourtant aussi singulière qu'énigmatique, celle qui les noue l'un à l'autre. À dessein de mieux comprendre la psychodynamique qui se joue entre les deux intervenants, tentons d'en apporter un point de vue éclairant, bien que théorique et empirique. Pour ce faire, commençons par poser brièvement le décor. La problématique œdipienne de la fille puis de l'adolescente consiste à investir son père comme le « prince charmant », celui-là même qui lui offrirait imaginairement un enfant à la place de son pénis en gage de son amour. Elle est ainsi normalement animée de fantasmes dont l'arrière-fond fleure le parfum de l'inceste, aussitôt réprimé par la censure qui conduit la fille à refouler son désir. Concernant nos patient(e)s, la transaction opère différemment. Car comme nous l'avons décrit précédemment, la surcharge pondérale qui apparaît dans la boulimie peut équivaloir à une maternité, celle qui ferait croire à un rapport fécondant avec le père, mener une grossesse de son enfant et réaliser virtuellement l'Œdipe de la fille. Dans l'anorexie, le « cadeau » n'est plus un enfant destiné au père, mais un objet-corps phallique qui lui est offert pour, d'une part, réparer son phallus manquant ou, au contraire, se défendre contre ses attaques transgressives et d'autre part, autant témoigner de son amour pour lui qu'exprimer le désir de pérenniser son attache racinaire et le lien filial. Ainsi, ces jeunes adolescentes sont conduites à engager la métamorphose de leur corps, dilaté dans la boulimie, filiforme au cours de l'anorexie, en lui conférant une forme phallique. À cet instant de notre compréhension, un phénomène aussi étonnant qu'inexplicable a lieu à l'endroit du père. Car, vis-à-vis de sa fille, il n'est plus tout à fait un père, il ne semble pas non plus être tout à fait un homme ; mais pas non plus tout à fait une femme. Nous pourrions dire, non sans une pointe d'humour, et en empruntant la thématique d'un slogan publicitaire des années 1980 attribué à un célèbre soda américain : « Il ressemble à un père, il a la forme d'un père, mais il n'est pas (plus) un père ; et trompeur, il peut déplaire. »

Cependant, si nous revenons à la question du deuil, nous pouvons, à présent, considérer le père privé de phallus et la fille-femme dilatée ou phallique comme constituant un duo, mais aussi un duel, en miroir, voire un couple complémentaire et indissociable. Néanmoins, l'attraction qui les rapproche l'un vers l'autre suscite également, en chacun d'eux, autant un mouvement défensif inconscient, un clivage – évitement du père « présent-absent », apparence fantomatique de la fille , qu'un incoercible élan « dévorant ». Le père prête au corps métamorphosé de son enfant anorexique les attributs d'un fétiche ; et celui-ci, ainsi façonné, de se substituer alors à son phallus manquant. La relation spéculaire qui articule l'emprise du père-prédateur avec le sacrifice de l'enfant-proie rend compte d'une interdépendance visant pour ce dernier à préserver coûte que coûte l'attache racinaire et le lien filial. Pour l'anorexique, leur imbrication les situe l'une et l'autre dans un « entre-deux » ; l'alternative illusoire consistant à osciller entre : « être hors le père » et « être dans le père ». Mais concernant la boulimique, il en va autrement : il s'agit d'alterner d'une manière fictive entre « avoir du père » et « ne pas avoir du père ». Ces configurations compromettent le processus de séparation et de deuil réciproque de l'un envers l'autre. « L'ombre collante de la mort » plane là encore sur la tête des protagonistes sans parvenir à les dissocier. Il se produit comme une greffe délétère, une allo-greffe, conforme à l'attraction qu'exerce sur son enfant le père aux intentions douteuses, équivoques, impures, animé par un insidieux fantasme incestueux ou anthropophage. Ainsi, celui-ci serait impliqué dans l'atteinte de l'intégrité psycho-corporelle de son enfant pouvant aller, à propos de l'anorexique, jusqu'à compromettre son pronostic vital.

Appliqué au mythe d'Icare, la proximité fille-père incandescente, contraire à la décence, à la bienséance, feinte et périlleuse à la fois, et qui inaugure, selon nous, l'apparition d'un trouble anorexique-boulimique convoque l'aphoriste*, lequel pourrait dire : « Loin de toi, point de salut ; trop près, brûlent mes ailes : je déchois » ; ou encore : « Ton cœur propre brûle pour moi, mais l'âme pure n'est toi. » Le fabuliste* quant à lui évoquera ainsi l'astre solaire qui attire et qui dévore : « J'ai cru pouvoir réchauffer mes chairs en me rapprochant de lui. J'y ai laissé des plumes à ne plus pouvoir voler. On ne m'y reprendra pas. » Et l'envol du poète* à son tour... :

Ô astre de ma vie
Comme tu es si beau
Que je brûle d'envie
De caresser ta peau
Quand tu ravis ma flamme
Brille dans les cieux
Tel baume sur mon âme
Jamais froid aux yeux

Au grand jour, tu mitonnes
Je vois clair dans ton jeu
Des lendemains fredonnent
Un air qui met le feu

Prends-moi là par la main
Perdu dis-je sans toi
Montre-moi le chemin
Cueille et porte ma foi

* Gilles Seban.
* Gilles Seban.
* Gilles Seban.

Souris, donne-moi chance
Sans m'arracher le cœur
Entraîné dans la danse
Trop près de toi, je meurs.

Faire le deuil et s'affranchir de cet autre parental, c'est, pour nos patient(e)s, leur donner la possibilité d'exister par eux-mêmes, prendre part à la question du sens et accéder à l'altérité tout en préservant l'attache racinaire et le lien filial. C'est aussi pour eux (elles) l'occasion d'inscrire un parcours de vie dans une temporalité diachronique et d'ouvrir la voie à une réappropriation de leur histoire personnelle ; pour, au final, leur permettre de métaboliser le symptôme dysphagique et de restaurer l'intégrité psycho-corporelle. Pour y parvenir, un chemin de pensée et d'élaboration justifie de faire appel à un tiers dans le cadre d'un travail psychothérapique. Cette démarche consiste essentiellement à faire Tiers et à mettre des mots là où la symbolisation a manqué, remplacée par l'« agir » alimentaire. Pour notre part, nous avons eu l'occasion de recevoir un certain nombre de patient(e)s souffrant de troubles des conduites alimentaires. Dans un prochain chapitre, il s'agira de présenter quelques-unes des situations que nous avons été amené à suivre. Au préalable, développons ce qui nous a conduit à concevoir un personnage parental en miroir de nos patient(e)s dont la figure est « apparentée » à un ogre : l'ogre d'amour.

L'Ogre d'amour

Les troubles des conduites alimentaires donnent à voir un rapport étroit et singulier à la nourriture sans pouvoir, *a priori*, accorder prise à une compréhension éclairée. De fait, le sens qui s'exprime à travers ces « agirs » se perd ou plutôt n'est pas intelligible comme un message explicite. Ces comportements rappellent d'ailleurs davantage la mécanique d'un automate en action que le vivant alerte, animé et soufflant de l'être humain. Pourtant, ces conduites dysphagiques, aussi incessantes que néfastes, plus ou moins exigeantes et impérieuses, rendent compte d'une problématique complexe ; à la fois codée et masquée par un non-sens apparent. À cet effet, nous avons tenté de dégager certains aspects connexes à ces troubles afin d'en apporter un point de vue éclairant. Commençons par caractériser ce qui semble aux commandes de « la machine à manger ». Car, loin de considérer ces manifestations comme étant déconnectées et aléatoires, nous pensons, au contraire, qu'un opérateur, en coulisse, tire les ficelles de l'automate. La coulisse ou les coulisses désignent d'une manière imagée la partie cachée du théâtre située en deçà, derrière ou à côté de la scène, à l'emplacement dissimulé des spectateurs, d'où sont actionnées les pièces de décors. Or, quel est ce « *deus ex machina* » qui, invisible, organise et met en mouvement la « mécanique infernale » ? S'agirait-il de cette mère dans l'hyperphagie et de ce père dans l'anorexie-boulimie ? Nous avons tout lieu de le penser, après avoir mis en évidence l'articulation parent-enfant intervenant dans les troubles des conduites alimentaires, dont la mère, d'un côté, et le père, de l'autre, seraient responsables. Renvoyés à un archaïsme dépourvu de sens manifeste, ils viendraient confirmer la thèse pour le moins surprenante de Deleuze (57) qui énonce un primat du non-sens sur le sens dans le langage et la pensée. Les troubles des conduites alimentaires soulèvent la question de l'altérité dès lors que, dans la relation spéculaire, comme nous l'avons dit, l'identification échoue. Elle est remplacée par l'incorporation. Il ne s'inscrit à cet endroit, ni un langage, ni une signification, et pas davantage un code aisément déchiffrable. Seuls opèrent des mouvements expressifs spontanés appliqués à un processus fantasmatique d'incorporation réciproque parent-enfant. Le monde qui se présente alors à chacun d'eux (elles) dans la relation spéculaire, et selon une ambivalence manifeste, est aussi attrayant et hospitalier qu'hostile et terrifiant. Il est empreint d'envie et de bienveillance autant que d'horreur et d'effroi. Il revêt les traits d'un personnage aux contours incertains en double teinte, offrant un antre béant, buccal, génital ou anal tantôt accueillant, tendre, aimable et aimant, tantôt, bien que tout aussi aimant, affamé, insatiable, goulu et dévorant. Les caractéristiques ainsi définies sont celles de cet acteur hors du commun, en l'occurrence, un être revêtant les traits et les intentions que nous nommons, à dessein : ogre d'amour. Or, il est, selon nous, le visage qui s'affiche dans le miroir de la rencontre de nos patient(e)s avec un parent. Figure de nombreux contes et légendes, l'ogre est ce personnage qui est, comme nous le verrons, par nature ambivalent, c'est-à-dire d'instinct aussi bien tendre et affectueux que mordant et dévorant. Et cette double facette au caractère à la fois attrayant et horrifique participerait de l'intérêt qu'il suscite auprès des enfants, mais aussi chez les adultes. Il renverrait d'ailleurs à la nature profonde et intime de l'homme, celle assignée à la part obscure demeurée au tréfonds de son être, et qui participe de cette dimension pulsionnelle archaïque inconsciente. À n'en pas douter, l'homme est par nature sauvage, livré à ses plus vils instincts, avant d'être « domestiqué » – ou plus simplement « civilisé » – conformément à son accès à la culture. Pour s'en convaincre, il suffit d'observer sans angélisme le comportement de nos enfants en bas âge, ces « chérubins au cœur tendre », pour se rendre compte de la cruauté qui jaillit des racines du genre humain. Pourtant, il est difficile de savoir quelles sources d'inspiration séculaires profilent ce personnage monstrueux qu'est l'ogre et lui donnent naissance.

De fait, comme l'évoque Arlette Bouloumié (37), l'ogre est une entité couramment retrouvée dans les contes populaires les plus anciens de la tradition orale africaine et européenne. Et c'est seulement au XVIIe siècle, à partir de 1697, qu'il fait son apparition dans les *Contes de ma mère l'Oye* de Charles Perrault. À l'époque, les adultes apprécient et accueillent avec intérêt ces « contes de fées et d'ogres » qui furent ensuite réservés à un public d'enfants ; sur lequel, d'ailleurs, ils exercent une véritable fascination. De même que les mythes et les légendes, ils plongent dans les parties les plus intimes de la psyché. D'ailleurs, les interprétations symboliques des contes de fées ainsi que leur relation avec l'inconscient sont devenues un grand champ de spéculation des psychanalystes de tous horizons, aussi bien freudiens que jungiens (Bettelheim, 1976 ; Von Franz, 1982 ; Kaës *et al.*, 1989 ; De la Génardière, 1996). Pour autant, Carina Coulacoglou (50) ne manque pas de nous rappeler que c'est Freud (en 1900) qui fut le premier à découvrir la nature symbolique des contes de fées. De son côté, le roman contemporain donne aujourd'hui un regain d'actualité au mythe de l'ogre avec, notamment : *Le Roi des Aulnes* de Michel Tournier (1970) et *L'Ogre* de Jacques Chessex (1973), tous deux primés par l'académie Goncourt ; *Au bonheur des ogres* de Daniel Pennac (1985) ; *La Maison des Marmousets* de Claude-Louis Combet (1993) ou encore *Les Ogres anonymes* de Pascal Bruckner (1998).

Nous nous intéresserons autant à la nature de l'ogre et à ce que révèle l'étymologie du mot qu'à ses origines possibles et à la description qui en est généralement faite. Mais commençons par étudier l'ambivalence du mythe liée à l'ambivalence même de l'acte de manger et à laquelle, d'ailleurs, Tournier redonne toute sa force. L'œuvre de cet auteur est, à cet égard, particulièrement intéressante. La description des repas est un thème qui lui est cher et où se déploie toute sa verve. On pourrait même appliquer ce dicton à ses personnages : « Dis-moi ce que tu manges et je te dirai qui tu es ». De fait, Tournier se révèle un digne émule de Claude Lévi-Strauss (129), pour qui les civilisations se déchiffrent à l'aune de leurs pratiques alimentaires. Ce dernier nous confirme le fait selon lequel l'acte de manger est lui-même ambivalent. L'acte d'incorporation implique en effet une destruction préliminaire, comme le souligne le mot « dévorer » si l'on retient certaines acceptions étymologiques du mot dont : manger avec voracité et rapidité (le sujet désignant un animal carnassier) ; manger entièrement sans rien laisser, surtout en parlant des animaux destructeurs. Mais, en réalité, par amour de l'autre ou de ses attributs, il peut aussi exprimer une volonté de se conformer à celui-ci. Lévi-Strauss dans *Tristes Tropiques* (130) rappelle, à cet égard, que les pratiques cannibaliques expriment la détermination d'acquérir les vertus d'un ennemi par exemple. De même, au cours du repas totémique développé par Freud dans son *Totem et tabou* (80), et évoqué précédemment, « l'animal totem est un animal possédé, tué, mangé et c'est ainsi qu'il communique ses vertus au porteur de l'emblème » (Tournier, p. 493). Cette coutume d'incorporation peut d'ailleurs être désignée comme « prototype », lequel donnera lieu, d'après le père de la psychanalyse, à l'identification en tant que mécanisme psychique inconscient propice à la structuration de la personnalité. Parmi les superstitions ancestrales liées à l'ogre, Stith Thompson (194) signale, pour sa part, la croyance au pouvoir curatif et régénérateur de la chair humaine. L'ogre amateur de chair fraîche veut faire siennes les vertus de la jeunesse. À cet égard, sa représentation entretient le mythe de l'éternité. Tournier enseigne d'ailleurs que, conformément à cette « source de vie », l'ogre ne saurait vivre sans « ces îlots de fraîcheur vivifiante, sans ces ballonnets d'oxygène ». Dans les oppositions amour/haine, vie/mort – et qui sont aussi des équivalences –, dévorer s'avère autant un acte destructeur et pourvoyeur de mort, qu'un acte d'amour tourné vers la vie. Du reste, manger « par amour » est aussi bien un acte de mort, celle d'autrui, qu'un acte de vie, la sienne. D'autre part, l'ogre Tiffauges de Tournier retrouve le caractère religieux du repas sacrificiel lorsqu'il se livre « à l'ingestion dévote et silencieuse de la dépouille des trois petits soldats égorgés ». Il précise aussi ceci : « Quand je dis "j'aime la viande, j'aime le sang, j'aime la chair", c'est le verbe aimer qui importe seul. Je suis tout amour. » (Tournier, p. 112.) Nestor, le premier des ogres qui apparaît dans *Le Roi des Aulnes*, prédit à Tiffauges que « ses petites dents grandiront. Mabel (déformation de : mon Abel) aura des crocs formidables. » (Tournier, p. 37.) Or, le mot « croc » animalise la figure de l'ogre. Pour autant, tout comme Gargantua, Tiffauges ne mange pas les enfants. Il les photographie, manifestant ainsi ses tendances prédatrices par la capture d'images. Mais son ogritude se traduit néanmoins par le toucher et surtout par l'appropriation olfactive. Semblable à l'ogre de Perrault, c'est par l'odeur qu'il est guidé lorsqu'il découvre à Goldap, en Allemagne où il est fait prisonnier, « un grouillis de petites filles entièrement nues [...]. Certaines étaient efflanquées comme des chats écorchés, d'autres roses et dodues comme des cochons de lait. » (Tournier, p. 367.) Et la joie olfactive qu'il éprouve est promesse de satisfaction gustative. Il apparaît véritablement sous un aspect démoniaque. Le mythe de l'ogre est donc bien d'abord une histoire de rapt. Les enfants allemands recrutés sous le régime totalitaire, conquérant et guerrier d'Adolphe Hitler deviennent des soldats qui seront envoyés sur le front russe et donc condamnés à une mort prochaine. Tiffauges est ici au service de l'Allemagne nazie qui est une version politique de l'ogre.

Si la littérature contemporaine remet l'Ogre au goût du jour, la mythologie grecque, elle, pose sans conteste les jalons et les fondements de la pratique ogresque. Nous l'avons évoqué précédemment. Qu'il s'agisse notamment : de Tantale, un mortel et ami des dieux, fils de Zeus et de la nymphe Ploutô, présentant en offrande aux dieux de l'Olympe son enfant comme festin ; de Procné, dont la légende forme, avec sa sœur Philomèle, une efflorescence du mythe de fondation d'Athènes, livrant sa progéniture à son époux ; ou encore d'Atrée, fils de Pélops et d'Hippodamie, roi de Mycènes (ou d'Argos), père d'Agamemnon et de Ménélas et fondateur éponyme de la lignée des Atrides, qui, par vengeance, sert ses neveux en guise de repas à leur père Thyeste. Quant à Cronos, chez les Grecs et Saturne, en romain, il dévore, à son tour, un à un ses fils afin qu'aucun ne puisse le détrôner, pour asseoir son pouvoir et exercer sa domination. La toile peinte de Francisco de Goya représentant ce monstre est d'ailleurs criante de l'atroce ogritude. Elle montre, en l'occurrence, un petit corps d'enfant nu, attrapé, déchiqueté et englouti par un personnage terrifiant, la bouche béante, le regard exorbité, traversé par l'avidité et l'effroi, suscitant tout autant l'horreur du spectateur glacé d'épouvante par la dévoration ogresque. Il est l'archétype de ces allégories de voraces anthropophages dont les proies sont enfantines. De ce point de vue, il pourrait bien représenter l'ancêtre de l'ogre.

Pourtant, le vocable « Ogre » est apparu bien plus tard. D'un point de vue purement sémantique, il demeure séculairement une figure mythique dont la représentation aussi énigmatique qu'horrifiante désigne un personnage longtemps méconnu. Charles Perrault popularise ce terme en langue française. Il en donne d'ailleurs la définition en note de l'un de ses contes : « Hommes sauvages qui mangent les petits enfants. » Issus le plus souvent de la culture orale, comme nous l'avons dit précédemment, ces contes et légendes véhiculent des récits de mangeurs d'enfants transmis de génération en génération. Quant à la mère l'Oye, elle est un personnage fictif populaire, incarnant une campagnarde de qui viendraient ces contes. Dans ces derniers, l'ogre apparaît tantôt déguisé sous les traits du loup dans « Le Petit Chaperon rouge », tantôt clairement désigné dans « La Barbe bleue » et « Le Petit Poucet ». Monstro la baleine dans *Pinocchio* est également l'équivalent de l'ogre sous les traits d'un animal marin monstrueux, féroce, prédateur et glouton. Dans *Peau d'âne*, la Figure de l'ogre est incarnée par un père incestueux envers sa fille.

À l'origine, et en première approximation, l'appellation « ogre » serait dérivée de « hongrois » en référence aux exactions perpétrées au Moyen Âge par ce peuple confondu avec les redoutables et non moins sanguinaires hordes de Huns. Pour autant, Émile Littré souligne, dans son *Dictionnaire de Langue française*, le caractère erroné de cette origine qu'il nomme, non sans ironie : « fantaisie étymologique ». Pour Henri Dontenville (62), mythographe français et créateur de la Société mythologique française, une des sources du mot « ogre » renverrait à Gorgone et Gargantua, noms qui ont été associés à la racine *garg* qui signifierait « gosier ». Cette idée de dévoration rattache cette figure à la nuit et à la mort. Nous y reviendrons. On admet plus communément aujourd'hui que le terme provient du latin *orcus*, vocable « lié au monde des morts », mais dont la signification précise demeure inconnue. « Ogre » se traduit *orco* en italien. Les Romains s'inspiraient en cela des Étrusques qui, dans leur panthéon divin, représentent un démon des enfers sur « La Tomba Dell'Orco » (parfois traduit incorrectement par « La Tombe de l'ogre ») au sens de divinité infernale, et qui apparaît à côté d'autres dieux épouvantables et de leur mythologie. Un exemple précoce du *orco* en Italie paraîtra en 1290 dans Jacomo Tolomei : *Orco... mangia li garzone* (« Ogre... (qui) mange les garçons »). Plusieurs autres sources de ce personnage sont évoquées dont l'« Orco » (monstre apparu dans le chant du poème épique italien de l'Arioste, *Orlando furioso*, 1516) qui est décrit comme un personnage monstrueux, bestial et aveugle probablement inspiré du Cyclope de l'Odyssée.

Cet *orco* peut aussi être rattaché aux orcs, ou orques, humanoïdes à l'aspect repoussant et aux mœurs barbares formant un peuple imaginaire typique du genre de la « fantasy ». Créatures inspirées d'une variété de mythes et légendes, les orques acquièrent leurs traits distinctifs dans l'œuvre du déjà célèbre écrivain et professeur d'université J. R. R. Tolkien spécialisé dans la littérature d'enfance et de jeunesse, lequel s'est notamment fait connaître et rendu populaire grâce à son roman devenu culte *Le Seigneur des anneaux* et dont la trilogie a été magistralement adaptée au cinéma par Peter Jackson. Également traducteur, poète, philologue, essayiste, cet auteur a pour habitude de baptiser ses êtres de fiction d'après les « orcneas », ces monstres énigmatiques brièvement mentionnés dans le poème épique anglo-saxon *Beowulf*. Néanmoins, pour être complet, à propos de l'archétype défini par Tolkien, les orques apparaissent comme ennemis indistincts, ou comme antihéros, dans la « fantasy » littéraire ainsi que dans des films, jeux de rôle, wargames et autres jeux vidéo situés dans un cadre médiéval-fantastique, témoignages de la notoriété de ces figures dans la culture populaire, depuis jadis jusqu'à nos jours. Au passage, nul n'aura oublié Hannibal Lecter, le personnage aussi étrange que terrifiant et cruel sans vergogne, psychopathe et anthropophage, tueur en série, ancien éminent psychiatre, d'une rare intelligence, évadé d'un asile psychiatrique. Créé par le romancier américain Thomas Harris, il est ce monstre humain au centre d'un thriller policier mis en image par le réalisateur, Jonathan Demme. Le film *Le Silence des agneaux*, cinq fois oscarisé, est le deuxième opus de la tétralogie adaptée du roman.

Si l'Ogre reste et demeure un personnage de contes et légendes, et de mythes, l'anthropophage n'est pas, pour sa part, l'apanage de notre pure imagination. Or, l'ogre, issu de la fiction, et l'anthropophage, de la réalité, paraissent étrangers l'un à l'autre. Pourtant, il y aurait un lien entre ces différentes sources archaïques de l'homme relatant des expériences cannibaliques tribales ou issues de certaines anciennes civilisations et nos figures de méchants dévoreurs d'enfants de la littérature de jeunesse. C'est ce que nous enseigne Arlette Bouloumié (37) dans son article portant sur les représentations des ogres dans la littérature. Cette corrélation pourrait témoigner, en la matière, autant de traces mémorielles et prolifiques gravées dans l'imagerie collective que de représentations mentales produites, ancrées et universelles.

Ce point de vue nous ramène à la formation des mythes, qui ne sont pas seulement un réservoir pour l'imaginaire. Car, inscrits dans la temporalité antérieure à l'Histoire, ceux-ci informent surtout sur les origines de l'humanité dont ils proposent un système explicatif hors de la logique et pourtant cohérent. À cet effet, isoler l'ogre de la théogonie – système, récit qui explique la naissance des dieux – ou de la réalité du monde est évidemment hasardeux dès lors que le récit mythique ne se limite pas à livrer une addition de psychologies individuelles puisqu'il se saisit, en empruntant en partie les ficelles de la fable, comme un dispositif répondant notamment aux questions fondamentales de génération, de filiation et de parentalité. Du reste, aussi singulières que cocasses, aussi cruelles que jubilatoires, ces histoires recèlent une structure allégorique qui leur confère un indéniable attrait. S'y déploient et s'y dédoublent des représentations selon deux sens différents : un premier, selon le sens littéral de pure délectation narrative ; et un second, sourdement controversé et élogieux.

Ces deux dimensions propres aux mythes rappellent la construction du rêve telle que Freud l'a décrite dans *L'interprétation du rêve* (72). Il distingue, en effet, son mystérieux « contenu manifeste » de l'éclairant « contenu latent ». Le contenu manifeste rend compte de « la forme » – les images –, celle qui apparaît telle quelle au rêveur à même d'en faire le récit et qui détermine le « produit du travail du rêve » corrélatif des déguisements métaphoriques, métonymiques et elliptiques ; et qui constitue un ensemble de méandres enchevêtrés d'un monde d'images illustrant un scénario le plus souvent énigmatique, voire parfaitement abscons. Le contenu latent est le pendant du contenu manifeste du rêve dont le produit du « travail inverse, celui de l'interprétation » détermine « le fond » : la signification. Autrement dit, le contenu manifeste du rêve répond à la question du « comment » il se déroule ; alors que le contenu latent tend à apporter la réponse du « pourquoi » de sa formation. Pour autant, cette similitude entre, d'un côté, les contes et légendes, et de l'autre, les rêves et leur interprétation n'a rien de surprenant. D'autant que, comme nous l'avons dit, Freud est le premier à découvrir la nature symbolique des productions oniriques du rêveur. De surcroît, il s'y réfère pour justifier l'analyse des rêves et dit : « Nous savons déjà que les mythes et les contes de fées, les proverbes et les chansons, le langage d'imagination utilisent le même symbolisme. »

Dans « L'homme aux loups », Freud (76') soutient que le conte de fées offre à l'enfant un mode de pensée qui correspond à sa représentation de lui-même. Il ne sent donc pas de différence entre l'animal et lui ; ce qui explique qu'il n'est absolument pas surpris par l'anthropomorphisme animal figurant dans de nombreux contes et légendes ainsi que dans les fables. Le psychanalyste et ethnologue américain d'origine hongroise Géza Roheim (178) rejoint le point de vue de Freud et va plus loin lorsqu'il souligne la ressemblance entre les contes et les expériences oniriques. Selon lui, les premiers pourraient provenir, tout comme une grande partie de la mythologie, de rêves racontés et re-racontés. Ce constat expliquerait également le lien de familiarité qui se noue avec fascination chez l'enfant, auditeur ou lecteur de leurs récits. Selon Pierre Péju (161), romancier, essayiste et professeur de philosophie français, le conte est un moyen de penser, d'imaginer et d'expérimenter une « animalisation ». Pour notre part, et à titre d'exemple, nous retrouvons là l'attribution de caractères humains aux animaux telle qu'elle est mise en scène par La Fontaine à travers ses savoureuses *Fables* ou encore celle illustrée dans le non moins fameux roman de Lewis Carroll *Alice au pays des merveilles*. Pour le psychanalyste français René Kaës (115) chaque personnage constituerait même un pôle d'identification « possible ou impossible ». Ils auraient chacun pour fonctions, celles de lien, de transformation et d'intermédiaire. Ils permettraient ainsi d'assimiler des représentations inconscientes sous forme de récits structurés et agiraient comme un intermédiaire entre le corps humain et le Corps social. La proximité que l'homme entretient avec le monde animal, même s'il est trop souvent scindé entre l'intérêt et la peur allant parfois jusqu'à la cruauté, nourrit le sentiment d'un dialogue toujours possible – fantasme ou réalité – comme si l'« homme-animal » pouvait trouver ou allait trouver tôt ou tard un moyen de percer l'intelligence animale, de décrypter et de traduire son langage, afin de faire partager son savoir et de communiquer avec son « humanité ». Du reste, à travers les Âges, l'animal non humain n'a jamais cessé, et continuera sans doute encore longtemps de susciter la fascination des enfants, d'éveiller la curiosité et l'imagination des adultes, d'interroger la sagacité des chercheurs et de faire l'objet d'œuvres de fiction de toutes natures.

Le conte recèle une technique de construction bien spécifique. Son récit narratif, aussi habile dans sa forme que subtil dans son fond, participe d'une quête qui fait languir le dénouement. Ainsi, le lecteur (ou l'auditeur) est souvent invité à suivre l'intrigue, telle une partie de cache-cache, où règne suspense de chaque instant ainsi qu'effroi et jubilation anticipés, et au cours de laquelle celui-ci doit se demander : « Qui mange qui ? » Deux personnages principaux sont souvent amenés à retenir son attention selon des séquences alternées jusqu'à ce qu'ils se rencontrent. À la manière d'un thriller ou comme dans un cauchemar, le climat de tension propre à ce genre littéraire est maintenu jusqu'au terme du récit, suscitant l'incertitude entre dévoration et vie sauve au point d'éveiller la vive exaltation des enfants autant que de les ravir de peur.

Dans sa *Psychanalyse des contes de fées*, Bruno Bettelheim (29) voit dans l'ogre un écho aux frayeurs des enfants en bas âge, au moment où se joue la pulsion orale. Cette pulsion, qui pousse les enfants à porter tout objet à la bouche, est perçue comme une puissance destructrice qu'il faut réussir à surmonter. De fait, c'est ce que proposent les contes, en offrant aux enfants un scénario de triomphe sur l'ogre. La Figure de l'ogre est très impressionnante pour les tout-petits, renvoyant à la toute-puissance des adultes et à la crainte de la dévoration. Elle se décline selon des aspects différents dans bien des récits. Dans la plupart des contes, le jeu comploteur de la Figure du méchant s'exerce au sein d'un lieu de prédilection que sont les sous-bois. Ils sont un endroit caverneux et lugubre où se déroulent les tentatives (abouties ou non) de dévoration d'enfants. Et qui constitue le monde de la nuit et de la mort. Il est représenté par le dieu Hadès de la mythologie grecque, considéré comme le « maître des Enfers ». Appartenant à la sphère du mystère, l'ogre ajoute à la scène aussi fascinante que terrifiante, une dimension d'« inquiétante étrangeté », pour reprendre la formule définie par Freud (77) évoquée précédemment. En outre, ce lieu singulier pourrait bien s'apparenter à l'antre matriciel : le ventre de la mère. Ce qui suppose l'ambivalente similitude, entre l'horreur et l'attrait, liée à la conduite dévoratrice de l'ogre, avec l'effroi autant qu'avec l'exaltation que représente l'hypothétique retour aux sources de la vie terrestre.

D'une manière symbolique, ingérer un enfant détermine le mouvement inverse et monstrueux de l'accouchement puisqu'il consiste, pour la mère, à réintroduire son rejeton dans son ventre. Sous les traits horrifiques de l'ogre, le père féminisé procéderait de la sorte en simulant à son tour par la bouche le contraire d'une parturition. Cette situation fait faire à l'enfant un retour tout aussi « idyllique » qu'atroce à la vie pré-natale, le conduisant à rejoindre le monde de la nuit, du néant et de la mort (ou du non-être). Elle est ainsi à la fois le comble de la gourmandise et le degré suprême de l'horreur. À cet égard, le poète et essayiste Georges Jean (108) évoque la « magic » des contes dont le pouvoir serait de faire le « double trajet » entre le monde extérieur et le monde intérieur, entre la réalité partagée et l'imaginaire. À préciser que le ventre est l'épicentre de toutes les transformations (digestion, fécondation, maturation), des allées et venues (aliments, fèces, pénis, enfant) et du rôle parental, maternel. Il a pour vocation de protéger et de priver. En ce sens, il est à la fois un berceau et un tombeau.

L'énigmatique tendresse qu'éprouve l'enfant envers cet « adorable méchant » qu'est l'ogre des contes et toutes ses figures qui se déclinent selon des formes différentes – du monstre géant au loup, de la bête humaine au vampire, de la sorcière au croquemitaine – proviendraient de sa qualité première de gardien des lieux. Comme nous l'avons dit précédemment, il serait détenteur des clefs tantôt du sanctuaire, tourné vers la lumière et la vie, les cieux, et qui incite à la vénération ; tantôt des enfers qui coïncident avec les ténèbres, la nuit, la mort et l'imploration. Du fait de ce double attrait vertigineux et antagoniste, l'ogre actionne les manettes du sensationnel. Personnage charismatique, s'il en fut, il appartient à l'intimité de la nature humaine. Il est et demeure sa part immuable d'animalité profonde, celle qui rappelle à l'homme qu'il est aussi tendre qu'un agneau et aussi féroce et vorace qu'un prédateur.

Mais alors, que se passe-t-il à l'instant où pointe sous le nez du vivant, telle quelle, sans discours ni récit, sans image de l'intellectualité ni parole apaisante qui rassure, la Représentation du monstre dévorant, conjuguée à l'émoi amoureux ? Qu'en est-il ainsi des richesses cachées d'une bouche béante qui, « par amour » accueille et cueille, c'est-à-dire, embrasse autant qu'elle croque, placée entre ombre et lumière, dernier bastion de la sauvagerie de l'homme ? Autrement dit, qu'advient-il lorsque cette Figure hors-norme quitte le domaine de l'imaginaire, ainsi que celui des mythes et des contes et légendes, pour s'offrir en gage de réalité crue et insatiable, de plain-pied dans la vie de nos patient(e)s ? Selon nous, les ravages qu'Elle occasionne dans le cadre de la relation spéculaire sont à la mesure du pouvoir ogresque qu'exerce fantasmatiquement un parent sur chacun de nos patient(e)s. Ils pourraient être à l'origine de leur trouble des conduites alimentaires. Dans l'hyperphagie, la mère conserverait-elle, comme nous l'avons précédemment supposé, la morsure exquise et secrète de l'émoi orgasmique ressenti lors de l'accouchement de son enfant ? Dans l'affirmative, cette trace constituerait un point d'accroche mémoriel, émotionnel et sensuel, érogène, à l'égard de son rejeton, la motivant à être tentée d'éprouver à nouveau cet émoi mémoriel et de le ré-inclure avec volupté dans son ventre. Comme le souligne Andrée Bauduin (19), sans méconnaître l'évidence des affinités entre oralité, analité et génitalité, il va sans dire qu'incorporer ou plutôt ré-incorporer son enfant s'apparente aussi bien à une dévoration qui se traduit par une consommation orale cannibalique de celui-ci, qu'à une pénétration génitale (ou anale) accomplie dans le cadre d'une sexualité entre adultes. À cet égard, D. Braunschweig et M. Fain (cités par Andrée Bauduin (19)) nous ont amplement montré comment l'enfant est progressivement « mis à jour » dans une oscillation constante quant à ce qu'il représente, d'une part, dans le « rêve » de la mère, faisant alterner, tour à tour, corps-enfant-pénis de son propre père menacé d'engloutissement dans le sommeil profond, et inceste de la mère avec sa propre mère ; et d'autre part, ce qu'il est pour elle dans la réalité, c'est-à-dire, le corps entier, fruit d'une union avec son conjoint, le père de l'enfant. Andrée Bauduin précise :

> « Dans une optique assez proche, j'insisterai aussi sur l'oscillation dans l'investissement maternel entre l'enfant objet de ses pulsions partielles et l'enfant objet total [...]. L'enfant – garçon ou fille – garde des traces de tous les investissements de lui-même (ou elle-même) par sa mère et ceci sous forme d'identifications à ces objets partiels, identifications oscillantes et mobiles. Parmi ces identifications, celle qui fait du corps entier de l'enfant un pénis (ou un phallus) est plus classique, la mieux connue, et la plus fréquente. On la retrouve normalement dans la cure des femmes enceintes ou mères de petits enfants, où elle peut faire l'objet d'une prise

de conscience. On la retrouve aussi dans la cure des adultes homme ou femme et son interprétation est souvent très féconde ».

La même auteure cite, en l'occurrence, Ferenczi dans sa description des fantasmes gullivériens, B. Lewin dans son article « The body as phallus » et Fenichel, qui a établi cette équation cliniquement précieuse : « girl = phallus ». Ce qui nous conduit à évoquer certaines équations psychodynamiques possibles qui articulent les différents protagonistes. Pour ces mêmes auteurs, il ne fait aucun doute, concernant l'enfant, que c'est au pénis paternel que se fait cette identification qui entretient les rapports les plus étroits avec l'oralité de la mère : l'enfant est devenu, pour elle, le pénis de son propre père en se l'incorporant imaginairement après l'avoir mordu ou mangé. Quant à la production fantasmatique de la mère vis-à-vis de son enfant, la ré-appropriation du corps de l'*infans* dans son ventre assimile ce dernier au pénis ou à une entité phallique conformément à un acte de copulation croisée, dont le simulacre ré-introduit la mère dans sa propre problématique œdipienne à l'égard de son père. Celle-ci fait écho avec le « complexe d'Électre » que nous nous devons d'expliciter.

Il s'agit d'un concept théorique élaboré par Carl Gustav Jung (113) qui l'a nommé ainsi en référence à l'héroïne qui vengea son père Agamemnon en faisant assassiner sa propre mère, Clytemnestre. Il pensait ainsi avoir créé un équivalent du complexe d'Œdipe de Freud pour la fille ; mais notons que ce dernier n'a pas accepté cette proposition. Car, selon lui, il n'existe pas de « Loi de la Mère » et on ne peut donc pas régler la question de la structuration psychique de la fille par simple équivalence tirée de la mythologie. Pour sa part, cité par J. Laplanche et J. -B. Pontalis (122), Freud énonce : « ... tandis que le complexe d'Œdipe du garçon est miné par le complexe de castration, celui de la fille est rendu possible et introduit par le complexe de castration ». Chez elle :

> « [...] le renoncement au pénis – du père – ne se réalise qu'après une tentative pour obtenir un dédommagement. La fille glisse – le long d'une équivalence symbolique pourrait-on dire – du pénis à l'enfant, et son complexe d'Œdipe culmine dans le désir longtemps maintenu d'obtenir comme cadeau du père un enfant, de lui mettre au monde un enfant. »

Marie-Christine Laznik (123) rappelle que Freud nomme cela l'entrée de la fille dans l'Œdipe. Nous verrons plus loin avec cette même auteure qu'à la ménopause, la promesse d'un bébé substitut phallique n'est plus réalisable. « Cela coïncide, dit-elle, ce qui n'est pas rare, avec le départ des enfants du foyer ». Et d'ajouter, à propos de la femme ménopausée :

> « Ce qui pouvait lui donner un sentiment phallique dans la maternité – un certain pouvoir imaginaire dérivé de la dépendance de ses enfants par rapport à elle – vient faire défaut. Alors, la question de la sortie de l'Œdipe se pose. En quoi consistera-t-elle pour une femme ? »

Nous savons, depuis Freud, que le complexe d'Œdipe est l'étape « développementale » universelle et structurante au cours de laquelle l'enfant va éprouver des désirs à la fois amoureux et hostiles à l'égard de ses parents : désir et convoitise pour le parent du sexe opposé au sien, hostilité et rivalité vis-à-vis du parent du même sexe que lui. Et cette étape est essentielle à la construction psychique de l'individu, tant pour la constitution de sa personnalité et de son identité que pour son intégration dans le champ social, en tant qu'élément fondateur de l'histoire et des relations à venir de l'enfant. C'est par le jeu des identifications que l'enfant va renoncer à ses investissements initiaux amoureux et hostiles et asseoir sa personnalité propre. Dans son Œdipe, la petite fille, même si elle recherche toujours la tendresse de sa mère, s'en détache progressivement (non sans éprouver de l'ambivalence et de la culpabilité), se détourne d'elle (jusqu'à l'ignorer parfois totalement) pour tenter de séduire et conquérir, pour elle seule, le cœur et les faveurs de son père. Pour ce faire, elle va par exemple lui offrir des cadeaux, réclamer d'être portée dans ses bras, chercher à l'embrasser sur la bouche, se frotter contre lui, exprimer son désir de se marier avec lui quand elle sera grande, etc. Le père représente pour elle dans son imaginaire son « Prince charmant » tant attendu et dont elle est la promise en se considérant sa « Princesse ». Or, la résolution de l'Œdipe de la fille procède par étapes. Tout d'abord, l'enfant passe d'une relation privilégiée et exclusive (avec un seul « objet d'amour »), la mère, à une relation dite « triangulaire » – père, mère et enfant – où le couple parental forme un maillon indissociable. Dès lors, libéré de ce lien unique, l'enfant se voit en mesure de s'engager dans la quête de nouveaux « objets d'amour » et d'investir de nouveaux champs d'exploration et de découverte. Puis, grâce à l'image formée par ses parents dans son appareil psychique – les *imagos* parentaux – et au récit de sa propre histoire (désir d'enfant et projet parental, naissance, etc.), que ces derniers lui ont racontée, l'enfant intègre la notion de « génération » et conçoit son inscription dans une lignée dont il lui revient, maintenant, de prolonger la trace. Par ailleurs, avec la prise de conscience de son propre sexe, l'enfant accède à la différence des sexes et, plus largement, à la notion d'altérité. En outre, par la frustration de ses aspirations et l'insatisfaction de ses envies (se marier avec son père pour la fille, avec sa mère pour le garçon), l'enfant appréhende la notion de « désir » (qui se différencie du « besoin » en ce sens qu'il ne peut être totalement assouvi) avec laquelle il va devoir composer tout le long de sa vie. Enfin, par l'intériorisation des interdits parentaux (celui de l'inceste et de l'anthropophagie) et l'acceptation des exigences sociales (dont le respect de la personnalité et de l'intimité de chacun), l'enfant se confronte à l'ordre moral, aux valeurs universelles et aux lois communes qui régissent les relations entre les hommes. L'enfant passe alors de la nature à la culture.

Mais, pour la mère, il peut aussi s'agir de ce que l'on a coutume d'appeler le « complexe de Jocaste », concept de psychanalyse proposé par Raymond de Saussure (en 1920), repris et développé par M.-C. Laznik (123). Certes, lorsqu'il a décrit son « complexe d'Œdipe », Freud a marqué avec une pénétration psychologique remarquable le lien affectif, souvent incestueux, qui unit le fils (ou la fille) à la mère, mais il n'a rien dit des sentiments de la mère pour son enfant (garçon ou fille) ; et pourtant ceux-ci, peuvent au même titre que ceux du fils (ou de la fille) devenir incestueux. Or, à l'appui des données de M. -C. Laznik portant sur le « complexe de Jocaste » et ses liens avec la ménopause, nous pouvons apporter une compréhension quant au renversement d'investissement libidinal qui a lieu chez certaines femmes. H. Deutsch (58′) rappelle les travaux de Freud sur les fantasmes incestueux à la puberté : au moment où il y a accroissement des pulsions sexuelles, celles-ci vont prendre comme objet le parent œdipien. La puberté est une deuxième reviviscence du complexe d'Œdipe, après celle qui a lieu dans la petite enfance ; et, pour M.-C. Laznik, la ménopause en serait une troisième. Elle adjoint donc l'hypothèse de l'existence à la ménopause, comme à la puberté, de fantasmes incestueux ; à ceci près que c'est le fils – ou la fille – de cette femme mûre, et non plus son propre père, qui occupe maintenant la place d'objet incestueux. Ce fils – ou cette fille – n'a-t-il (elle) pas, en naissant, été investi de toutes les qualités de l'idéal dont la mère auréolait, petite fille, son propre père ? Freud (76) disait déjà que le lien tendre du parent à l'enfant est infiltré d'adjonctions sexuelles inconscientes. Et, selon M.-C. Laznik, H. Deutsch apporte ici sa plus importante contribution à la sexualité en milieu de vie. Pour cette dernière, il s'agit d'un nouveau mythe d'Œdipe. Et, comme ce fantasme incestueux est intolérable, nous allons voir émerger, chez un certain nombre de femmes, une lutte contre toute fantaisie sexuelle. Et l'ensemble des éléments psychiques que constituent le fantasme de désir, d'un côté, et les mécanismes propres à l'empêcher d'émerger, de l'autre, méritent, selon elle, de le qualifier de « complexe de Jocaste ». Du reste, combien de mère ne sont-elles pas amoureuses de leur fils, ou de leur fille ? Ce penchant désigne, certes, la pulsion amoureuse de la mère, mais aussi la jalousie incestueuse de cette dernière envers son enfant. C'est d'ailleurs pour la mère une façon d'exercer un rôle actif dans le mécanisme de l'Œdipe de son enfant.

S'il en va ainsi de la plupart des mères à l'égard de leur enfant sans pour autant occasionner de trouble psychopathologique. La mère de l'enfant hyperphagique, dans son rapport d'interdépendance, n'a pas fait, comme nous l'avons indiqué, totalement le deuil de son rejeton. Aussi, elle pressent qu'il lui échappe. C'est pourquoi, animée d'un amour ambivalent, à la fois tendre et dévorant, son intolérable angoisse d'abandon la conduit, selon nous, à échafauder un fantasme ogresque. Nous retrouvons par là ce que Freud appelle « le langage de la pulsion orale » (J. Laplanche et J.-B. Pontalis (122)). La mère tend ainsi à « passer à table » pendant que sa progéniture risque de « passer à la casserole ». Dans la relation spéculaire, se modifie alors le mode d'investissement réciproque de la mère à son enfant : l'identification fondatrice et structurante laisse place des deux côtés à l'archaïsme déstructurant et annihilant de l'incorporation imaginaire. La mère se montre potentiellement dévorante face à son enfant, selon un fantasme incestueux ou anthropophage ; et celui-ci, incapable de mentaliser ce qu'il pressent en provenance de sa mère, n'a plus comme recours que de manger pour ne pas « être mangé ». Et c'est bien pour échapper potentiellement à l'engloutissement dans son antre oral (ou anal) qu'il (ou elle) est contraint(e) de se transformer en automate et d'activer : « la machine à manger ». « En coulisse », sous l'effet d'une puissante emprise, la mère actionne la mécanique. Déterminée à ne pas s'en départir, elle voue à son enfant, devenu (ou maintenu) irréductiblement son « phallus », un attachement sans borne. Du côté de l'enfant, il est aussi question de sa sécurité affective vis-à-vis de sa mère. De surcroît, dans sa régression orale, et soumis à ses pulsions primaires, il se comporte comme s'il redevenait le nourrisson qu'il fut à « dévorer » incessamment le sein maternel. Ainsi, le bol alimentaire qu'il (ou elle) consomme d'une manière incoercible est un équivalent du corps de sa mère.

L'hyperphagique est pour sa mère la source de sa source sans laquelle elle n'existe pas. Voilà pourquoi ils entretiennent l'un(e) envers l'autre un rapport d'interdépendance et de consommation croisée. Nul besoin, comme nous l'avons fait précédemment, de reconsidérer la fonction qu'initie, selon nous, l'enfant hyperphagique chez sa mère. Rappelons simplement que dans sa douloureuse frustration de devoir se détacher de son enfant, elle l'investit en le maintenant au rang de phallus afin de le conserver psychiquement dans son intimité. Ce phénomène se traduit par ses velléités ogresques vis-à-vis de lui et en exerçant une farouche et solide emprise à son endroit. À son tour, en miroir de sa mère, l'hyperphagique simule un retour dans le ventre de sa mère, en tant que son phallus qui opère un accouplement pour enfanter de lui (elle)-même. En miroir, c'est aussi se faire consommer par l'ogre maternel et simultanément l'engloutir pour ne plus faire qu'Un avec lui. Car, dans la relation spéculaire, la Figure de l'ogre montre le bout de son nez. Celle-ci emprunte les traits d'une créature légendaire apparentée au vampire, et combine à la fois l'inquiétude de l'au-delà et le mystère du sang. Elle dévore l'enfant des yeux et absorbe sa substance. Selon un langage analogique, elle lui dit : « je te mange » et « (j')tu existe(s) parce que je te mange » ou bien « je te mange donc tu existes ; et donc j'existe ». Et le tout s'articule en silence dans le miroir de la rencontre conformément à la formule : « Tu es moi et je suis toi » ; « tu existes parce que j'existe ». L'enfant devient hyperphagique parce qu'il n'a pas d'autre recours (voire d'issue), serait-il incertain et périlleux, que de se soumettre au jeu répétitif et inlassable de manger, manger et encore manger en regard de la mère. Et celle-ci puise sa force vitale dans sa proie, son enfant, qui devient à son tour, selon le mythe, un vampire. Pourtant, ses rondeurs ne correspondent pas à la silhouette filiforme et aux allures majestueuses que l'on prête habituellement au vampire, à l'instar du charismatique et sophistiqué personnage de Dracula. En l'occurrence, ce héros de l'ouvrage de Bram Stoker paru en 1897, plusieurs fois adapté et mis en scène à l'écran, évoque, selon Roger Dadoun (cité par A. Bauduin (19)), l'image du pénis en érection. Dans le cas de nos patient(e)s, il est rattaché au phallus maternel. Pour autant, parce que l'hyperphagique affiche un corps dilaté, et ainsi fétichisé et sacrifié, on pourrait y voir un processus défensif visant à échapper à l'engloutissement de la mère ; illustration de la pulsion de mort décrite par Freud (76).

Nous avons cherché dans la littérature un modèle susceptible de représenter l'archétype de l'hyperphagie. Or, quel personnage pouvait mieux l'incarner que « Gargantua », cette truculente figure du deuxième roman et œuvre emblématique de François Rabelais (172') ?

L'enfant mangé est certes bien plus fréquemment représenté que l'enfant mangeant. Il en est ainsi depuis Thyeste et Atrée jusqu'aux ogres de nos contes. Pour sa part, dans sa généalogie et dès la naissance, si Gargantua n'est pas un mangeur d'enfants, il s'inscrit néanmoins et d'emblée dans une mirifique et légendaire configuration de gloutons. Sa dénomination ainsi que celles de ses parents évoquent d'ailleurs une filiation de « grands gosiers ». Il naît après onze mois de grossesse de son père Grandgousier et sa mère Gargamelle. Sa venue au monde a lieu lors d'un fastueux banquet au cours duquel les bambocheurs tiennent des propos incohérents. Et Gargamelle accouche de Gargantua de manière bien étrange : celui-ci sort de l'oreille gauche de sa mère et réclame aussitôt à boire : « Soudain qu'il fut né, ne cria comme les autres enfants, mies ! mie ! mies ! Mais à haute voix s'écriait, à boire ! à boire ! à boire ! » Ainsi Rabelais relate-t-il les premiers mots de Gargantua. Cette fiction obstétricale, qui mêle vocabulaire médical technique (« cotylédons de la matrice ») et expressions triviales, joue en partie avec Hippocrate et Galien. Les écoulements abondants de l'accouchement annoncent notamment un risque de fausse couche. Un rappel est fait quant à la légende populaire selon laquelle Jésus-Christ serait sorti de l'oreille de sa mère en entendant les paroles de l'ange Gabriel. Grandgousier en découvrant son fils qui réclame à boire, s'écrie : « Que grand tu as », sous-entendant la taille du gosier. Pour l'allaiter, il faut le lait de dix-sept mille neuf cent treize vaches. L'appétit de Gargantua nourrisson est représentatif de la petite enfance, avec l'oralité comme lien direct avec l'environnement. Et si la nourriture et plus encore la boisson constituent une thématique importante de l'univers rabelaisien on a aussi, et à juste titre, à s'interroger sur la sexualité de ce héros si féru des plaisirs de la bouche dès son plus jeune âge. Pour L. Campet-Denisse (43), la réponse n'est guère surprenante lorsqu'on lit : « Ce petit paillard toujours tastonnait ses gouvernantes cen dessus dessous. » La démesure fait partie intégrante de la fable, au-delà de l'anecdote truculente. Mais le message de Rabelais est subliminal faisant de l'ingurgitation un véritable mode de connaissance. Ainsi, l'allégorie du géant Gargantua glouton traduit la transmission de la connaissance qui se ferait par l'action l'engloutir et puis digérer du savoir. « Non rire, mais boire est le propre de l'homme », nous enseigne l'oracle de la divine bouteille dans une autoparodie de Rabelais. L. Campet-Denisse ainsi s'interroge : « Avant le “cogito” cartésien, est-ce à dire que connaître est le propre de l'homme ? » Et d'ajouter : « Il y a un rapport de tuyauterie, donc de plaisir – semble-t-il – entre boire, manger, parler et apprendre. » Voilà pourquoi, selon nous, Gargantua coïncide avec la conduite alimentaire de l'hyperphagique qui consomme abondamment des nutriments à défaut de s'enrichir l'esprit d'un savoir. Privé de mots à exprimer, il serait amené à compenser en consommant des mets.

Que dire, à présent, de l'anorexie-boulimie ? Existe-t-il une corrélation entre ce trouble et l'hyperphagie ? *A priori*, il semblerait qu'ils procèdent indépendamment l'un de l'autre. Ce d'autant que ce n'est plus la mère qui, selon nous, se présente ou se présentifie à son enfant en adoptant, dans la relation spéculaire, la Figure de l'ogre ; mais le père. Une approche rétrospective doit permettre de saisir ce qui se joue entre le père et son enfant, qui est d'ailleurs le plus souvent une fille. Nous l'avons évoqué, la problématique de l'anorexie-boulimie débute à l'adolescence, cette phase maturante au cours de laquelle la fille traverse une épreuve, celle des transformations psycho-corporelles la faisant devenir une femme. Il s'agit d'une période mutagène, aussi appelée puberté, au cours de laquelle se modifie l'aspect formel de son corps, faisant apparaître les caractères sexuels secondaires qui sont spécifiques de son genre féminin, avec, essentiellement les phénomènes suivants : pointent peu à peu les seins, affleure la pilosité pubienne et axillaire, surgissent les premières menstruations ; s'accélère également la croissance. D'un point de vue psychique, les enjeux du complexe d'Œdipe sont réactivés à ce moment-là, tant du côté de la fille que de celui du père. La castration symbolique, qui doit normalement s'opérer à travers le père sur la fille, doit permettre de valider l'interdit de l'inceste (et de l'anthropophagie) et d'établir une séparation entre la mère et son enfant ; fonder ou plutôt confirmer ainsi le sujet – la fille – dans le champ du langage et de la culture. Précisément, dans le cas de nos patientes, si le père renferme en lui cet acte fondateur qui lui a été transmis par son propre père, il ne semble pas pour autant détenir le pouvoir de le transmettre à son tour. Nous l'avons décrit, dans son Œdipe réactivé en parallèle de celui de sa fille en train de devenir une femme, le père échoue dans sa tentative d'effectuer une nouvelle démarche de séduction auprès de sa propre mère. S'il ne parvient pas à mener à bien cette entreprise, ce n'est pas à cause de la castration symbolique que son propre père exercerait sur lui. Non ! il est mis en échec parce qu'il est dépourvu de la capacité de séduction, celle que lui aurait procurée son phallus dont il est privé. C'est possiblement son épouse qui s'en est emparée, en prenant le pouvoir à la maison. Selon nous, dans sa frustration, il s'est forgé un nouvel attribut viril et illusoire : un phallus fécal. Il s'est détourné de sa mère, ainsi que de son épouse, a engagé un processus de régression oro-anale et a reporté son amour œdipien sur sa fille. Celle-ci devient alors l'« objet » d'amour de son père et initie une métamorphose pour transformer son corps, soit dilaté dans la boulimie, soit filiforme, décharné, minéralisé, configuré en phallus. Les mécanismes de défense archaïques à l'œuvre et auxquels le père recourt alors ne le conduisent pas seulement à dénier la Loi (du père), rattachée à sa génitalité (ici occultée) et qui proscrit l'inceste (et l'anthropophagie) ; il procède également à un clivage de son « objet » d'amour, son adolescente. Il projette ainsi à l'endroit de celle-ci la perception de deux aspects inconciliables, c'est-à-dire : d'un côté sa fille, de l'autre une femme. Et s'il se montre « présent-absent », c'est bien parce qu'il est lui-même clivé : d'une part son absence se traduit, selon la majorité de nos patientes, par un comportement évitant, inconsistant et silencieux, car incapable de s'affirmer et d'exister en tant que père vis-à-vis de sa fille ; d'autre part, sa présence, mais « féminisé » et focalisé sur les sphères orale et anale. Dès lors, dans son déni de la Loi, il transpose son Œdipe sur sa fille et, imaginairement transgressif, il est traversé par un fantasme incestueux ou anthropophage à son endroit. À son tour, et conformément à la remise en jeu de son propre complexe d'Œdipe, la fille, elle, va chercher son père et tenter de le séduire. Cependant, lors de la rencontre spéculaire, celui-ci n'est pas tout à fait au rendez-vous ; car, s'il est là, il n'est pas pour autant le père auquel elle s'attendait. En l'occurrence, pour elle, cet homme qu'elle espérait, cette figure mythique de père qu'elle a placée sur un piédestal et idéalisée, n'est pas (plus) perçu de la même manière ; et, de fait, il a singulièrement changé. Ainsi, concernant le père, à la manière d'un « Laïos pédophile » dans la relation œdipienne à sa fille, celui-ci serait devenu, malgré lui, un prédateur : un ogre d'amour. À cet égard, selon John Munder Ross (179), Freud omet Laïos, paradigme du mauvais père quand il construit le complexe d'Œdipe. Or, afin de mieux comprendre cet état de fait, apportons quelques éléments issus de la mythologie grecque. Mais avant, tentons de définir la concordance (ou le rapport de proximité) entre anthropophagie et inceste.

Comme le dit si bien A. Bauduin (21) :

> « [...] si on se tourne du côté de ce qui a été appelé l'"espace transitionnel de l'humanité", c'est-à-dire, les contes et les mythes, l'équivalence entre l'acte sexuel et l'acte de manger – comme nous l'avons dit précédemment – est généralement attestée, tout comme l'interdit du cannibalisme est assimilé à celui de l'inceste (cf. le fameux inceste alimentaire de Lévi-Strauss). »

Elle dit également :

> « Ce qui retiendra notre attention dans ce domaine c'est le fait que mythologues et anthropologues ont reconnu derrière les récits cannibaliques des contes ou des mythologies des contenus sexuels, qu'ils ont proposé l'idée que les thèmes anthropophagiques pouvaient remplacer dans la légende des histoires d'inceste et de pédophilie ».

Et d'ajouter : « Ce qui ne préjuge en rien évidemment de ce qu'il faut penser et comprendre de l'anthropophagie elle-même ». À préciser qu'à la lumière des apports de N. et G. Nicolaïdis (cités par A. Bauduin (21)) portant sur le thème de « Laïos pédophile », c'est au contraire et selon certaines sources la pédophilie qui se présenterait comme une défense contre l'anthropophagie ; et ce d'autant que la pédophilie remplacerait le désir anthropophagique dont les Grecs avaient en horreur. Apportons quelque éclairage sur ce père conformément à ce qu'il est convenu d'appeler : le « complexe de Laïos ».

À sa majorité, au lieu de monter sur le trône, Laïos est chassé de Thèbes et trouve asile auprès du roi Pélops. Celui-ci lui confie son fils Chrysippe en lui demandant de lui apprendre l'art de conduire un char. Laïos tente d'enseigner cette pratique à son jeune élève ; mais, empli de désir pour ce garçon, il s'éprend de lui, l'enlève pendant une course de chars et le viole. Accablé de honte, Chrysippe se serait même pendu. Par la suite, après que Zéthos (qui régnait sur Thèbes avec son jumeau Amphion) se fut donné la mort, Laïos devint roi de Thèbes et épousa Jocaste. Mais un oracle à Delphes l'avertit que si un héritier mâle lui naissait, celui-ci tuerait son père et épouserait sa mère. Or, leur union donne naissance à un garçon : Œdipe. Des années plus tard, Œdipe prend connaissance de l'oracle de Delphes et décide de s'enfuir afin d'empêcher l'accomplissement de la prophétie. Mais, dans sa fuite, il croise Laïos sur une route étroite, sans savoir qu'il est son père, et, dans la bagarre, commet le parricide. C'est ensuite le mariage d'Œdipe avec sa mère Jocaste. Ainsi, la pathologie narcissique et criminelle de Laïos décrite par John Munder Ross (11″) serait déterminée par des facteurs transgénérationnels. Selon cet auteur, si Laïos veut faire disparaître le petit Œdipe, c'est pour ne pas retrouver les mêmes désirs pour sa mère et les vœux de mort réalisés à l'égard de son propre père. En outre, le désir d'être femme et mère, adossé à la jalousie qu'il éprouve à l'égard de Jocaste, complète la constellation du « complexe de Laïos ». On peut voir ainsi dans le Sphinx la projection de l'« hubris » de Laïos, notion grecque qui se traduit le plus souvent par « démesure ». L'*hubris* désigne précisément un comportement ou un sentiment violent inspiré par des passions, particulièrement l'orgueil et l'arrogance, mais aussi l'excès de pouvoir et ce vertige qu'engendre un succès trop continu.

Les Grecs lui opposaient la tempérance et la modération, qui est avant tout connaissance de soi et de ses limites, animée par un sentiment violent inspiré. Par ailleurs, et toujours selon cet auteur, on peut également interpréter certains sacrifices d'enfants comme étant les effets d'une pathologie pédophilique-pédophobique. Revenons, à présent, à nos patientes dans le rapport à leur père.

À considérer la singularité du complexe d'Œdipe de nos patientes anorexiques-boulimiques, notre hypothèse psychopathologique n'est pas des plus simples ; c'est pourtant celle qui nous paraît la plus vraisemblable. Ainsi, et selon nous, dépossédé de son attribut phallique, le père ne peut pas tendre à sa fille un pénis en gage de son amour. Le phallus que présente le père à sa fille n'est pas symbole d'opulence, de fertilité et de fécondité, à l'instar du pénis, et rapporté au culte du Phallus. Il ne peut donc pas lui offrir un enfant en échange de son pénis. Car, aussi étrange que cela puisse paraître, son attribut phallique n'est plus génital ; il est anal. Et la transaction échoue. Or, à l'instar de Laïos, dans son désir d'être une femme et une mère ainsi que sa jalousie à l'égard de son épouse, le père se « féminise ». Ainsi, selon une régression oro-anale, se transforme-t-il à la fois en antre matriciel désigné par son orifice anal (ou oral) et en appendice, tel un équivalent d'organe pénien, une partie qui prolonge son anus et s'ajoute à lui : un phallus fécal. Il simule ainsi une femme phallique ; et bien qu'aimant, mais pédophile comme Laïos, il menace sa fille de « dévoration », c'est-à-dire qu'il ne parvient pas à échapper à ses intentions fantasmatiques incestueuses ou anthropophages. De son côté, face à l'amour potentiellement transgressif, sexuel, vorace et carnassier de son père, la fille prend peur et dans son angoisse, à son tour, opère une régression oro-anale, en miroir de celui-ci. En dépit de son amour envers son père, elle ne peut s'identifier à lui. Elle, qui n'a pas de mot pour exprimer son désir œdipien secret, elle se calque à son père « absent » et se duplique à l'identique de son image spéculaire au prix de la mise en péril de son intégrité psycho-corporelle et de la renonciation éventuellement à sa propre identité. S'exerce sur elle l'instinct de mort décrit par Freud (74). Elle procède alors à l'incorporation et sa boulimie équivaut à la consommation orale du phallus fécal du père selon un simulacre de fellation « merdique ». Soumise à ses pulsions partielles archaïques, elle est renvoyée par là à ses instincts tribaux et au repas totémique ; mais elle réactive aussi un autre instinct oral primaire, celui d'engloutir et de sucer le sein maternel. En outre, cette consommation, nous l'avons dit, pourrait également signifier un acte fécondant faisant coïncider la surcharge pondérale de la boulimique avec une grossesse, celle de l'enfant de son père. Mais, contrairement à la « grossesse nerveuse » sans prise de poids de l'hystérie, qui relève d'un fantasme œdipien, la boulimie de nature psychosomatique consisterait à « agir » matériellement dans son corps sans fantasmer pour accomplir un semblant de l'Œdipe de la fille. Quant au corps sacrifié de l'anorexique, il est à la fois un objet de forme phallique offert au père en guise de transaction contre son pénis – à la place d'un enfant, témoin d'un Œdipe contrarié —, gage de son amour pour lui, et l'expression d'un refus de son corps de femme pour échapper à la convoitise de cet homme qui n'est plus tout à fait un père pour elle. À cet effet, elle cesse activement de manger pour « raboter » tous les attributs de sa féminité : sa « chair » impure. Son corps se métamorphose : il devient décharné, désexualisé, infécond (aménorrhée) ; car, paraître et être une femme, pour elle, c'est forcément s'exposer aux assauts fantasmatiques incestueux ou anthropophages de cet homme devenu un ogre d'amour. Pour autant, elle tend un corps phallique à son père telle une « arme » pour se défendre et renverser en sa faveur la potentielle agression sexuelle ou cannibalique de celui-ci en mettant en œuvre un simulacre d'accouplement sodomique. Elle se montre atone, insipide, épurée de tout attrait érotisé et affiche une présence ténébreuse, fantomatique, telle un zombie, une morte-vivante, en miroir du père clivé, « présent-absent », mi-homme mi-femme, aussi inconsistant, silencieux, inexistant et sans doute aimant, que potentiellement transgressif et « dévorant ».

Parmi les héros de la littérature pouvant rendre compte de l'anorexie-boulimie, le personnage du roman toujours moderne de Miguel de Cervantes (46'), *Don Quichotte de la Mancha* nous a semblé à plus d'un titre archétypal, tout à fait représentatif.

Ce monument de la littérature est l'œuvre magistrale et universelle d'un auteur qui dépeint la complexité de son époque sous la forme d'un divertissement tragicomique. Et par-delà le conte philosophique qui porte sur les méandres de la construction sociale et de sa réalité, elle cache une virulente critique politique. Mais, pour nous, « Don Quichotte » est surtout la parfaite illustration de l'aveuglement (186), effet que produit justement le père dans la relation spéculaire à l'endroit de sa fille anorexique-boulimique. De fait, ce personnage aussi pathétique que pittoresque fait preuve d'un jugement faussé par un gigantisme passionnel. À cet égard, il n'est pas non plus sans rappeler le rapport qu'entretiennent nos patient(e)s avec la glace déformante qui fait miroiter l'image d'un autre, le père, pris par le mirage, l'illusion, que suscite sa vision trompeuse. La passion s'anime dans la confusion et la démesure. S'ouvre alors une lutte défensive contre le monstre paternel, à l'instar de Don Quichotte qui combat contre les soi-disant géants. De s'appliquer à reconquérir la réalité illusoire d'un père et à restaurer son statut, tel Don Quichotte qui incarne un antihéros aux prises avec ses constructions imaginaires, la fille déconstruit puis reconstruit une autre identité : un corps métamorphosé. Et pour se défendre contre les menaces fantasmatiques transgressives du père, elle s'efface, épousant les contours d'un être inexistant, fantomatique : un zombie. Mais la comparaison ne s'arrête pas là. Affublé d'une armure rouillée et d'un piètre destrier, avec sa posture et son allure de chevalier des causes perdues, prenant, dans sa frénésie, les auberges pour des châteaux, les moulins à vent pour des géants et les paysannes pour de nobles dames... Don Quichotte est aussi flanqué de son fidèle écuyer, Sancho Panza. Or, ce qui nourrit et enrichit le récit de cette œuvre, c'est bien justement la constitution de ce doublon, Don Quichotte et Sancho Panza, lesquels, finalement et selon nous, ne forment qu'un seul et unique personnage sous les traits double-face de deux figures emblématiques : l'un atrophié, revêtant l'aspect filiforme d'un phallus est, comme le fait remarquer Deleuze (57), une espèce de « corps sans organe », un destin sans chair et qui n'est pas sans rappeler le corps « desséché », décharné, minéralisé, phallique de l'anorexique ; et l'autre qui n'est que tripes, lourdeurs, humeurs instables, tenaillé par le besoin de manger et des désirs inassouvissables que nous pouvons aisément assimiler au versant compulsif de la boulimique. Et Don Quichotte de traverser le monde discourant, sans se comprendre ni pouvoir se séparer de son double, son « alter ego », Sancho Panza. En somme, tout comme l'anorexique à la fois épuré(e) de toute « scorie » corporelle et la boulimique offrant le spectacle carnavalesque d'un corps en proie à des déformations, le héros erre entre deux abîmes : celui de la sainteté et celui du grotesque. Pour mémoire, nous avons précédemment établi quelque similitude entre l'anorexie maladie et l'anorexie sainte ou mystique. D'un point de vue psychopathologique, le donquichottisme (170) est l'œuvre d'un idéalisme passionné (Dide) ou d'un rêveur actif (Borel). Sa disposition d'esprit, animée par une passion ardente, désintéressée et dénuée de réalisme, avec la ténacité de caractère et une absence de sens critique, vise une intention revendicatrice et réformatrice à la recherche de causes justes et généreuses. Par analogie, nous retrouvons, ici, la démarche de nos patientes qui visent à se défendre au prix du sacrifice de leur corps pour tenter en vain de renouer avec passion l'attache racinaire et le lien filial qui tend à se déliter avec le père. Dès lors, prises par le double mouvement contraire et complémentaire que constituent l'anorexie et la boulimie, elles sont à l'égal de Don Quichotte aux allures phalliques, animé dans la démesure en vaillant combattant des causes perdues et de Sancho Panza, son double – qui n'est qu'une panse ; *panza* signifiant ventre, en espagnol —, mais sensé, posé, modérateur qui protège son maître, et qui mange sans frein ; Ainsi, tout comme nos patientes, ils sont, l'un et l'autre : « les deux faces de la même médaille ».

N'être ou renaître : enjeu et défi thérapeutique

Intervenir en tant que soignant auprès de ces patient(e)s, les un(e)s hyperphagiques, les autres anorexiques-boulimiques, n'est pas tâche facile. Car, bien que volontiers sincères dans leur demande de soins, ils s'inscrivent le plus souvent dans une trajectoire de vie dépourvue d'épaisseur, quasi anhistorique, privant l'interlocuteur d'une éventuelle prise langagière verbalisée susceptible de donner sens à la diachronie de leur symptôme. De fait, la Parole et le Verbe employés par nos patient(e)s véhiculent une pensée creuse, sans dimension narrative, témoignant, le plus souvent, d'une existence vide, désinvestie, dénuée d'attrait et d'intérêt. Or, c'est bien là que réside toute la difficulté de la démarche de soins, c'est-à-dire, à l'égard de ces malades, l'enjeu et le défi thérapeutiques qui pourraient se formuler ainsi : n'être ou renaître. De fait, leur parler est factuel, terre à terre, prosaïque, comme si tout se passait dans la synchronie de l'instant, le « ici et maintenant » de leur moment vécu. En outre, le trouble des conduites alimentaires est dans la plupart des cas déjà bien installé, ancré dans le présent et dans un mode de vie plus ou moins empreint de complaisance. Il participe d'ailleurs le plus souvent d'une existence affadie, teintée de lassitude, de désintérêt et de morosité que ces patient(e)s ne parviennent guère à élaborer, comme s'ils exprimaient une vacuité morne et inexplicable. Ainsi, l'hyperphagique tout comme l'anorexique-boulimique expriment habituellement une sorte d'absence ou de perte de sens de leur vie ; et la consultation auprès d'un professionnel de santé mentale apparaît comme un ultime recours, non sans une ferme conviction de guérison requise. Pour autant, la demande de soins se justifie face à un phénomène bien qu'usuel, presque banalisé, devenu néanmoins envahissant et délétère ; en outre, le symptôme est l'expression d'un « équilibre instable » parce qu'étant paradoxalement une nécessaire « fausse solution », augurant du deuil impossible d'une « liaison dangereuse ». Comme nous l'avons dit, le principe thérapeutique n'est pas des plus simples dès lors qu'il s'agit de faire exister ou disons plutôt ré-exister ces patient(e)s « désincarné(e)s » comme s'il s'agissait d'exécuter une approche soignante que nous pourrions qualifier de « réanimation psychique ». D'ailleurs, le souffle à redonner à leur existence psychiquement raptée, captée, capturée par un parent, prédateur malgré lui (elle), exerçant une menace fantasmatique de dévoration sur son enfant, suscite un soin particulier selon une observation de chaque instant, une écoute attentive des plus fines. À cet égard, il importe moins d'entendre ce qui est dit, dans le récit banal d'un quotidien insipide et sans grand intérêt clinique, que de prêter l'oreille aux silences et aux non-dits chargés de sens cachés, et d'observer avec un œil avisé, voire de scruter aussi discrètement que possible, des indices et des signes déterminant un « agir » alimentaire automatisé dénué de sens explicite : l'allure, la présentation, la tenue vestimentaire et autres accessoires ou parures, un tatouage, la moiteur de la peau, les battements de cils, les regards, les mimiques, l'attitude, la gestuelle, les inflexions vocales... autant de détails infra-cliniques en apparence insignifiants et pourtant échappés et donnés à voir et à entendre selon un langage analogique éloquent et significatif. À considérer que nulle méthode n'est meilleure qu'une autre à partir du moment où l'effort de disponibilité et d'attention soignantes est mis au service de ces individus souffrants. Nous pensons surtout qu'il n'y a pas de « recette miracle » et que, aussi différentes soient-elles, toutes les mesures à visée psychothérapique peuvent potentiellement apporter à ces patient(e)s une aide précieuse et convaincante. Pour notre part, le modèle théorique et pratique est celui de la psychanalyse. Aussi, il s'agit surtout, pour nous, de mettre l'accent sur la relation thérapeutique, dans le jeu alterné, réciproque et fécond des échanges transférentiels et contre-transférentiels, outils essentiels de notre démarche soignante. La place et le rôle du soignant consistent essentiellement à faire Tiers dans ce face-à-face spéculaire virtuel ou imaginaire à un parent, tenter d'apporter du sens dans ce qui se joue là et de faire jaillir et advenir le sujet, lui offrir la possibilité d'exister. Nous présentons ici quelques-unes des situations cliniques qui ont fait l'objet de notre approche psychothérapique. Parmi d'autres, elles sont celles qui à la fois ont retenu notre attention et notre intérêt et ont nourri et permis d'enrichir notre réflexion, nous permettant de construire et de considérer intuitivement un point de vue empirique portant sur la clinique des troubles des conduites alimentaires, dont en particulier : l'hyperphagie et l'anorexie-boulimie.

L'hyperphagie

Lorsque vient consulter Monsieur A., nous sommes au début de l'été et la journée est bien ensoleillée. C'est un homme de 46 ans, tonique, de petite taille, le look propret d'un garçonnet, et bien que de constitution menue, un ventre rebondi pointe comme un ballon sous son blouson entre-ouvert. Un peu timoré, mais courtois, il se montre pourtant très vite à l'aise et le contact est rapidement de bonne qualité. La demande est centrée sur sa relation de couple, même si, par la suite, se révèle une problématique mère-fils. Volontiers disert et fluide dans ses propos, il parle spontanément de sa vie actuelle, de sa situation familiale et conjugale, de son activité professionnelle, sans manquer d'évoquer, au-delà de ses péripéties de santé, son principal loisir-passion : l'aéro-modélisme. Il vit maritalement avec la mère de son fils, collégien de 12 ans. Elle est infirmière dans le public. Formateur en entreprise de pièces détachées dans le secteur de l'automobile, lui, a dû cesser son activité durant près d'un an en 2016 pour maladie. Une myocardite virale récidivante (la première s'était produite en 2000) était survenue à la suite d'un *burn-out.* À l'époque, les soins cardiologiques avaient été couplés à un suivi psychiatrique durant plusieurs semaines. Venant après une sœur de 10 ans son aînée, celle-ci n'aurait pas été désirée. Elle est même ignorée de sa mère qui s'en est toujours désintéressée. Pour sa part, né après trois fausses couches à répétition, il est l'enfant inattendu et aussitôt « le beau petit, le petit garçon chéri à sa maman », dit-il. Il est difficile pour lui de se tourner sur son passé et il s'en défend ainsi : « Je n'ai pas trop à en dire, de mon histoire », « je suis technique et manuel, mais pas conceptuel ». Pourtant, il décrit quand même assez précisément ses parents. Il parle d'un père toujours très effacé et qui ne se manifeste presque jamais. Selon ses dires : « Il ne donne son avis sur rien », « il est dans son monde et s'enferme dans son mutisme » ; « il n'a aucune démonstration d'affection », « je n'ai jamais eu trop de relations avec mon père : quand je bricolais, il prenait les outils et se mettait à l'ouvrage à ma place [...]. Il fabrique des choses inutiles, mais ne finit jamais ce qu'il a commencé [...]. Il prend souvent la fuite » ; et d'ajouter : « je pense qu'il se comporte comme ça pour s'évader de sa médiocrité de vie ». Il fait remarquer également qu'il n'y a jamais eu vraiment d'amour entre son père et sa mère ; et, selon lui, celle-ci serait restée davantage pour le confort que lui a procuré son mariage. À propos d'elle, il commence par : « De ma mère, je n'ai pas grand-chose à en dire » ; pour, au final, dépeindre une femme très autoritaire qui a toujours tout décidé à la maison. Et puis de dire : « Elle a une nette tendance à être envahissante et à tout contrôler », « elle m'a toujours mis sur un piédestal par rapport à ma sœur », « j'ai toujours eu peur de la décevoir » ; « aujourd'hui, elle continue de me vampiriser », « à distance, elle m'envoie encore des textos tels que : « Bonjour Mon grand ! On pense beaucoup à toi ! » Quand il va rendre visite à ses parents, « c'est comme si j'avais 10 ans », dit-il ; et de compléter : « Ma mère me témoigne toujours trop d'attention et j'ai ce que je veux sans avoir à demander » ; « enfant, elle me faisait faire mes devoirs » ; « élevée par son propre père qu'elle admirait, elle n'a pas connu sa mère ». Le père, retraité, a occupé un poste de responsabilité dans le domaine des télécoms. Toujours en activité, la mère est assistante de direction au sein d'une boîte privée ; elle a aussi longtemps siégé au conseil municipal de sa commune de résidence. Il déclare : « Elle racontait à ses collègues ce qu'elle faisait pour moi et se plaisait à me montrer avec fierté : "Je vous présente Mon fils !" »

L'aéro-modélisme a toujours été sa grande passion. « J'ai besoin de construire », dit-il. Il a confectionné un espace tout entier dédié à son loisir dans la cave de sa maison. C'est son « jardin secret », comme il dit. Personne ne peut y pénétrer, pas même sa conjointe. Ce lieu s'apparente d'ailleurs à une caverne, un antre protecteur, un ventre, en somme, dans lequel il se rend aussi pour se mettre à l'abri. Car cet espace de loisir est aussi devenu son principal refuge vis-à-vis de sa conjointe qu'il perçoit de plus en plus hostile à son égard. De fait, le couple ne va pas bien et des tensions accrues ont peu à peu rompu la communication. Un jour, elle est entrée sans prévenir dans son espace de jeu et il s'est senti comme *intrusé*.

Cependant, cette activité lui coûte cher. « Je collectionne dans la démesure… et je culpabilise », dit-il. Pour nourrir et entretenir sa passion, il investit et va même jusqu'à s'endetter en contractant des prêts à la consommation ; et ce, à l'insu de la mère de son fils. À l'instar de sa propre mère, il décrit sa conjointe comme « une femme de tête ». Et il la craint comme il redoute sa mère. C'est elle qui prend les initiatives, à la maison. Il dit, d'ailleurs : « Quand elle est là, je ne suis plus moi-même […] ; je suis perdu. » Et elle, en le voyant mal à l'aise en sa présence, de rétorquer, selon ses dires : « Je ne suis pas ta mère ! » Il se compare alors à son père en disant : « Mon père, dans la même situation… il ne dit rien. » Depuis peu, sa conjointe et lui font chambre à part. Par la suite, de guerre lasse, après un long et pesant silence, la rupture éclate et la séparation est décidée. Selon lui, c'est en découvrant ses dépenses excessives qu'elle se serait sentie trahie. Mais il n'en sait pas davantage et ne cherche pas non plus une explication de sa part. Il préfère acter la séparation qui semble d'ailleurs le soulager d'un poids. Sa tendance habituelle est d'éviter l'affrontement au risque de provoquer un conflit ouvert dont il a horreur. À préciser qu'il a depuis longtemps développé une sorte de phobie sociale compensée, en partie, par sa passion, qu'il partage pourtant, mais seulement depuis peu, avec un réseau relationnel bâti autour du même hobby. De fait, le rapport à l'autre a toujours été un problème pour lui. À l'origine, lié à sa petite taille et à une acné juvénile, un lourd complexe a entaché sa vie amoureuse à l'adolescence, lui conférant timidité et manque de confiance en soi. Il exprime aujourd'hui le plus grand désarroi : « Je n'ai appartenu à aucun groupe » ; « ça fait 40 ans que je me cherche ! »

Son hyperphagie se traduit, entre autres, par des achats démesurés pour accroître sa collection de maquettes d'avion. « Je consomme des choses qui me font plaisir », comme il dit. Par ailleurs, sans s'étendre sur le sujet, il déclare aussi : « Je me jette régulièrement sur les gâteaux d'apéritif jusqu'à finir la boîte. » Au fil du temps, après un « passage à vide », comme il dit, décrivant un abattement passager et la sensation de n'avoir plus goût à rien, il remonte assez vite la pente, et de considérer, à présent : « Ça va mieux ! » En outre, la séparation d'avec la mère de son fils coïncide avec une nette mise à distance de la relation à sa propre mère. Et la position défensive qu'il adopte et assume vis-à-vis de sa conjointe semble parallèlement lui permettre de s'octroyer la ressource suffisante pour s'affranchir du joug maternel. Pour autant, il a besoin de se justifier dans sa démarche de soin en précisant la difficulté qu'il a toujours eu à demander de l'aide : « C'est quelque chose que je sais pas faire » ; et de s'expliquer : « Je ne veux pas déranger, je ne veux pas non plus être dépendant », dit-il. Il reconnaît néanmoins l'importance d'être aidé : « Je ne parviens pas à me débarrasser du besoin de l'autre, quelqu'un sur qui m'appuyer. » Et ce constat renvoie au manque d'une épaule paternelle solide. À propos de sa démarche de soin, il déclare : « J'ai l'impression d'être un enfant qui apprend à marcher. » Son couple à présent rompu, c'est un homme qui se montre peu à peu plus épanoui, reconnaissant le besoin de vivre seul. Il admet, par ailleurs, avoir toujours été avec des femmes dans le souci permanent de ne pas déplaire et de les choisir selon les critères définis par sa mère. Du reste, il remarque que depuis qu'il est avec la mère de son fils, il a toujours tout fait par rapport à elle. À cet égard, il a remarqué se sentir moins bridé et plus libre, en disant : « Depuis que je ne suis plus avec elle, je sens moins en moi un tas de freins que je me mettais. » De concert, les rapports avec sa mère se modifient également. Il se montre satisfait de la nouvelle situation qui s'est installée entre elle et lui ; et parle même de conversations d'adulte à adulte. Et elle, de cesser de le désigner par le sobriquet possessif et infantilisant « Mon grand ». Quant à sa conduite alimentaire, il déclare : « Je me dois de limiter les quantités. » Les séances s'achèvent sur une note d'optimisme et d'espoir pour l'avenir.

Madame B. a 48 ans lorsqu'elle vient pour la première fois consulter un psychiatre. Nous sommes au début de l'hiver. Parfaitement intégrée dans la culture française, elle est issue d'une famille d'origine maghrébine et elle est la dernière d'une fratrie de six enfants avec quatre garçons et deux filles. Déteint sur elle un célibat sans enfant qui fait d'elle communément une vieille fille. Elle est gérante d'une boutique de prêt-à-porter. Sa tenue un peu garçonne est soignée, mais terne et sans le moindre apparat de chic féminin. Un manteau ample qu'elle ne quitte à aucun moment durant les séances forme comme une coque, une enveloppe dissimulant la silhouette d'une corpulence ronde et encombrante à peu près assumée. Toujours aimable et policée, elle affiche une bonhommie un peu mièvre, pas vraiment naturelle. Et sous couvert d'une nette intention de donner le change, elle paraît surtout un peu gauche, empruntée, embarrassée, manquant d'aisance. Avec un discret accent, mais dans une langue correcte et maîtrisée, nourrie d'un vocabulaire assez riche, son parler est clair, mais souvent alambiqué ne permettant pas toujours de savoir où elle veut en venir. En outre, bien qu'engagée dans sa démarche de soin, elle reste le plus souvent figée et statique, assise sur sa chaise, crispée, manquant manifestement d'assurance. Elle paraît intimidée, comme impressionnée par la situation en face-à-face avec un homme inconnu. De fait, sa tonalité vocale est le plus souvent moins celle d'une femme de son âge qu'apparentée à une jeune fille en regard d'un adulte Et si elle ébauche parfois un petit sourire approbateur, jette en coin un regard faussement complice ou se passe la main dans les cheveux pour feindre le geste d'une femme coquette, elle ne fait que maintenir une contenance dans une relation thérapeutique qui reste, par ailleurs, tout à fait désérotisée. Il est manifeste qu'elle cherche davantage à nouer un lien de confiance auprès de son interlocuteur qu'à tenter, par divers truchements, de le séduire.

Pour aborder son histoire, peu encline à parler d'elle et de son intimité, elle relate non spontanément une vie amoureuse assez pauvre et semble aujourd'hui plus ou moins se détourner des hommes sans pour autant déclarer un intérêt pour les femmes. Mais une homosexualité refoulée n'est pas exclue devant une femme aux allures sans véritable grâce, un peu masculine. Une déception sentimentale serait, selon elle, en partie à l'origine de sa volte-face vis-à-vis des hommes. En effet, elle fait état d'un prétendu amour trahi il y a plusieurs années pour justifier sa défiance à l'égard de la gent masculine, en général. Elle relate notamment une conversation avec sa mère concernant cet homme : « Lorsque je l'ai revu dernièrement, je lui en ai fait part ; elle m'a aussitôt fait un silence bizarre qui m'a refroidie. » Il est clair qu'elle est pour sa mère tantôt son faire-valoir, tantôt l'objet de son mépris, reconnaissant à cet égard : « Elle me défend souvent, mais elle me ridiculise aussi beaucoup devant tout le monde. » C'est une existence sans attrait, sans réel intérêt qu'elle dépeint avec amertume. Désabusée, désenchantée, elle parle de son activité professionnelle qu'elle semble surinvestir au détriment de sa vie de femme, même si quelques rares et brèves aventures insincères et sans lendemain émaillent son solide et durable célibat. Sans s'attarder sur son passé qu'elle élude comme s'il n'avait pas d'intérêt pour elle, son discours tourne autour de sa famille – ses frères et sœurs, sa mère, son père – dont elle ne parle que pour s'en plaindre : « Ma famille me fait souffrir », dit-elle critiquant surtout le lien préférentiel qu'entretiendrait sa mère avec sa nièce, la fille de sa sœur aînée. Elle déplore cette situation dès lors qu'elle précise et se justifie : « J'ai toujours protégé ma mère avec un mari qui la battait » ; « N'est-ce pas le devoir des enfants d'aider leurs parents ? » « Mon père, lui, il faisait ce qu'il voulait » ; « il était son bourreau [...] ; il la regardait comme un dictateur ». Quant à sa mère, c'est avec dépit qu'elle en parle : « J'ai été très empathique vis-à-vis de ma mère » ; « elle a toujours été passive et je me suis débrouillée pour prendre des décisions à sa place » ; « je me suis occupée de ses papiers ». Pourtant, elle fait aussi son éloge et se targue de leur lien privilégié, affichant un visage attendri, marque de son évidente complaisance : « Elle me prépare à manger » ; « quand je suis malade, elle s'inquiète et s'occupe de moi » ; « on a dit de nous que nous sommes comme deux sœurs [...] ; d'ailleurs, si je m'éloigne, c'est l'abandon ! » « Si je ne rends pas heureuse ma mère, qui donc le fera ? », décrivant une vie dévouée, vouée au service de sa mère.

Puis elle parle de son trouble alimentaire, comme s'il avait un rapport avec la relation contrainte et contrariée à sa mère : « Je me gave de n'importe quoi ! » Elle fait remonter le début de son hyperphagie à 2017, à l'époque où elle a fait un *burn-out.* « Quand je mange jusqu'à avoir mal au ventre, ça marche ! ... je suis sereine », dit-elle, la mine réjouie. Pour ajouter : « Quand ma journée a été pleine de choses agréables, je rentre chez moi et là, je mange, mais sans aller jusqu'à avoir mal au ventre. » En revanche, des événements de vie peuvent déclencher une crise hyperphagique : « Après une contrariété, c'est le vide angoissant, une douleur profonde et là, je mange pour calmer cette angoisse. » Bien qu'elle reconnaisse l'excès d'attention à l'égard de sa mère en disant : « Je me suis sacrifiée pour elle. » Elle se justifie aussi : « Si je ne pensais qu'à moi, je pourrais partir loin [...] ; mais s'il lui arrive quelque chose, je m'en voudrais » ; « je me suis promis que je ne me marierai pas et que je n'aurai pas d'enfant [...], je veux la protéger ». Son engagement sincère et massif semble *a priori* procéder d'une intention de défendre et de réparer une mère qui aurait beaucoup souffert pour s'être retrouvée très tôt orpheline de père et de mère. Pourtant, cette façon de rationaliser sa démarche n'est vraisemblablement qu'un alibi, celui d'un besoin vital de proximité vis-à-vis d'elle. Son dévouement est même empreint de religiosité. Elle se considère dans le devoir de remplir une mission : « Je suis au service du Bien », dit-elle. Et aussi : « Même si j'ai censuré ma vie [...] j'ai surtout évité l'anathème » ; « j'ai évité la damnation ». De son père, elle ne dira pas grand-chose : « Avec mon père, il n'y avait rien [...] ; quand il était là, je n'embrassais personne » ; même si, autrefois, c'était différent : « Enfant, j'aimais aller chez mes parents et retrouver mon père. » Son décès a contribué à ce qu'elle se rapproche davantage de sa mère. Elle déplore néanmoins une place contestée au sein de la fratrie : « À l'enterrement de mon père, ils m'ont isolée [...], ils font des clans. » La psychothérapie ne lui aura pas permis d'opérer un net détachement vis-à-vis de sa mère. Néanmoins, manifestement plus assurée et plus confiante, et réjouie de son chemin accompli, elle fera part de divers projets, dont notamment : un voyage prévu pour le mois suivant ; la perspective de changer d'activité professionnelle en faveur d'un travail plus gratifiant. Une possible façon pour elle de se recentrer sur elle et des choix personnels ; et peut-être aussi de détourner son attention et ses soins vers d'autres personnes que sa mère.

L'anorexie-boulimie

Mademoiselle C. a 17 ans lorsqu'elle vient consulter un psychiatre à la demande de sa mère. Cette dernière, qui accompagne sa fille, est une femme jeune d'assez grande corpulence, plutôt féminine, les cheveux bruns mi-longs et très maquillée, au physique agréable et volontiers aimable. Son allant peu assuré sous le masque d'un large sourire affiché d'emblée témoigne d'une timidité dissimulée. Il émane d'ailleurs de sa personne une sorte d'innocence, un air gentillet, comme quelque chose appartenant au monde de l'enfance. Pour autant, à l'entretien, bien qu'assise sur le rebord de la chaise, comme prête à repartir ou pour occuper le moins de place possible, elle prend spontanément la parole. Son propos un peu mièvre est néanmoins clair et précis, exprimant la préoccupation d'une mère concernant le comportement de sa fille. À cet égard, elle s'efforce d'affirmer sa volonté, manifestement décidée à faire le maximum pour aider sa fille. La jeune patiente, quant à elle, filiforme, le visage émacié, au teint diaphane, un peu figé, se montre en retrait, atone et morose. Sa tenue est sobre, sans fioriture, vêtue d'un jean, d'un blouson et des baskets, façon garçonne. Elle reste durablement réservée, discrète, presque effacée tout le long de la consultation initiale en présence de sa mère. Statique et muette, elle est malgré cela tout à fait présente à l'entretien, écoutant sa mère d'une oreille attentive même si, comme pour l'approuver tacitement, elle ne marque la moindre réaction. Elle est la cadette d'un frère de deux ans son aîné avec lequel elle semble en bons termes en dépit du fait qu'il recueille toute l'attention de ses parents. On apprend de ces derniers qu'ils sont séparés depuis peu. Mais malgré les tensions qui ont eu lieu auparavant, une assez bonne entente semble s'être installée entre eux. La mère exerce une activité paramédicale en consultation de ville et en institution et détient quelques notions de psychologie. Elle rend compte d'ailleurs du mal-être de sa fille en des termes choisis : « Elle n'aime pas son image, son corps ! » sans évoquer le moindre trouble alimentaire. Car la demande de soin est centrée sur des problèmes scolaires qui seraient survenus depuis la rentrée en classe de première. Le fait est qu'en seconde, elle a dû changer de lycée, car ses notes étaient mauvaises, mais surtout parce qu'elle ne serait pas parvenue à s'intégrer parmi les autres élèves. À préciser qu'au collège, il y a deux ans, elle avait plutôt de bons résultats scolaires ; et, à l'époque, la question de son rapport aux camarades de classe ne s'était pas posée. Selon la mère, qui poursuit sa description psychologisante de sa fille : « Elle se dévalorise » ; et d'ajouter : « Les profs n'ont pas toujours été très tendres avec elle en la comparant souvent à son frère. » Ce dernier est décrit comme étant un élève studieux et brillant, récoltant depuis toujours d'excellents résultats scolaires. Il est la fierté de sa mère, et probablement aussi de son père, pendant que sa sœur, la patiente, elle, fait bien moins parler d'elle, comme pour masquer un désagréable sentiment de honte. Le premier entretien seul avec la patiente reste limité même si, par la suite, celle-ci fait preuve d'une réelle capacité à s'affirmer. Elle rompt d'ailleurs et assez vite son retrait et livre quelques précieux renseignements. Ainsi, après un instant d'hésitation, un échange s'engage dans le respect du vouvoiement pourtant pas toujours de mise avec les adolescents. Elle aborde la relation à son père qu'elle présente comme un problème. Elle confie : « Avec mon père, c'est plus fort que moi, j'ai tendance à me rebeller [...]. C'est difficile de lui parler. Il ne m'écoute pas suffisamment [...]. En plus, il est cachottier ; il fume en cachette. » Puis, elle fait état de sa vie au lycée et parle surtout de son malaise : « Mon point faible, c'est que je suis trop gentille [...]. Je veux être acceptée par les autres [...]. Et ils profitent de ma gentillesse [...]. J'ai du mal à dire non [...]. J'ai peur de blesser. » Des cauchemars hantent très souvent ses nuits : « On m'agresse [...]. Il y a des gens autour de moi qui me regardent méchamment sans bouger. » De fait, ce rêve rend compte d'une mésestime d'elle-même et de son rapport péjoratif aux autres, avec les élèves du lycée, mais aussi vis-à-vis de ses grands-parents paternels. Car elle dépeint ces derniers d'une manière négative : « Je ne leur parle pas [...]. Ils n'aimaient pas ma mère et ne l'ont jamais acceptée [...]. Ils voulaient garder leur fils pour eux seuls. »

Les séances suivantes offrent l'occasion de rencontrer le père qui accompagne dès lors et régulièrement sa fille. C'est un homme singulier par son allure et sa présentation. À leur arrivée, une distance froide est manifeste entre les deux, dont témoignent le grand écart physique qui les sépare, l'attitude austère et le regard sombre du père, comme contraint ou contrarié d'être là, et l'absence de mots échangés avec sa fille, du moins en présence du psychiatre. En outre, ni geste ni regards complices ne révèlent la moindre affection partagée. À l'évidence, cette façon d'être du père génère une gêne chez notre jeune patiente qui paraît presque honteuse, la tête basse et la physionomie rentrée. Il s'avère que c'est lui qui prend en charge le budget alloué aux consultations ; et il est flagrant, à cet égard, de par son attitude hésitante au moment de payer, que cette démarche lui coûte en temps, mais aussi en argent. Par ailleurs, il émane de cet homme quelques discrets aspects du féminin : de petite taille, le physique gracile, le visage fin et harmonieux ; la gestuelle précise et délicate ; la mise stricte, mais soignée, avec une pointe de fantaisie ; le pas feutré, une démarche lente, légèrement chaloupée. Second de trois garçons, on apprend par sa fille qu'il n'a jamais été en bons termes avec ses frères et que ses parents étaient étouffants, très accaparants ; il aurait d'ailleurs coupé les ponts avec sa famille, il y a plusieurs années. Durant la séance, la patiente se révèle un peu plus détendue. Il est noté, en outre, un changement sensible dans sa présentation, témoignant d'une certaine recherche. Elle donne à voir un aspect d'elle plus en accord avec une jeune femme, par sa tenue : un chemisier de coton à fleurs sous un gilet de couleur assorti, un pantalon de velours et des chaussures à talon ; et par son fard : un rouge neutre souligne ses lèvres et un trait d'eye-liner prolonge grossièrement la commissure de ses yeux, le tout selon un apprêt approximatif, comme effectué à la va-vite. Un nouveau look qui suppose des intentions conscientes (ou non) de s'affirmer en tant que femme sans forcément sous-tendre la démarche de séduire son interlocuteur. De fait, elle se débride un peu ; elle parle plus librement d'elle et de son intimité en disant avoir été une enfant très tactile, sous-entendant qu'il en est autrement, à présent. Une rupture sentimentale l'aurait cruellement marquée avec un pénible sentiment d'abandon. Mais la souffrance, qu'elle exprime avec pudeur, porte surtout sur un manque de confiance en elle accentué par des moqueries concernant son physique : « À 13-14 ans, j'avais des formes [...]. J'étais tellement mal que je suis devenue anorexique [...]. Je faisais extrêmement attention à ce que je mangeais [...]. Je faisais beaucoup de sport, sans manger [...]. Dès que je prenais un kilo, j'avais envie de me faire vomir [...]. Je continue à faire du sport pour maigrir. » Du reste, elle confie continuer à se faire vomir parfois dans les toilettes, à l'insu de ses proches. Puis, invitée à parler de son père, elle dit être embarrassée à parler de lui du fait qu'il se trouve non loin, à patienter dans la salle d'attente : « Ça me stresse un peu ! » Elle finit néanmoins par donner son avis : « Il n'accepte pas que je grandisse. » À sa dernière séance, après un suivi d'un peu plus de deux mois, elle insiste sur sa crainte de retourner en classe liée à un vécu d'isolement : « En ce moment, j'angoisse beaucoup [...] ; c'est retourner à l'école et d'être seule qui me fait peur [...]. On a dit de moi que je n'avais pas de personnalité ! »

Les séances s'achèvent en queue de poisson. Le dernier rendez-vous sera annulé sans explication ni report. Il est pourtant probable que le père a décidé d'interrompre de son propre chef les séances, terme possiblement conforté par la question pécuniaire. À moins qu'un autre motif en soit la cause. En l'occurrence, il n'est pas exclu que le psychiatre soit devenu un rival inconscient du père vis-à-vis de sa fille, comme a pu l'être son ex-petit copain. Aurait-il quelque difficulté à lâcher sa fille en l'empêchant, à ses dépens, de devenir une femme tout comme ses propres parents avaient tendance à le garder pour eux, en le maintenant dans une position de petit garçon ? Certains aspects du féminin associés à une attitude rétentionnelle manifeste concernant son argent, dénotent chez cet homme une production fantasmatique focalisée tant sur son identité sexuelle que sur la sphère anale. Par analogie avec l'action de déféquer à l'abri des regards, on retrouve d'ailleurs l'analité sous une forme active aussi bien chez le père du fait de sa façon de fumer en cachette – le tabac est assimilé à de la souillure – que chez la fille qui se fait vomir en secret dans les toilettes. Celle-ci témoigne d'un anxiogène manque de confiance en elle. La cause serait-elle une possible identification à sa mère ou bien liée à la défaite dans la rivalité vis-à-vis de son frère ? Pourtant, ce qui paraît au cœur de sa problématique tourne autour de la réactivation contrariée de son Œdipe en rapport avec la période pubertaire, qu'elle traverse avec difficulté, et avec la singulière attitude du père à son égard. Sa préoccupation majeure porte sur son corps, qui fait l'objet de toutes les attaques. Elle tente d'annihiler les rondeurs érotisées de ses formes féminines qu'elle n'assume pas. Elle renonce, de surcroît, à une vie amoureuse avec un garçon. Dès lors apparaît son anorexie avec métamorphose de son corps. Ne serait-il pas sacrifié sur l'autel de la relation potentiellement transgressive au père ?

Mademoiselle D. est une adolescente de 15 ans lorsque débute sa boulimie avec des crises de plus en plus fréquentes qui l'incitent, un an plus tard, à consulter. En accord téléphonique avec sa mère qui a initié la démarche, elles apparaissent toutes les deux à la consultation. De courte taille, le teint jaunâtre et les yeux bridés, la mère, d'âge moyen, est, à l'évidence, d'origine asiatique. Elle est femme au foyer. Son abord est simple et aimable, s'exprimant d'une manière intelligible malgré un fort accent. De fait, à l'époque de sa majorité, émigrée de son pays natal, la Thaïlande, elle est venue rejoindre d'autres membres de sa famille et s'installer en France avec ses parents, ses frères et sœurs. Son mari français d'origine marocaine, un homme décrit comme un peu rustre et bourru, est cuisinier de son état. Ils se sont rencontrés au cours du mariage d'une tante, sœur de la mère. C'est lui qui tenait le buffet d'un petit traiteur de quartier dont il était, à l'époque, l'employé. Il est aujourd'hui le cuisinier d'un restaurant traditionnel marocain en ville. La présentation de la fille révèle un phénotype d'un parfait mélange : de petite taille, le minois gracile, très brune aux cheveux bouclés, avec le teint clair et des yeux bridés. Son surpoids n'est pas flagrant. Pour autant, une tenue ample de jogging unisexe ne parvient pas tout à fait à dissimuler ses hanches légèrement rebondies. Elle est la benjamine d'une fratrie de quatre, dont deux frères et une sœur. Elle est en classe de seconde générale et assez bonne élève. Par ailleurs, elle prend des cours de danse depuis bientôt cinq ans. Elle est très investie dans cette activité qui représente, pour elle, outre les rendez-vous avec ses copines, son loisir favori. De contact facile et sans manières, elle témoigne d'emblée d'une vive intelligence. Son parler est direct, dépourvu d'accent, dans un français correct, avec même parfois des mots choisis et recherchés attestant d'un assez bon niveau culturel. Elle ne tarde pas à rendre compte de ses phases de boulimie, qui sont suivies de vomissements presque systématiques. Son humeur est instable, argumentée par une façon, comme elle dit, « de vite passer du noir au blanc ». Initialement, son but était de maigrir en mangeant peu et en se faisant vomir. Les parents, toujours ensemble, sont de condition modeste, mais parviennent à joindre les deux bouts grâce au travail acharné du père. La mère dit de lui : « Mon mari est difficile [...]. Il communique mal et ne parle pas beaucoup [...]. On ne comprend pas bien ce qu'il ressent [...]. Il garde en lui tout ce qu'il veut dire. » La fille prend le relais et déclare : « Quand il n'aime pas quelque chose, il se tait et ne donne pas son avis [...] ; c'est après qu'il se fâche [...]. Il montre qu'il n'est pas content, mais seulement après. » Reçue seule, la jeune patiente se montre toujours aussi à l'aise et spontanée. Certes, hormis la danse, sa passion, elle reste discrète quant à sa vie personnelle et à ses relations aux garçons préférant centrer son propos sur son père. C'est ainsi qu'elle peut dire de lui : « Il ne dit rien » ; « il ne dit pas ce qu'il pense » ; « il se met à l'écart » ; « entre mon père et ma mère, c'est toujours des disputes ». « Au début, papa n'était pas content que je fasse de la danse [...] ; j'ai commencé par faire du patinage artistique. » Selon elle : « Il n'aime ni la musique ni la danse » ; « il se désintéresse de tout ce que j'aime », dit-elle, d'un ton désolé. Mais, elle peut aussi admettre un point de vue qui s'avère apparemment paradoxal, en disant tantôt : « Papa est distant ; il n'est pas chaleureux » ; « je ne l'aime pas énormément » ; et tantôt : « Ça ne me dérange pas qu'il soit comme ça [...] ; qu'il ne soit pas proche, c'est mieux comme ça ! » « Et je préfère qu'il ne sache pas ce que j'aime [...] ; je préfère aussi qu'il reste à distance. » Ce père distant se montre néanmoins soucieux et attentif, et même intrusif vis-à-vis de sa fille, comme s'il avait besoin de la surveiller ; elle dit, à cet égard : « Il m'appelle au téléphone plusieurs fois dans la journée pour me demander ce que je fais. » De plus : « En sa présence, je suis mal à l'aise », affirme-t-elle. Et de poursuivre : « Il se donne du pouvoir [...] ; il veut tout décider [...] ; et souvent, on ne comprend pas ce qu'il veut dire [...] ; je le trouve ridicule ! » Ce père qui, auparavant, semble avoir quelque peu tenu sa place au sein de la famille, aurait changé, imprimant, à présent, par son attitude une ambiance désagréable. Elle dit : « Avant, les week-ends, on mangeait tous ensemble [...] ; mais il ne s'est jamais occupé de nous ! » Les quelques séances suivantes donnent à la jeune patiente, qui se présentera seule, l'occasion d'apparaître sous des aspects différents. Elle a troqué son look de « camouflage » sportswear contre des tenues montrant toujours plus ses formes naissantes avec : tantôt un jean slim trop serré et un pull-over moulant ; tantôt un short montrant ses cuisses potelées avec un sweat assorti sans dissimuler les rondeurs de son tour de taille ; ou encore, moins dénudée, une salopette façon faussement garçonne. Au fil du temps, elle s'octroie des libertés en séance, se rendant de plus en plus décontractée et désinvolte sans vulgarité ; accompagnant parfois ses paroles de clins d'œil complices ou de gestes presque familiers. Elle parle plus précisément de ses crises de boulimie qu'elle exècre, affichant l'expression grimaçante du dégoût. Elle se fait vomir en essayant de rester discrète même si elle n'est pas parvenue à le cacher à ses parents ni même à ses frères et sœurs. Son suivi sera prématurément interrompu sans que l'on puisse disposer de davantage de renseignements sur elle et son trouble. Nous savons juste, aux dires de la mère venue seule à la dernière séance, que ses obligations scolaires du moment l'empêchaient de poursuivre sa démarche. Nous apprendrons néanmoins, à cette occasion, qu'elle a ébauché un rapprochement plus satisfaisant avec son père ; lequel aurait, paraît-il, réduit sa surveillance vis-à-vis d'elle et compris ses besoins de plus de dialogue.

E. est un adolescent de 16 ans en classe de seconde quand il vient consulter pour des difficultés de communication sur la demande de sa mère qui l'accompagne. Cette dernière est une femme affable, mais pas vraiment gracieuse, même un peu masculine. Habillée simplement, la lenteur de ses mouvements et de ses propos, mais surtout la profonde tristesse, dissimulée sous le masque souriant affiché pour donner le change, témoignent d'un évident état dépressif. Française d'origine belge, elle a épousé très jeune un homme pour quitter le giron familial. Car, bien que très proche de sa mère, elle ne s'entendait pas du tout avec son père qui buvait, était violent et la battait. Elle exerce un emploi de salariée dans un pressing. Son mari est tunisien, venu en France il y a 25 ans pour parachever ses études de comptable. Ils se sont rencontrés lors d'une fête célébrée à l'occasion d'un anniversaire d'une amie à elle. Celle-ci avait apprécié son franc-parler et son charme méridional. Ils se sont fréquentés pour ensuite et très vite convoler en justes noces, offrant ainsi à cette femme la sécurité matérielle et affective.

Pourtant, il semble qu'elle n'ait jamais vraiment été heureuse dans son couple. Et même si celui-ci a résisté aux fréquents conflits conjugaux durant près de 15 ans, elle finira par demander le divorce. La procédure est engagée, mais, en attendant le jugement, les époux font chambre à part. Les enfants sont informés de la décision. De fait, le patient est le cadet d'une sœur de 22 ans avec laquelle il est complice et échange facilement et a un frère de 11 ans qu'il admire pour sa vivacité d'esprit. Depuis, la situation du père s'est dégradée : il a perdu son emploi ; il s'est mis à boire et à se comporter d'une manière abusive à l'égard de l'aînée de ses enfants. Des attouchements commis sur elle sont durant plusieurs mois gardés secrets avant que la psychologue qui suit la fille pour des comportements violents en rende compte à la mère. C'est au cours d'une séance d'hypnose que les faits sont révélés. Une plainte est alors déposée à l'encontre du père, qui est placé en détention provisoire le temps de l'instruction judiciaire. En séance, la mère expose les difficultés de son fils, le patient, mettant en avant le fait qu'il parle très peu. Pour sa part, ce dernier se montre lointain et effacé. Il se distingue également par sa tenue évoquant le look gothique ténébreux des années 1970-1980, avec une nette prévalence du noir dans ses habits associant : un manteau par-dessus un ensemble gilet-pantalon et des chaussures en cuir noir façon rangers ; le tout accentuant l'aspect ombrageux et renfrogné de sa physionomie. En outre, sa déambulation singulière, comme figée et flottante, ajoute à son personnage une présence quasi fantomatique. Il sera d'ailleurs difficile de le faire sortir de sa torpeur. Lors de l'entretien avec sa mère, il s'exprime d'abord discrètement par des signes : un léger dodelinement de la tête pour l'approuver ou une moue en guise de désaccord. La mère dit de son fils : « Il ne supporte pas l'autorité masculine » ; « Il arrive mieux à communiquer avec les femmes ». Et déclare également : « En classe de quatrième, il s'est fait harceler par des copains » ; « c'est pour cette raison qu'il s'est mis à la boxe » ; « à la rentrée, il a fait un rejet scolaire avec des impressions d'étouffement ». Le jeune patient finit par rompre son silence en disant simplement de lui, en se dépréciant l'air désabusé : « Je suis totalement nul ! » Pourtant, concernant sa scolarité, si l'on constate un récent fléchissement dans ses résultats, ils étaient bons, voire très bons l'année précédente. La consultation du patient seul est difficile à obtenir. Mais, au final, celui-ci accepte au prix de moult efforts de la mère, qui a insisté patiemment auprès de lui. En tête-à-tête avec le consultant, sa présentation est inchangée. Mais, initialement muet et replié sur lui-même, il se débride peu à peu, sort de son retrait et de son mutisme ; puis concède quelques confidences dont la teneur apporte de précieux éléments de compréhension à sa problématique. Dès lors en confiance, plus à l'aise, s'engage un échange plus riche. Il commence par évoquer ses refus scolaires : « Les autres me l'ont dit [...] je ne suis pas assuré dans ma voix [...] ; j'ai pas l'assurance d'une personne de mon âge [...] ; j'ai l'air craintif [...] ; j'ai grandi trop vite ! » Et d'affirmer ensuite : « J'ai beaucoup de parts d'ombre dans mon enfance [...] ; j'ai une mémoire passive » ; et d'ajouter, par association d'idées : « Je suis passif avec mon père. » Puis il avance : « Avec mon père, ça me dégoûte un peu qu'il ait une emprise sur moi. » Il se met à parler de ses nuits agitées qui troublent son sommeil depuis plusieurs semaines avec « des crises de terreurs nocturnes », selon ses propres termes, au cours desquelles apparaît son père : « Il est souvent présent [...] ; il vient dans ma chambre et entre dans mon lit pour me faire un câlin. » Or son père serait réellement venu à plusieurs reprises le rejoindre dans son lit, d'une manière certes incongrue, sans pour autant commettre, semble-t-il, de gestes déplacés à son encontre. Les consultations suivantes mettent en évidence un trouble alimentaire qu'il exprime de la façon suivante : « Depuis quelques jours, j'ai beaucoup de mal à manger, mais je me force parce qu'il faut bien que je m'alimente [...] ; sauf que juste après, je me fais vomir. » Selon lui : « Il y a une part de moi qui refuse de s'alimenter par crainte de grossir et une autre qui me fait dire à moi-même : "Mange encore un peu [...] ; termine au moins ton yaourt." » Pour une raison inexpliquée par la mère, le suivi s'achève au bout de quelques semaines. À sa dernière séance, il n'a pas vraiment progressé. Il semble néanmoins que son appréhension vis-à-vis du milieu scolaire se soit atténuée, car il s'est résolu à retourner en classe. Pour autant, nous n'aurons pas l'occasion d'observer son évolution quant à son trouble alimentaire.

Madame F., âgée de 51 ans, mariée et mère de deux grands enfants, est salariée dans une boîte privée. Dernière d'une fratrie de quatre dont un frère et deux sœurs, elle n'a plus sa mère décédée des suites d'un cancer. Elle forme un couple uni et heureux avec son conjoint, commercial dans le secteur bancaire. Tout va, semble-t-il, à peu près bien dans sa vie lorsqu'une vive contrariété provoquée par un collègue la plonge dans un profond désarroi. Elle est incapable de rester sur son lieu de travail, prend la fuite et regagne son domicile. Afin de ne pas inquiéter ses proches, elle invoque une banale fatigue pour se justifier. Démunie, désemparée, et affectée, elle tente par honte de masquer son état à son mari. Cependant, elle ne tarde pas à attirer l'attention de celui-ci par son humeur troublée et son comportement incompréhensible. De fait, elle s'est assombrie, s'est repliée sur elle et se désintéresse de la maison sans, pour autant, être capable de parler à son conjoint de l'incident au travail. C'est lui qui alerte son médecin traitant auprès duquel elle aura très vite un rendez-vous. Pour ce dernier, qui n'a pas connaissance des faits, il s'agit à l'évidence d'un état dépressif. Il lui prescrit un antidépresseur ainsi qu'un arrêt de travail et choisit de l'adresser à un psychiatre. Le mari, aimable et volontaire, mais surtout préoccupé, décide de l'accompagner à la première consultation. Se montrant attentionné et réconfortant autant qu'il peut vis-à-vis d'elle, mais manifestement anxieux, il décrit son épouse comme une femme habituellement enjouée et courageuse, disant ne l'avoir jamais vue être aussi mal. Pour la décrire, elle est une femme de taille moyenne, au physique agréable, dont les circonstances ont éteint une gracieuse féminité. À peu près soignée sans artifice, les rondeurs de ses hanches sont dissimulées sous un ample jogging couleur pastel. Elle se présente, ombrageuse, les traits tirés, apathique et en retrait, écoutant son conjoint sans rien dire. Il faudra d'ailleurs force persuasion et obstination de ce dernier pour qu'elle accepte de s'entretenir seule avec le psychiatre. Gênée de devoir s'exprimer, elle reste momentanément silencieuse, tendue, contractée, recroquevillée sur elle-même. Elle fait alterner sa gestuelle entre se passer la main dans les cheveux et joindre les avant-bras coincés entre ses cuisses comme pour se protéger d'un danger indéfini. Triste, certes, mais surtout partagée entre la honte et l'angoisse, elle hésite à prendre la parole. Pour autant, et après quelques tergiversations, elle finit timidement par sortir de son silence et se justifier en disant être régulièrement mal à l'aise en présence d'un homme – le psychiatre – qu'elle ne connaît pas.

Cet aveu semble d'ailleurs lui offrir l'occasion de se débrider un peu et d'acquérir davantage de confiance en elle. Dès lors, moins tendue, presque apaisée, elle se relâche progressivement pour se montrer coopérante. Elle relate alors les faits qui l'ont conduite à ressentir un profond mal-être.

Depuis plusieurs semaines, un collègue travaillant dans son service lui tourne autour. Il devient de plus en plus entreprenant, malgré les vains efforts qu'elle déploie pour le décourager. Le jour de l'incident, celui-ci profite d'un instant seul avec elle pour la prendre de force dans ses bras et tenter de l'embrasser. Elle se débat violemment, repousse son agresseur et parvient enfin à se libérer avant de s'enfuir en larmes. La suite a été renseignée plus haut : elle quitte aussitôt son lieu de travail sans prévenir les membres de son équipe et, terrifiée par ce qui vient de se passer, se réfugie chez elle pour s'enfermer dans sa chambre jusqu'à l'arrivée de son conjoint, le soir.

Déstabilisée et troublée par l'évocation des faits à laquelle elle s'est livrée, elle affiche soudain un visage défait et verse quelques larmes. Mais c'est son passé traumatique qui apporte une explication à l'ampleur particulière qu'a pris cet événement. En l'occurrence, si ce collègue a suscité chez elle une forte appréhension, de l'angoisse et du rejet, de par son comportement abusif à caractère sexuel, c'est aussi parce qu'il semble avoir éveillé en elle un souvenir désagréable dont elle fait part : elle a 8 ans lorsqu'elle fait l'objet d'attouchements de la part de son frère aîné âgé de 13 ans. Elle n'en parlera à personne. En outre, si elle entretient une relation aimante à sa mère, bien qu'un peu lointaine, le questionnement concernant son père à son adolescence suscite chez elle aujourd'hui encore des doutes. De prime abord, bridée par l'angoisse, la honte et la culpabilité, elle parle de lui avec retenue en considérant simplement une « trop grande surveillance » de sa part, semblant vouloir minimiser le réel impact psychotraumatique de son comportement. Car, en fait, il s'avère que son père s'est montré tout à fait intrusif et déplacé à son égard en exerçant sur elle abusivement son autorité. Sous un regard scrutateur et inquiet, la transformation psycho-corporelle de sa fille en train de devenir une femme, lors de la puberté, l'aurait conduit à s'immiscer sans scrupule dans son intimité au point de s'enquérir de l'apparition de ses menstruations ; et, sourcilleux quant à ses fréquentations, d'exiger de son frère qu'il la chaperonne lors de ses sorties. En s'adonnant à une véritable inspection, à la manière de l'adjudant qui passe en revue ses troupes, il contrôlait et vérifiait systématiquement ses tenues vestimentaires et son maquillage en épiant ses moindres éventuelles intentions de séduire.

La situation relève d'un sordide conte de fées, d'une tragédie grecque ou d'un drame shakespearien. Clivé, le parent mi-homme mi-père tel un personnage chimérique est un être trompeur et projectif. Il revêt le masque du père docile, respectueux et digne de respect, mais il n'est plus qu'un homme intempérant et faussement attaché à l'éducation de sa fille. En outre, il confère à autrui ses propres intentions fantasmatiques. Son devoir qui est détourné en pouvoir d'emprise consiste à protéger sa fille des autres hommes, forcément sournois et mal intentionnés à ses yeux, et qui ne sont en réalité que ses rivaux potentiels. Il se présente en soi-disant « bon père de famille » vis-à-vis d'elle, en tant que le gardien privilégié du temple : sa vertu. Pourtant, il est animé par le désir irrépressible d'être et demeurer son seul et unique prétendant, car habité, selon toute vraisemblance, par une secrète et inavouable ambition transgressive de s'attribuer la propriété exclusive de sa fille, il s'octroie ainsi la jouissance de sa « fleur virginale ». Mais son fils renverse les rôles et va plus loin. Investi d'une autorité qui lui est légitimement allouée, il s'approprie les pouvoirs de l'« usurpateur », transgresse l'interdit qui lui a pourtant été édicté par son père, eu égard à la loyauté filiale quant à sa sœur, et ne se prive pas de passer à l'acte. Effectuant auprès d'elle une surveillance, car missionné par le chef de famille pour le seconder, il s'oppose à ce dernier, déplace son Œdipe contrarié sur elle, franchit les marches sacrées du sanctuaire et, comme assoiffé par un irrésistible désir, s'en va dérober en secret le bien précieux et commettre impunément l'inceste.

Elle évoque son passé et argumente son manque de confiance envers les autres : « Mon enfance et mon adolescence, c'est que de la trahison, de l'abandon et de la peur [...]. À l'époque, j'étais soumise et disciplinée ; je n'arrivais pas à dire non. » Un bruit court dans la famille comme quoi elle aurait une grande ressemblance avec la sœur cadette du père vis-à-vis de laquelle il se serait montré très protecteur avant qu'elle décède à l'âge de 7 ans des suites d'une coqueluche. Elle a 22 ans quand disparaît sa mère et débute concomitamment son trouble boulimique. À cet égard, elle déclare : « Au décès de ma mère, j'ai commencé à avoir peur de mon père. Ma hantise, c'était de devoir rester seule avec lui. Je faisais attention ; j'avais peur » ; et d'ajouter, en toute bonne foi : « Je ne sais pas pourquoi ! » Ses crises boulimiques s'accélèrent, accompagnées parfois de vomissements actifs et en cachette pour limiter sa prise de poids et de sorte que personne de son entourage ne le sache, pas même son mari. Pour autant, il ne peut ignorer sa surcharge pondérale, car manifestement sa silhouette s'en ressent : « Je suis à 60 kg et j'étais à 54 avant ; j'aimerais bien retrouver ce poids », dit-elle, désespérée. C'est important pour elle, mais aussi et surtout vis-à-vis de son conjoint. Car ne plus plaire à cet homme qui partage sa vie avec amour est sa hantise et sa plus grande crainte. Du reste, pour elle, le bonheur des autres passe avant le sien. Elle se remémore les fêtes de famille qui s'avèrent depuis longtemps sans réjouissance ni envie de sa part : « Ça me dit rien ; c'est pour mes enfants et mon mari que je suis heureuse », dit-elle ; et de se décrire pas vraiment présente : « J'ai l'impression de ne pas être avec eux [...] ; comme ailleurs, dans un autre endroit [...] ; la chose qui serait bien, c'est que je sois tout à fait seule. » En outre, jusqu'à ce jour, même en présence de son mari, un sentiment d'insécurité l'obsède. Elle précise notamment ne jamais se coucher du côté de la porte de la chambre sans quoi elle ne parvient pas à s'endormir ; comme sous la menace d'une éventuelle intrusion.

Au fil des séances, un changement s'opère. Son attitude et sa façon de s'exprimer évoluent. Elle abandonne sa posture recroquevillée et paraît plus à l'aise dans son corps. En outre, ses tenues sont plus élaborées, comme si elle avait repris possession de sa féminité. Elle s'autorise à sourire et manifeste un mieux-être. Son parler est plus fluide, plus souvent spontané et le ton de sa voix plus affirmé ; elle dit d'ailleurs, à s'en étonner : « Je réponds du tac au tac ! » Elle renonce également à son repli défensif, communique plus volontiers avec autrui et souhaite que sa parole soit entendue et légitimée ; bien que persiste encore une certaine mauvaise conscience quant au fait de s'impliquer davantage vis-à-vis de son entourage. Elle peut formuler une demande et passer des consignes ; elle dit aussi : « Je reprends ma place » ; pour ajouter ensuite, sans tout à fait se reconnaître, comme dans un rapport spéculaire face à elle-même : « C'est pas moi ! » À propos de son mari, elle adopte une position plus ferme – plus phallique – et déclare : « J'aimerais bien qu'il intervienne plus souvent auprès des enfants ; il ne le fait jamais et c'est moi qui passe pour la méchante. » Son mode de fonctionnement mental s'est également modifié. Car en dépit du fait que sont apparues des pensées obsédantes qui la parasitent et tournent en boucle au moment du coucher au point de retarder son sommeil, son activité mentale consiste à faire le ménage dans sa tête, à inventorier ses manquements du jour et à anticiper sur les actions qu'elle doit mener le jour suivant. Elle dit notamment : « Je pense à ce que j'aurais dû faire dans la journée ou à tout ce que je dois faire le lendemain. » Désormais, sa vie paraît s'inscrire dans une temporalité. De fait, son emploi du temps s'articule bel et bien autour d'un « avant » et d'un « après », donnant la nette impression d'avoir acquis la possibilité de vivre autrement que cantonnée à l'« ici et maintenant », rivée à l'instant présent. Elle ne fait plus vraiment cas de sa boulimie ni état de son surpoids, même si subsistent quelques stigmates qui peuvent encore la gêner.

Son évolution favorable lui donne l'occasion de côtoyer l'altérité et de rompre avec l'identique. Elle n'est plus cette « petite chose », cet objet mortifié, instrument manœuvré sur le miroir de la rencontre (avec et) par un père déchu, menaçant de « dévoration ». Elle s'affirme peu à peu en tant que sujet. Elle n'est plus passive et spectatrice de la vie des autres, mais davantage engagée dans la sienne, qu'elle peut aussi faire partager. Elle s'impose en tant qu'épouse et mère de famille. Ainsi, la relation spéculaire est pour elle devenue réjouissante et surprenante à la fois, car elle peut enfin jouer avec son image et celle des autres avec liberté, jubilation et créativité. Elle est capable de s'identifier à la femme qu'elle est, ainsi qu'à autrui. Sa vie fait sens pour elle. Elle conscientise son histoire et prend part à son destin. À l'instar du bourgeon qui éclôt au printemps et qui exhale le doux et subtil parfum d'une fleur : elle existe.

Conclusion

Au terme de cet ouvrage, tentons d'apporter, en guise de conclusion, un point de vue élargi sur notre sujet consacré aux troubles des conduites alimentaires. Ainsi, à l'heure où l'Image prêtée à la Mère semble avoir pris le pas sur la Parole attribuée au Père, où nos sociétés hypermodernes et mondialisées ont, de fait, cédé aux chants de la Représentation immédiate et provisoire en faisant reculer la force médiate et durable du Verbe, aléa préjudiciable quant à la structuration du sujet de la culture, nous voilà face à ces troubles qui soulèvent un grave problème de santé publique. Or, bien qu'en apparence sans aucun lien de cause à effet, y aurait-il, selon nous, une corrélation entre l'inquiétant accroissement de ces phénomènes dans la population générale et le recul manifeste de la fonction du père ? Certes, il ne nous appartient nullement ici de faire l'apologie du patriarcat, ce « système où le masculin incarne à la fois le supérieur et l'universel ». En effet, dans une culture dite patrilinéaire (dont la descendance est marquée par le lignage du père), comme c'est le cas des sociétés occidentales, l'homme occupe traditionnellement une position mythique de « père fondateur » supposée lui octroyer une autorité et des droits sur les personnes dépendantes de lui. Pourtant, le « patriarcat » est descriptif, nous dit le philosophe, historien et professeur américain Warren A. Shibles dans son ouvrage The *Myth of Patriarchy* (1991), qui démontre le montage idéologique misandre (contraire de misogyne) à l'origine du concept de « patriarcat » ; « ce grand épouvantail », comme il dit lui-même, est, de fait, créé de toutes pièces par les néo-féministes pour se poser en victimes universelles. Sur le même sujet, on pourra lire *Fausse route* d'Elisabeth Badinter (2003), femme de lettres agrégée de philosophie, qui est surtout connue pour ses réflexions philosophiques et sociologiques interrogeant le féminisme et la place des femmes dans la société. Nous retiendrons également l'ouvrage de Peggy Sastre au titre provocateur *La domination masculine n'existe pas* (2015) ; auteure qui, reconnaît, néanmoins, la domination masculine, à ceci près, selon elle, qu'elle ne serait pas celle que l'on croit. Docteure en philosophie des sciences, brillante chroniqueuse de presse trentenaire, elle est également journaliste, essayiste, traductrice, mais aussi blogueuse française. Dans son engagement et sa contribution intellectuelle portant sur le mouvement féministe, elle défend, avec conviction, l'idée que pour comprendre la domination masculine, il faut adopter une perspective évolutionnaire. Elle forme ainsi le concept d'« évoféminisme », proposant une lecture biologique et évolutionniste des questions sexuelles et de genre. Elle dit notamment : « C'est de cet évoféminisme que nous pouvons apprendre que, si l'espèce humaine est évolutive, comme toutes les autres, la domination des femmes par les hommes est un moment de l'histoire et de l'évolution qui n'a rien de terminé, de figé, de définitif » ; et d'ajouter : « La sortie du féminisme que je propose dans cet essai requiert par-dessus tout une meilleure connaissance de l'évolution biologique féminine et des moyens actuels de l'orienter : ce que j'appellerai un évoféminisme. » Selon elle, la domination masculine n'aurait pas été imposée aux femmes, mais acceptée par celles-ci dès lors qu'elle servirait leurs intérêts reproductifs ; ce qui la conduit à affirmer ceci : « Si l'homme a longtemps dominé la femme, c'est parce qu'elle l'a bien voulu. » Et de compléter son point de vue avec une égale verve, controversée et néanmoins pénétrante : « Les femmes ne feront rien dans la vie tant qu'elles auront un utérus. » Cette analyse darwinienne, qui selon elle ne s'oppose pas forcément à la socio-culture, « apporte un éclairage neuf, un paramètre rarement pris en compte dans la philosophie féministe, et qui renouvelle le genre », selon Marlène Schiappa, ex-ministre, actuelle secrétaire d'État.

Mais si la femme s'avère immanquablement liée à l'homme, car asservie à son pouvoir fécondant, elle détient aussi, à l'inverse, un pouvoir sur lui, celui de son désir qui peut faire peur. Aussi, tentons d'expliquer cette peur. En l'occurrence, arrachée aux profondeurs de la mythologie grecque, la figure mythique de Méduse, également appelée Gorgone, avec sa chevelure de serpents et son regard pétrifiant, qui est-Elle ? Et que nous apprend-elle sur le plan psychanalytique, interroge Eléonore Pardo (157) ? Aussi, sans développer les différents récits qui se rattachent au mythe ni davantage évoquer l'ensemble des réponses à ces questions, rapportées par cette auteure, veillons simplement à retenir l'essentiel de ce qui, ici, nous intéresse. La tête de Méduse est couramment assimilée au sexe de la femme. Au passage, citons l'œuvre picturale ô combien célèbre du chef de file du courant réaliste Gustave Courbet, *L'Origine du monde*. Ce tableau qui révèle crûment l'anatomie féminine mise à nue crée souvent polémique, repoussant les limites de la bienséance à travers une sensualité implicite. Mais, au-delà de ce qu'il montre, sa représentation interroge surtout la question du regard. Méduse, quant à Elle, est symbole équivoque et sexualisé de la monstruosité. « L'horreur du sexe de la mère est horreur de l'inceste », nous dit Janine Filloux (68). Et d'ajouter : « La figure de Méduse est possibilité de représentation de l'horreur de la fusion incestueuse avec l'animalité de la nature femelle, de l'horreur de l'inceste prototypique sous forme de fantasme de retour à l'origine. » La particularité méduséenne est d'autant plus appuyée que, comme nous l'indique Eléonore Pardo, Méduse campe aux portes de l'Hadès. De fait, antre tourné vers la lumière, donnant la vie, elle a aussi le pouvoir de faire choir dans l'obscurité et de la reprendre. Car, ornementée de serpents en guise de cheveux funestes aux mortels, tels des phallus auréolant une béance, munie de ses yeux dilatés comme des ocelles qui paralysent et changent en pierre ceux qui la regardent et dotée d'une bouche échancrée et menaçante montrant les dents, elle fait tout autant sombrer dans le monde de la nuit, des ténèbres et de la mort.

> « Si elle se situe, nous dit-elle, à la lisière entre les dieux et les démons, elle est aussi la gardienne entre le monde des vivants et celui des morts, entre donc le monde des choses qui se voit et celui qui ne se voit pas. Elle est sur cette ligne de fracture, cette faille qui sépare en deux l'être humain : la vie et la mort, soit au-delà la question de son existence et de son point d'origine. Ce qui par nature la rend ambiguë, comme en témoignent les représentations artistiques ou littéraires qui la montrent tantôt effrayante ou séduisante, tantôt attirante ou repoussante. »

Elle complète ainsi :

> « Cette diversité artistique rend compte également du fait que, dans toute représentation, dans tout regard, il y a substitution, c'est-à-dire re-présentation, ce qui dès lors nous met sur la voie de ce qu'est le désir de voir en tant qu'il ne peut être satisfait que de façon oblique, que par l'intermédiaire d'un reflet ou d'un miroir. »

La vision hypnotique de Méduse, que nous pouvons assimiler à la pulsion scopique de Freud, viendrait ouvrir en nous la porte à ce phénomène qui fige, statufie et anéantit toute vie sur notre terre psychique, minéralisée comme la surface d'une planète brûlée parce que trop proche du Soleil. Et c'est possiblement ce que redoutent nos patient(e)s, dans la relation spéculaire à un parent vécue dans la contiguïté, conduit(e)s à manger abondamment pour se défendre de ne pas être mangé : être possédé par le regard, être dévoré des yeux et périr. Ce destin n'est d'ailleurs pas étranger à celui de Narcisse ; lequel, éperdument énamouré de son propre reflet dans l'eau, plonge pour fusionner avec lui et finit par se noyer.

Rappelons le sort de Méduse. Selon la mythologie grecque, Elle se fait trancher la tête par Persée, fils de Zeus, après avoir été violée par Poséidon. Mais elle n'en est pas pour autant inféconde, car, bien que décapitée, elle donne le jour au cheval ailé Pégase et à son frère Chrysaor. Or, dans son ouvrage *Literature and fascination*, Sibylle Baumbach (22) soutient que le mythe perdure en partie grâce à notre appétit croissant pour les grands récits de fascination, lesquels tournent presque toujours autour de la dangereuse séduction féminine. Ainsi, de ce monstre qu'elle était, Méduse est devenue l'archétype de la femme fatale. Elle est désormais, dit-elle, l'« image multinodale d'intoxication, de pétrification et d'attraction ». À travers cette représentation mythique, on peut voir comme une façon de se focaliser et de se nourrir de notre peur de la mort revenant sur nous, puisque Méduse pétrifie et transforme en pierre tous ceux qui croisent son regard. Mais, au tréfonds de nous-mêmes, la mystérieuse Méduse ne serait-elle pas aussi et surtout la figure de notre altérité, ce double qui hante notre propre psychisme et qui, en même temps, s'avère partie intégrante de notre être et nous constitue ? Pour Jean-Pierre Vernant, dans son *La mort dans les yeux* (197), trois divinités figurent l'expérience de l'altérité dans la mythologie : Dionysos, Artémis et Méduse. Cette dernière incarnerait « l'extrême altérité [...] tout ce qui arrache l'homme à sa vie et à lui-même ». Cette « extrême altérité », que nous traduisons par la part de « féminin qui sommeille » en tout homme, fait résonner en nous, d'une manière entêtante comme un leitmotiv, le poème « Mon rêve familier » de Paul Verlaine. En l'occurrence, l'auteur fait état d'une femme à la présence onirique et mystérieuse, aux contours incertains. Or, celle-ci pourrait bien témoigner du double féminin logé dans l'intimité inconsciente du poète ensommeillé comme dans celle de chacun d'entre nous.

Freud, de son côté, a produit un court écrit, rédigé en 1922, « La Tête de Méduse » (83), dans lequel est abordée l'idée de l'angoisse de castration. Dans ce texte, Freud établit une analogie entre la décapitation de Méduse et l'angoisse de castration que peut ressentir un garçon confronté à la perception qu'il a des organes génitaux de sa mère ; vision des organes féminins dépourvus de pénis, qui peut provoquer son effroi. Enfin, après avoir attribué, d'un point de vue psychanalytique, le pouvoir phallique à « la Force », cette dimension céleste de la saga *Star Wars*, pouvons-nous également assimiler le monstre duplice Méduse – lequel est représenté tantôt comme symbole de protection et de liberté, tantôt comme métaphore de victime pathétique de viol ou de malédiction – à ce « champ d'énergie » de cette fiction cinématographique dès lors qu'il revêt tout autant deux dimensions contraires : un côté lumineux et un côté obscur ?

Figure de proue du mouvement féministe dans la société contemporaine, la Gorgone Méduse situerait la représentation féminine à la frange de la différenciation garçon-fille, au moment où elle n'est pas tout à fait femme ; mais où elle n'est pas tout à fait homme non plus. À cet égard, Freud (83) nous dit qu'au début de la phase phallique la petite fille est « un petit homme ». Selon lui, il faut admettre que l'accès à la féminité passe nécessairement par une identification masculine ; affirmation lourde de conséquences au regard d'une analyse de femme et quant à l'abord du complexe de castration chez la femme. De surcroît, ce constat vient confirmer le postulat de Jones, contemporain de Freud, selon lequel : on ne naît pas femme, on le devient. Ce point de vue constitue d'ailleurs le fond d'une critique faite aux féministes, de prétendre étudier la sexualité féminine de façon autonome et parallèle au développement de la sexualité masculine.

Méduse est le lieu de projections collectives qui oscillent entre la peur et le désir : symbole de la colère des femmes révoltées par le joug du masculin, elle est aussi figure sexualisée par les forces patriarcales contre lesquelles elles cherchent à se venger. Le patriarcat est, d'ailleurs, le cheval de bataille sur lequel s'arc-boute de mouvement féministe. Mais il est surtout le fondement du féminisme radical. Littéralement, il signifie « le commandement du père » et provient du grec *patriarkhes*, qui est la juxtaposition du *« patri »*, « descendant, lignée paternelle » (issu de *pater*, « père ») et de *arkho*, « commander, être le chef, régir ». À préciser que l'une des significations centrales de « patriarcat » attribuée par les fondateurs du féminisme consiste à considérer, en particulier, que les hommes ont le pouvoir (d'exploiter, d'opprimer, de régner d'avoir plus d'avantages et de droits, de contrôler, dominer ou prédominer) sur les femmes. Ainsi, selon la cause des féministes : le patriarcat est la constante universelle dans tous les systèmes politiques et économiques, le sexisme date du début de l'histoire, la société est un répertoire de stratégies au sein desquelles des sujets masculins instaurent le pouvoir sur des objets féminins.

Or, pour les détracteurs de ce mouvement, dans sa forme d'organisation sociale et d'un point de vue purement descriptif, si « patriarcat » est un concept pertinent, doivent lui être allouées une signification et une véracité parfaitement démontrées. Dans le cas contraire, il n'est ni bon ni mauvais et il ne devrait donc pas être un terme pour signifier des abus. Et certains d'affirmer même que c'est un bon système. Selon eux, il s'agirait d'un « jugement de valeur neutre », qui renvoie uniquement au système sexe-genre. De fait, ce système – le patriarcat – fait de nos jours encore et avec toujours plus de force l'objet de controverse. Mais, en ce qui nous concerne, ici, il ne s'agit pas de commenter ni de juger et pas davantage de tenter de répondre à la question de savoir quelle sorte de pouvoir ont authentiquement les hommes sur les femmes. Il n'est pas non plus de notre propos d'alimenter ni même d'arbitrer une polémique toujours d'actualité, celle qui porte justement sur ce qu'il en est et demeure aujourd'hui concernant l'inégalité hommes-femmes. Car, au risque d'attiser une déjà vieille lune, celle qui défend légitimement et sans conteste les droits des femmes, nous nous garderons bien, par ailleurs, de prendre fait et cause en faveur d'une idéologie partisane qui consisterait à clamer le juste pouvoir séculaire des hommes sur les femmes. D'autant que, aux confins d'un débat passionné et houleux dans lequel nous ne souhaitons pas entrer, nous serions, à nos dépens, parmi ceux qui opposent, d'une manière manichéenne et donc caricaturale, les femmes inévitablement opprimées et victimes luttant sans répit ni espoir de succès contre un monde au pouvoir masculin hégémonique, phallocrate et misogyne.

Le féminisme a ses fondements dans l'Histoire. Marie Gouze, veuve Aubry, dite Olympe de Gouges, femme de lettres devenue femme politique, est, sans conteste, une des pionnières de ce mouvement dans la France du XVIIIe siècle. Dans son écrit politique le plus célèbre, la *Déclaration des droits de la femme et de la citoyenne* (septembre 1791), véritable manifeste du féminisme adressé à Marie-Antoinette, elle affirme, en prenant pour modèle la Déclaration des droits de l'homme et du citoyen : « la femme naît et demeure égale à l'homme en droit » (art. 1er). Près de deux siècles plus tard, la France voit renaître le féminisme dans les années soixante-soixante-dix avec l'appellation « MLF » (Mouvement de libération des femmes) en tant que mouvement autonome et non mixte. Il revendique la libre disposition du corps des femmes et remet en question la société patriarcale. Il est inscrit dans le sillage du Women's Lib américain, à partir d'une constellation de faits dont : les événements de Mai 68, les luttes pour le droit à la contraception et à l'avortement amorcées par le Planning familial, toutes les luttes contre les différentes formes d'oppression et de misogynie, les revendications à l'égalité de tous les droits moraux, sexuels, juridiques, économiques, symboliques. Puis, sous la bannière de Gisèle Halimi, avocate, femme politique franco-tunisienne et farouche militante féministe de la première heure, ce mouvement s'est étendu à travers le monde occidental, visant à battre en brèche le sexisme et la domination masculine (1973).

Plusieurs fois revisité dans ses fondements théoriques selon trois vagues successives, le féminisme est utilisé pour combattre ce qui est considéré comme un système social d'oppression des femmes par les hommes. La première vague se concentrait sur le droit de vote et les droits fondamentaux ; la seconde s'est focalisée davantage sur la sexualité, mais aussi sur les violences conjugales et le viol. Évoquons aussi le très important mouvement des femmes noires, le « Black feminism », qui est né aux États-Unis à la même période que le féminisme français contemporain avec l'analyse historique qu'effectue Angela Davis à partir de son ouvrage *Femmes, race, classe* (54). Celui-ci expose notamment pourquoi les femmes de couleur ne se sentent pas concernées par la lutte féministe. Kimberlé Crenshaw définit à cet égard la notion d'intersectionnalité qui rend compte du fait qu'être une femme noire est à l'intersection de deux oppressions : le fait d'être une femme et le fait d'être noire, et que ces deux oppressions interagissent et se renforcent. Par la suite, se met également en place la théorie « queer », terme traduit par « altersexualité » et qui englobe tous les genres et les orientations sexuelles. La parution en 1992 aux États-Unis de la *Pensée straight*, qui est un recueil d'articles féministes et lesbiens paru sous le nom de *The Straight Mind* (« l'esprit droit ») de Monique Wittig, passe par le refus des catégories binaires : hommes/femmes, mâles/femelles, actif/passifs, hétérosexuels/homosexuels, etc.). Mais, selon nous, cette volonté de niveler ces abstractions repose sur une intention inopportune dès lors qu'elle tend à uniformiser la perception entre les individus. Elle constitue une forme de déni de la différence préjudiciable à l'acceptation de la diversité du genre humain et à l'altérité. Par la suite, ces deux voies, l'intersectionnalité et la théorie *queer*, vont permettre la naissance d'une troisième vague féministe basée sur la diversité, que Rebecca Walker, fille d'Alice Walker (une femme noire) appelle à advenir dans son article « Becoming the Third Wave » (« Devenir la troisième vague ») paru en 1992. Plus récemment, le mouvement social #Metoo encourageant la prise de parole des femmes, afin de faire savoir que le viol et les agressions sexuelles sont plus courants que ce qui est souvent supposé, a pour but de permettre aux victimes de s'exprimer sur le sujet. Il a débuté en 2017 et est particulièrement connu depuis l'affaire Weinstein, aux États-Unis. Ailleurs, le féminisme s'invite dans le monde de la musique et se revendique en chanson. En l'occurrence, avec le single *Balance ton quoi* de la jeune auteure-compositrice-interprète belge Angèle, dans son premier album *Brol*, celle-ci dénonce sans équivoque le sexisme. Le titre fait d'ailleurs référence au mouvement #Balance ton porc, figuré par un site internet qui permet aux victimes d'agression sexuelle ou de viol de poster anonymement leur témoignage et d'échanger ensemble.

Pour autant, sans méconnaître la légitimité du féminisme dans sa visée de rétablir l'égalité des droits des femmes vis-à-vis des hommes, et restaurer avec équité leur digne place dans la société, nous pensons que ce mouvement recèle aussi certains abus. À cet égard, nul n'aura oublié notamment, à l'occasion de la 45e cérémonie des César de février 2020, l'anecdote qui fait date quant à la retentissante manifestation polémique qui a éclaté concernant Roman Polanski auquel il était octroyé douze nominations à son film *J'accuse*. L'attribution de son César de la meilleure réalisation poussera l'actrice Adèle Haenel, suivie d'autres professionnels du monde du cinéma, à effectuer un véritable acte politique en quittant la salle en guise de désapprobation, tout en feignant d'ignorer le fait que le réalisateur a, de fait, purgé sa peine. À n'en pas douter, l'époque trouble que nous traversons fait sentir un vent frémissant contestataire et puritain soufflant sur nos consciences, laissant planer des intentions non dissimulées de « purification ». Ainsi, forte d'une conjoncture qui s'avère opportune, la société se livre à une véritable « chasse aux sorcières ». Il ne s'agit pas d'énumérer ici et d'une manière exhaustive tous les faits qui s'y rapportent. Citons juste les toujours plus nombreuses affaires de pédophilie qui pleuvent au sein de l'Église et ailleurs, ainsi que les multiples faits de viols, de harcèlements sexuels et d'inceste dénoncés, avérés ou non, arrivant en cascade sur la place publique. De fait est donnée l'occasion salutaire (ou dommageable) aux langues de se délier, alimentant les médias traditionnels et numériques dans la course effrénée à l'audience, prêtant le flanc aux amateurs avides de sensations et d'infamies ; pour, au final, nuire au principe juridique et démocratique de la présomption d'innocence. Accélérée et amplifiée par les réseaux sociaux et relayée sur les plateaux télé, la rumeur trouve son porte-voix et accède à son auditoire pour se propager abondamment dans l'opinion. Ainsi, le suspect, inculpé (ou non), est mis à l'index, « frappé d'anathème » ; entachée est sa réputation, ternie son image. Certes, lorsqu'elle est investie, la « machine judiciaire » fait son œuvre. Et dans ce cas, des suites policières sont menées, les faits sont instruits, puis jugés et, le cas échéant, font l'objet de sanctions pénales. Parmi les faits les plus atroces, évoquons le « monstre d'Annemasse », cette sordide affaire criminelle française dont l'auteur, Lucien-Gilles de La Vallière, a été jugé et condamné à la perpétuité pour avoir commis un viol avant d'assassiner sa victime, la petite Sophie de

10 ans. Les circonstances de ce terrible drame perpétré il y a 30 ans ont fait grand bruit et continuent de susciter l'effroi. Elles ont également soufflé sur la plume d'une auteure, la cousine de la victime, et inspiré l'écriture d'un ouvrage littéraire qui reprend la trame du conte *Le Petit Chaperon rouge*, pour mettre en exergue la réelle Figure horrifique du loup illusionniste, prédateur et carnassier (97'). À travers l'Histoire, la démarche purificatrice, celle qui consiste en quelque sorte à « séparer le bon grain de l'ivraie », selon la parabole du Nouveau Testament et qui fait notamment allusion à l'origine du Mal, au tri des âmes lors du Jugement dernier, qu'elle soit culturelle, cultuelle, sociale ou politique, repose sur la haine de l'autre et son rejet. Parmi moult faits historiques, l'affaire Dreyfus, cette « raison d'État », a fait, de sinistre mémoire, condamner un innocent dont les seules origines juives et alsaciennes accusaient cet officier de l'armée français en faisant de lui un coupable idéal. Le jeune écrivain naturaliste Émile Zola, en utilisant la presse comme arsenal de combat, n'a pas manqué d'alerter l'opinion et d'animer les consciences sur l'événement qui a laissé des traces indélébiles dans le pays. Ainsi, comme un instinct naturel de l'homme, désigner un bouc émissaire du Malheur du genre humain imposerait de faire une purge dans le but d'« assainir » le Corps social, de sauver les apparences, trop souvent au mépris sacrificiel de la vérité.

La plume acérée de Charles Baudelaire, avec le titre oxymorique de son œuvre majeure, universelle et intemporelle *Les Fleurs du mal* (40) en dit long sur la nature humaine. Au parfum de scandale, en offensant la morale ou les règles de la bienséance, n'a-t-elle pas renversé les valeurs du Bien et du Mal pour mieux ironiser avec son génie poétique aussi bien sur le conformisme que sur la respectabilité, hypocrites et bien-pensantes, de ses contemporains ? À son tour, Patrick Declerck, en intellectuel de terrain, malmène le genre humain. Anthropologue, philosophe et psychanalyste pour Médecins du monde, ce Bruxellois d'origine a écouté pendant quinze ans les clochards au centre d'accueil et de soins hospitaliers de Nanterre, allant jusqu'à vivre parmi eux. Comme le dit si bien Nathalie Riché (175°) dans son article qui en fait l'éloge, paru dans l'hebdomadaire *L'Express* : « de ce voyage au bout de la nuit est né, en 2001, *Les Naufragés*, un livre devenu référence sur la désocialisation de cette population. Ni dieu ni maître, dit-elle, à 50 ans, l'auteur cite volontiers Nietzsche : “Pour voir une chose entièrement, il faut la voir avec deux yeux, celui de l'amour et celui de la haine". » Ainsi Patrick Declerck passe des bas-fonds au tréfonds de l'âme humaine, jetant en pâture les travers de la société d'aujourd'hui. La religion, l'éducation, la démocratie, la (non-)conscience de soi, l'amour, sont pour lui autant d'illusions « dézinguées » – pour reprendre le fameux terme employé par la journaliste – par ce pourfendeur de bons sentiments et de langue de bois. « Le fait religieux est universel. Comme le sont le viol, l'inceste et la guerre », énonce l'un des personnages les plus réussis de Patrick Declerck évoqué dans son ouvrage. Du reste, note le psychanalyste Patrick Avrane (13) : « L'intérêt pour le crime qui anime la plupart des gens n'a rien d'une fascination morbide. C'est un questionnement légitime sur la complexité de l'être humain et ses faces sombres. » On pourrait ajouter, à cet égard, la fascination, l'engouement et la « consommation » parfois quasi addictive qu'occasionnent depuis déjà plusieurs années les drames cinématographiques, les téléfilms et surtout les séries policières émises abondamment en images sur les chaînes de télévision et sur les plateformes numériques. Leurs diffusions recèlent un succès considérable, fulgurant et toujours plus conséquent auprès des jeunes et des moins jeunes. À n'en pas douter, elles attisent la soif de sang des spectateurs (et des spectatrices) dont l'attention est centrée sur une mystérieuse scène de crime. De surcroît, elles font concurrencer leur sagacité avec le flair des enquêteurs de la fiction en charge de l'affaire, dont l'investigation menée avec brio aboutit à la découverte du coupable.

Mais, à revenir aux revendications du féminisme, ce vaste mouvement a légitimement jeté les bases d'une émancipation légale et salutaire des femmes, laquelle poursuit d'ailleurs sa course vers toujours plus de droits. Il est même, à présent, entré dans les mœurs et a trouvé place dans le débat public démocratique. Pour autant, il ne fait pas l'unanimité dans l'opinion. Explicitement située dans une sociologie des rapports de pouvoir qui s'oppose à la sociologie de la domination, la prise de position d'un Éric Macé (137) fait état d'un débat qui, à cet égard, prête à controverse. La perspective de l'auteur invite à prendre en compte, avec la pertinence du sociologue averti, les principaux effets transformateurs des mouvements féministes, homosexuels, « queer » et trans, afin de relativiser le caractère qui sert à la découverte de la notion de patriarcat pour décrire aujourd'hui, ici et ailleurs, les rapports de genre. Ce qu'il appelle « les arrangements de genre contemporains », ceux-ci doivent, selon lui, être définis comme « post-patriarcaux » au sens où « la mise en asymétrie du masculin et du féminin, bien que persistante dans des pratiques et des représentations, n'est plus ni légitime ni nécessaire » (p. 25). En outre, à l'évidence, ce mouvement va loin dans sa démarche et même, à certains égards, sans doute trop loin lorsqu'il est question, comme le critique Janet Richards, cité par Warren Shibles (190'), de l'utilisation féministe de la masculinité comme critère du mal. Cette auteure fait d'ailleurs état des abus de ce mouvement et considère même les féministes comme ayant « dérivé vers l'idée que la masculinité pouvait être utilisée comme critère du mal » ; et d'ajouter :« elles voient des ennemis là où il n'y en a pas ». Une telle affirmation sous-tend une vision manichéenne et paranoïaque de la société. Car le féminisme actuel produit et défend autant légitimement des droits qu'il incite à la haine de l'autre ; cet autre – l'homme – montré du doigt comme pourvoyeur potentiel du Mal : « ce mâle qui fait mal », pourrait-on dire.

Il est temps, à présent pour nous, de nous interroger sur les conséquences structurelles occasionnées par ce mouvement dans nos sociétés modernes. De fait, si, d'une part, il a apporté des changements en profondeur, justes et fondateurs en faveur des femmes leur permettant d'acquérir légitimement davantage de droits, d'un autre côté, nous n'ignorons pas non plus le retentissement significatif qu'il a produit au sein de la famille. À cet effet, il nous importe ici de comprendre dans quelle mesure le féminisme a pu aussi influer sur la place du père, autrefois désigné : chef de famille. Ce mouvement serait-il alors à l'origine de ce que nomme avec pertinence Sophia Ducceschi Judes (63) dans son ouvrage consacré à l'anorexie mentale : « une dégringolade symbolique de la représentation masculine » ? De notre point de vue, cela ne fait aucun doute ; et ce d'autant qu'il aurait également contribué à fragiliser la vertueuse fonction paternelle qui doit, d'un point de vue constitutif et structurel, opérer au sein de la famille. Dès lors, sommes-nous en train d'assister à un glissement sémantique et/ou symbolique qui fait passer le « pénis-phallus » de l'homme et du Père, garant d'une Parole organisatrice du langage et du désir et fondatrice du sujet dans la culture, vers le « vaginphallique » méduséen de la femme et de la Mère, toutes deux détentrices et représentantes du pouvoir de l'Image ? Si tel est le cas, cette situation témoignerait d'un retour du sujet vers l'*infans*, c'est-à-dire l'individu par nature, laissant supposer une véritable régression sinon une dérive ou, en tout cas, une mutation du genre humain. Le déclin de la Parole et du Verbe, Forces signifiantes assignées à l'homme et au Père, adviendrait-il au profit du pouvoir de l'Image polysémique, silencieuse et « sage », celle que l'on prête à la femme et à la Mère ? Autrement dit, l'heure du patriarcat séculaire aurait-elle sonné ?

C'est en tout cas ce que suppose le sociologue Philippe Breton (38), également docteur en sciences de l'information et de la communication. Pour lui, à l'appui de ses recherches en la matière, ils seraient tous deux réduits à la fonction manipulatoire et communicante, celle qui pourrait bien promouvoir et faire régner l'Image par le truchement de la rhétorique et de l'éloquence. L'auteur a centré ses études sur l'anthropologie de la parole, des techniques de communication ainsi que des pratiques de l'argumentation. Il a développé dans son ouvrage *L'explosion de la communication. La naissance d'une nouvelle idéologie* les techniques de communication et les pratiques de l'argumentation pour affirmer, au final et sans détour, l'avènement d'un déclin de la parole. Ainsi malmenée, et le féminisme y serait pour quelque chose, la Parole, celle de l'homme dans la société, mais aussi celle du père au sein de la famille, s'est amoindrie au fil du temps au point de voir les codes ancestraux en partie brisés sur la crédence des revendications féministes. À contrecarrer le Père, garant de la Loi, et à repousser les limites qui forgent le sujet dans la culture, le féminisme serait-il parvenu à ouvrir une brèche dans le champ des possibles ? Dans l'affirmative, il aurait offert une voie d'accès préférentielle et pernicieuse aux interdits fondamentaux, ceux de l'inceste et de l'anthropophagie. Le Féminin aurait-il alors acquis, contrairement à ce que Freud affirme, le pouvoir d'une « Loi de la Mère » qui régirait une société à la fois légitime parce qu'égalitaire homme-femme et permissive quant aux interdits fondamentaux qui structurent le sujet ? Quoi qu'il en soit, le terrain gagné par ce mouvement et sa montée en puissance sur le front de la lutte contre le pouvoir des hommes pourraient bien avoir participé à la faillite annoncée de la fonction paternelle dans la famille de nos sociétés occidentales contemporaines. Cette situation préjudiciable se présenterait alors comme un des principaux indices pour expliquer le recul de la barrière qui empêche la fusion psychocorporelle de nos patient(e)s avec un parent. Dès lors, il n'y a plus qu'un pas à franchir, celui qui établirait une corrélation entre, d'un côté, la trop grande proximité parent-enfant qui rend compte de l'émergence de l'oralité primaire et, de l'autre, les débordements pulsionnels archaïques, envahissants et préjudiciables qui apparaissent au détriment de l'oralité la plus aboutie, la parole, en voie d'appauvrissement. Si tel est le cas, ce phénomène serait en partie à l'origine de l'apparition des troubles des conduites alimentaires de nos patient(e)s et responsable de leur essor dans la population générale.

Cependant, si le patriarcat s'avère battu en brèche, selon le souhait et la volonté farouche des féminismes, c'est aussi parce qu'incidemment, un autre événement plus profond a vu le jour dans le monde moderne. Il s'agit du pouvoir de l'Image sous toutes ses formes qui semble d'ailleurs prendre de plus en plus d'ampleur dans notre quotidien. Or, l'Image, c'est d'abord le visage aimable et silencieux de la mère, cette Nature présentée comme une toile tendue à l'enfant qui a vu le jour à la surface du monde avant que le père et sa Parole profonde et pénétrante le fassent advenir en tant que sujet de la Culture. De fait, la mère est forcément perçue, à l'origine, comme phallique, au sens d'être « supposée pourvue », et cela aussi bien de la part du bébé garçon que du bébé fille. C'est à partir de la perception de son corps propre unifié, au cours du stade du miroir, que chacun des enfants va amorcer un processus sensible ouvrant la voie à la différenciation des sexes. Mais si, par la suite, le phallus s'applique effectivement à opérer un glissement de l'homme vers la femme sous la pression exercée par le féminisme radical couplé au pouvoir grandissant de l'Image, peut-on imaginer la situation selon laquelle le Visuel, polysémique et silencieux, de surface, prendrait le pas sur la Parole signifiante, sonore et profonde ? Autrement dit, Narcisse serait-il en passe de triompher sur Œdipe ? Rien n'est moins sûr, me direz-vous ! Pourtant, le pouvoir visuel de l'Image tend à envahir l'espace public et privé. Du reste, Internet et l'intelligence artificielle, ces extraordinaires inventions de la modernité sont, sans aucun doute, à la fois la cause et l'effet de la cause de ce phénomène. Or, vecteurs du Meilleur, ces supports du virtuel sont aussi pourvoyeurs du Pire. Lieu de tous les archaïsmes manichéens, propice aux clivages, amalgames, projections et autres exclusions, l'Image brouille les valeurs du Bien et du Mal ; elle inspire autant l'angélique que le diabolique jusqu'à favoriser la représentation du monstre idéal, à l'instar de la mythique Méduse, la Figure de ce nous nommons, dans le cadre des troubles des conduites alimentaires : l'ogre d'amour. Par son pouvoir suprême, Elle coupe la route à la Parole, seule force pénétrante capable d'ancrer un sens et une existence structurée, cohérente et stable ; et accomplit son œuvre de néantisation progressive du sujet de la Culture, pour le ramener originellement à l'être de Nature.

À terme, si le mouvement féministe poursuit sa lutte dans sa dimension radicale contre le patriarcat, de concert et encouragé par cette ascension fulgurante du pouvoir de l'Image, il va de soi, selon nous, que nous avons à nous interroger sur le sort qui nous est réservé quant à ce renversement des fondements structurels de l'homme dans nos sociétés modernes. Rivés ainsi au constat spéculaire, aveuglant et trompeur de la matérialité, ne serions-nous pas voués à nous infantiliser parce que ramenés à l'action illusoire de « faire » pour témoigner de notre existence, à l'instar du « cadeau » du petit enfant offert à ses parents au fond du pot, en gage de gratification ? Cette question rejoint celle qui rend compte de la valorisation de l'activité aux dépens d'une passivité inaccessible. Cette activité tend à mettre en place, comme l'indique Michel Fain (67'), un « narcissisme de comportement », contraire à une aspiration narcissique vers un achèvement : la maturation. Selon ce processus, le sujet souffre d'un manque qu'il perçoit et qui provoque une excitation. C'est alors qu'il devient hyperactif et engage, dans le cas qui nous occupe ici, un processus répétitif, inlassable et délétère : manger l'« autre » (ou s'abstenir de le faire). À cet égard, cet auteur se demande si un tel refus de la passivité ne résulterait pas d'une faille dans la structuration même du psychisme. Car, selon lui, ce phénomène témoigne d'un déni de la perception de la différence des sexes (actif = masculin ; passif = féminin). Ainsi, pour paraphraser Descartes, son « Cogito ergo sum » – La pensée, témoin de mon existence –, ne serait plus le maître-mot, remplacé par :« Je fais donc j'existe » ; sublimé par l'artiste : « Je crée donc j'existe » ; et décliné en son avatar, selon la formule aussi irréductible que néfaste : « Je mange donc j'existe ».

En somme, la Représentation, de nos jours hissée au rang suprême de l'organisation sociale au préjudice de la Parole, n'aurait-elle pas ramené l'humanité aux Âges les plus reculés de son Histoire, à l'époque où l'iconolâtrie triomphait avant l'avènement de la Lettre ? Si depuis Freud, et sans doute avant lui, on suppose que la Pulsion et l'affect qui régissent le Sens, précèdent et gouvernent la Représentation, tout porte à croire qu'au cours de notre évolution une inversion phylogénétique tend à se produire, conférant à la Représentation la primauté sur la Pulsion (et l'affect), confinant chacun d'entre nous à l'iconophagie. Le miroir accorderait-il davantage d'importance au reflet illusoire qui suscite sa convoitise, tout en ne rendant plus compte du simple fait d'exister ? Si tel est le cas, le péril est de taille. C'est la dérive du Désir au Besoin, celle qui fait renoncer à l'exquise saveur de la réelle expérience du vivant en faveur du goût jubilatoire et nécrophage de sa trace morte, son cadavre. « À se prendre pour une image, la déchirure est mortelle », nous dit le poète, auteur, psychiatre et aphoriste Gilles Seban (185'). À n'en pas douter, l'Image a pris le pouvoir. Elle n'est plus une alliée ; Elle est devenue aliénante. Captatrice, prééminente et clivante, Elle déshumanise et s'exhibe – « feu à volonté » – pour séduire sans se priver d'attiser la pulsion vorace, insatiable et tyrannique du Voir.

Certes, les technologies du Visuel progressent à grands pas et occasionnent des sensations nouvelles et fascinantes. Internet, la révolution numérique, l'arrivée de la téléphonie moderne, mais aussi l'invention de la 3D et son essor, avec d'abord l'holographie puis la réalité virtuelle, sont autant de moyens d'accès au monde fabuleux du virtuel d'aujourd'hui. Par l'instantanéité stupéfiante de l'image qu'elles procurent, ces techniques ouvrent des voies innovantes de communication et offrent l'opportunité de vivre des expériences inédites. Pourtant, les avancées qu'elles révèlent interrogent aussi le sens commun. Elles questionnent l'« Être-là » (le Dasein) qui préfigure notre existence et feinte notre rapport au temps. Un leitmotiv s'impose à nous, s'entretient et contamine à grande vitesse nos rapports interhumains que dénature l'Image, et qui se résume par la formule paradoxale : voir et être visible sans être vu. Le regard est certes sollicité, mais l'image qui s'exhibe est également en cause. Elle s'apparente à un nouveau bien de consommation conforme au besoin irrésistible de voir. À croire que le reflet du vivant est plus vivant que le vivant lui-même. De surcroît, elle nous fait croire naïvement à l'illusion de saisir l'instant, de l'immortaliser, comme si elle appartenait au présent alors qu'elle n'est déjà plus que la trace morte d'un temps vécu irrémédiablement perdu. Elle fait de nous des nécrophages. Conformément au rite funéraire qui inaugure le processus de deuil, dont l'action est équivalente à celle de « digérer », c'est-à-dire, d'intérioriser le souvenir du défunt, celui-ci est biaisé par le besoin de consommer visuellement son image en pérennisant sa mémoire. L'Image modifie également notre rapport au temps en répondant à un besoin mystérieux, mais bien réel d'accorder davantage d'importance à la trace de l'instant vécu qu'à la temporalité de l'expérience même de la vie. Celle-ci de se confondre alors à la légende, au mythe, à la parabole, comme si immanquablement l'existence ne parvenait plus à s'inscrire dans le temps réel. Schopenhauer (181°′) aborde le rapport qu'entretient le temps avec l'existence : « Le temps est un dispositif de notre cerveau qui sert à donner à l'existence foncièrement illusoire des choses et de nous-mêmes une apparence de réalité par l'intermédiaire de la durée. » Dès lors, l'existence de l'homme moderne aurait-elle besoin de s'aliéner à l'image, dans l'illusion d'éternité, pour se créer une histoire désespérément en perte de sens ?

Il ne s'agit plus d'illustrer la perfidie du monde à travers le chant entêtant des Sirènes vouées à charmer Ulysse pour qu'il se jette imprudemment dans leurs bras, selon l'*Odyssée* d'Homère. Il y a lieu d'inventer un nouveau mythe, lequel consisterait à faire danser joyeusement des Fées alanguies et enchanteresses mues par d'inavouables intentions pour mieux détourner de son chemin le regard d'un voyageur imaginaire. La légende d'Orphée issue de la mythologie grecque s'en rapproche. Elle rend compte d'un héros que le destin a conduit dans la descente aux Enfers à se montrer incapable de résister à la tentation du Regard. Car il ne parvient pas à tenir sa promesse de ne pas voir son épouse Eurydice, soumise à Hadès, qu'il était venu quérir. Il se retourne avant même de quitter le Lieu du châtiment éternel et contemple sa bien-aimée (son image)... Pour son plus grand malheur, car la jeune fille retombe aussitôt dans les abîmes.

Serions-nous donc ramenés à commémorer symboliquement le culte du Veau d'or, celui-là même qui porte à vénérer aveuglément avec convoitise et avidité un Phallus matériel – ici l'Image et son iconolâtrie – dans la méconnaissance ou le refus du Pouvoir divin – la Parole de l'Être suprême – consacré, par essence, à la transmission du Phallus immatériel et vertueux de la loi et de ses commandements ? Dans l'affirmative, nous ne serions pas seulement en train d'assister à un recul du patriarcat et de la fonction du Père dans la société. Cette situation nous rend surtout témoins et complices à la fois d'un phénomène, celui qui a conduit Freud, pour d'autres raisons, à écrire son ouvrage *Malaise dans la civilisation* (86).

Un vaste colloque aurait alors tout lieu de s'ouvrir autour d'une question fondamentale, celle qui engage l'humanité dans son ensemble à interroger les fondements de l'organisation symbolique et structurelle qui régit aujourd'hui les sociétés modernes. Or, à l'heure où la question cruciale du Religieux s'invite dans l'espace public pour remettre au centre du débat la Laïcité dans ses principes et ses justifications républicaines, c'est peut-être pour nous le moment d'accorder davantage de place à la spiritualité dans notre banale et prosaïque existence. Mais l'Image, qui est polysémique et dotée de son pouvoir hégémonique et pernicieux, a également envahi le Politique. Pour s'en convaincre, le massacre de la rédaction de *Charlie Hebdo* commis en 2015 par des djihadistes a bel et bien été motivé par la publication des caricatures du prophète Mahomet. Et la Laïcité est brandie comme le dernier bastion de la République pour rivaliser avec le Religieux. Sacrifié sur l'autel de l'Éducation nationale, un Samuel Paty a été assassiné pour avoir voulu, en toute conscience professionnelle, enseigner la précieuse Liberté d'expression en montrant à ses élèves les fameuses images blasphématoires. Quant à la cérémonie publique célébrée en hommage au triste martyr, elle avait tout l'air d'une messe républicaine. À la manière du visionnaire, reprenons la phrase attribuée à André Malraux : « Le XXIe siècle sera religieux ou ne sera pas », conformément à l'aspiration à un Ailleurs ou autrement, à toutes les voies possibles, individuelles ou collectives d'élever les consciences. Selon ce message, le Religieux serait-Il en passe de devenir l'antidote suprême au matérialisme sous toutes ses formes ? Il s'agirait ainsi de mettre en garde nos contemporains contre un éventuel dévoiement du genre humain à partir duquel l'existence ne serait plus réduite qu'à sa matérialité. Malraux subodorait une crise de civilisation pour les temps à venir, provoquée par le retour éventuel d'une spiritualité, d'une religion ou d'un ordre nouveau comme réponse au « vide » central de l'existence humaine moderne. Selon lui, l'humanité, ou du moins sa partie occidentale, tend à perdre le sens de l'existence, ne voit plus de raison de vivre, n'a plus une transcendance pour la guider, ce qui pourrait la mener à un suicide collectif avec sa puissance technologique. Il n'est pas de notre propos d'apporter et de développer, en contrepoint, la pensée de Karl Marx (144') lorsqu'il énonce : « La religion est l'opium du peuple. » Évoquons simplement l'opinion de l'auteur du *Capital*, selon laquelle la critique de la religion n'est qu'un premier pas sur le chemin de l'émancipation humaine : la critique politique, c'est-à-dire la critique du droit, de l'État et de la société, doit prendre le relais pour expliquer la genèse de l'illusion religieuse. Ainsi, et selon l'approche d'Olivier Tinland (192'), Karl Marx considère la religion comme un narcotique administré au peuple par les puissants pour qu'il supporte sa misère. Ainsi, si l'homme a besoin de religion, ce n'est pas qu'il se sente limité et imparfait, c'est qu'il est misérable. Et une telle misère n'est pas d'abord théologique ni même psychologique, mais réelle, matérielle, ancrée dans un « état » social et économique caractérisé par l'existence historique de rapports politiques de domination, de rapports sociaux d'inégalité et de rapports économiques d'exploitation.

À travers les siècles, l'homme n'a eu de cesse d'exprimer son besoin de sacré pour s'élever, car trop souvent parcouru par l'angoisse de la fin des temps. Néanmoins, les préoccupations religieuses se mêlent presque toujours aux arrière-pensées politiques. Elles s'affrontent nez à nez, mais surtout se conjuguent à des fins de conquête de pouvoir et de territoire au mépris des besoins et des préoccupations des peuples. Et le monde contemporain ne manque pas d'exemples criants, violents et parfois assassins du pouvoir dévastateur du Religieux sur les populations. À ce titre, ce qui se passe en Iran est certes éloquent. Quarante ans après la révolution, le régime théocratique iranien qui se veut un modèle d'islam politique, version chiite, se heurte à un peuple rétif, voire en colère. Mais plus encore, l'Afghanistan, qui est retombé aux mains des talibans après l'effondrement des forces gouvernementales en août 2021, revit les heures les plus sombres de son histoire. Conformément à leur interprétation rigoriste de la sharia, les talibans s'opposent aux coutumes et pratiques de l'islam afghan, impriment un pouvoir religieux perverti et totalitaire. Quant aux différents mouvements djihadistes, en tant que défenseurs de Daech, l'État islamique, ils se livrent à une véritable guerre sainte pour promouvoir et propager l'action des extrémismes, lesquels recourent au terrorisme en se réclamant d'un islam dévoyé, belliqueux et criminel. Il est pourtant attribué au Djihad dans sa forme originelle une légitimité religieuse. Car les djihadistes confèrent au pied de la lettre une signification guerrière et assassine à la pratique de ce culte en tant que « combat sur le chemin de Dieu ». Le Djihad consiste littéralement à l'effort que doivent fournir les musulmans pour rester dans le droit chemin et combattre les ennemis de l'Islam. Mais revenons à l'Image et à son immense pouvoir pour rendre compte de ses méfaits tant sur l'homme, en général, que sur nos patient(e)s souffrant de troubles des conduites alimentaires, en particulier.

Ainsi, à l'instar d'un grand Miroir de l'humanité tendu vers chacun de nous en guise de support d'un message, fondamentalement ancrée dans la matérialité consommable, c'est l'Image de l'oralité insatiable et débordante qui se trouve ici reflétée à travers les troubles des conduites alimentaires. Car le Phallus aussi visible qu'illusoire de la figure de Narcisse et sa toute-puissance règnent à l'endroit où n'opèrent plus autant qu'avant l'Œdipe et la castration invisible, symbolique ; celle qui donne accès à l'altérité, introduit à la question du sens, enracine le sujet dans le champ du langage et de la culture, détermine son existence et sa condition d'être humain. À n'en pas douter, l'hégémonie de l'Image enjôleuse et captatrice envahit nos esprits et anéantit la Pensée qui est, du reste, et depuis déjà longtemps, moribonde. Au carrefour de ce qui se mange et de ce qui se dit, la bouche n'échappe pas à ce processus qui mène à une régression ontogénétique. Sur l'oralité la plus aboutie, la parole, celle dont le savoir qui fait advenir le sujet est transmis par le Père, prime l'oralité primaire et silencieuse de celui qui n'est plus qu'un individu par nature, situé dans un rapport originel à la Mère. Au reflet séducteur et prédateur à la fois, Narcisse tend à s'imposer pour annoncer le déclin de son rival Œdipe, pourtant garant de la structuration du sujet. Dès lors, Lieu de tous les archaïsmes, aux confins de la sauvagerie humaine, de l'animalité de l'homme, la Bouche ingurgite des mets en privant la Pensée de se nourrir de mots.

Au final, ne pouvons-nous pas considérer la souffrance de nos patient(e)s comme indicatrice du monde d'aujourd'hui en perte de repères et de sens, ceux-là mêmes qui fondent le sujet de la culture ? La reconnaissance spéculaire de soi et de l'autre, dans sa ressemblance et sa différence, en tant que gage de l'existence, est en jeu là où le sujet qui jadis côtoyait allègrement l'altérité ne rencontre presque plus que son identique. À l'instar de Narcisse au destin funeste, tendent à se confondre sa propre image et celle de l'autre. Au rendez-vous avec autrui, le miroir ne reflète plus un autre soi, un Alter Ego, semblable et différent, un double inscrit dans un rapport de mêmeté propre à l'identification. Le sujet divisé quitte le champ du langage et de la culture. Il n'est plus qu'*infans*, un être de nature, un individu, du latin *individuum*, conforme à l'étymologie de « ce qui est indivisible », c'est-à-dire : il incorpore et ne fait plus qu'Un avec lui-même et avec l'autre. Dès lors, incapable de mentaliser ce mouvement psychique, il le remplace par sa conduite alimentaire hors-norme. Cet « agir » consiste à manger, manger et encore manger inexorablement (ou, au contraire, s'en restreindre avec ardeur) afin de se défendre, dans le cadre de la relation spéculaire à un parent transgressif. En agissant ainsi, il tend à couper court à l'illusion perceptive d'être réduit à un objet de « dévoration », parce que soumis à ses secrètes intentions fantasmatiques incestueuses ou anthropophages. Le miroir pivotant et trompeur de la rencontre se comporte comme un piège tendu entre un prédateur, le parent, et sa proie, l'enfant. Il est le miroir aux alouettes qui fait alterner : tantôt le phallus symbolique, insigne docile et humble de la faille, de la limite, du manque propre à la condition humaine ; tantôt la glorieuse, héroïque et toute-puissante Figure du phallus imaginaire qui est la marque de la démesure, de l'inhumanité dévorante. La configuration spéculaire à laquelle il est fait référence ici nous renvoie à la concaténation malheureuse, mais ô combien cocasse, éloquente, aussi peu congruente que paradoxale et pourtant conforme et qui associe deux expressions, « tendre une perche » (offrir une opportunité) et « s'engouffrer dans une brèche » (saisir une opportunité) pour s'entendre dire : « Vous m'avez tendu une perche, je m'y suis engouffré ! »

Ainsi, pour continuer à vivre, mais aussi tenter d'exister, le message de nos patient(e)s ne serait-il pas de ne pas céder aux chants de la Représentation, empreinte d'un pouvoir méduséen phallique, sidérant et vorace qui convoque la pulsion orale primitive, et d'échapper par là à la fusion des identités ? Si tel est le cas, au-delà du recours légitime et utile auprès d'un soignant à dessein d'y remédier, il s'agirait du principal enseignement qu'ils nous prodiguent en regard de l'image en miroir de l'autre, un parent. L'issue consiste à désobéir à l'injonction de se soumettre à l'emprise de ce représentant oxymorique de l'humanité si délicieusement monstrueux : l'ogre d'amour.

Bibliographie

1 Abraham K. *Œuvres complètes/1 1907-1914*, *Œuvres complètes/2 1915-1925*, Payot, 1989.

2 Abraham N., Torok M. *L'écorce et le noyau*, Champs Essais (Poche), 2009.

3 Adam J. « L'inquiétante étrangeté chez Freud et chez Lacan », *Champ lacanien*, 2011/2 (N° 10).

3' Aisenstein M. « Introduction à l'œuvre de Michel Fain », dans Michel Fain (2000), pages 17 à 54.

4 Angelino L. « L'*a priori* du corps chez Merleau-Ponty », *Revue internationale philosophique*, 2008/2 (n° 244), pages 167 à 187.

5 Anzieu D. *Le Moi-peau*, Dunod, 1985.

5' Anzieu D. *Le corps de l'œuvre*, NRF, Gallimard, 1981.

6 Aparicio S. « Les signifiants freudiens de la féminité », *Champ Lacanien*, 2008/1 (N° 6), pages 147 à 156.

7 Arendt H. *La crise de la culture*, Gallimard Folio, 1972.

8 Arendt H. *Condition de l'homme moderne*, Calmann-Levy, 1961, page 41.

9 Arens W. *The Man-Eating Myth Anthropology and Anthrophagy*, New York, Oxford University press, 1979.

9' Aristote *Œuvres Éthiques, Politique, Rhétorique, Poétique, Métaphysique*, tome I, Anthologie, Bibliothèque de la Pléiade, NRF, 2014.

10 Aristote *Métaphysique, tome* I, Livres A – Z, Librairie philosophique, Vrin, 2002.

11 Aristote *Les Politiques*, Garnier Flammarion Philosophie, 1999.

11' Assoun P. -L. « La trace folle Pour une métapsychologie de la trace », *Che Voi ?* 2005/1 (N° 23), pages 83 à 94.

11" Athanassiou-Popesco C. « Le complexe de Laïos selon John Munder Ross », *Revue française de Psychanalyse*, 1993/2 (n° 57), pages 551 à 560.

12 Audibert C. « L'incapacité d'être seul et ses stratégies addictives », la *Lettre de l'Enfance et de l'Adolescence*, 2009/3 (n° 77), pages 23 à 30.

13 Avrane P. *Les faits divers*, PUF, 2018.

14 Bachelard G. *La psychanalyse du feu*, Essai (Poche), 1985.

15 Badinter E. Fausse route, Odile Jacob, 2004.

16 Baechler A. *Foi et croyances*, Net/Blog. Réflexions personnelles.

17 Baechler A. *Réflexions*, Autoédition, 2014.
18 Barjolin R. « L'homme, un animal comme les autres ? », Bioéthique, Connaissance de soi, Réussir ma vie. Net.
19 Baranes J.-José « Penser le double », *Revue française de Psychanalyse*, 2002/5 (Vol. 66), pages 1837 à 1843.
20 Baudelaire C. *Les Fleurs du mal*, Les Classiques de Poche, Le Livre de Poche, 1998.
21 Bauduin A. « Variations sur le thème d'être mangé », *Revue française de Psychanalyse*, 2001/5 (Vol. 65), pages 1521 à 1536.
22 Baumbach S. *Literature and fascination*, Palgrave Macmillan, 2015.
23 Beck J. « Peut-on réellement savoir à quoi pensent les animaux », The Conversation, 2019.
23' Béjin A. « Sur le caractère fondateur de l'article de Binet (1887 "Le fétichisme dans l'amour") », Open Édition Journal Recherches et Éducations, 5 octobre 2011.
24 Benghozi P. « Transmission généalogique de la trace et de l'empreinte », *Cahiers critiques de thérapie familiale et Pratiques de réseaux*, 2007/1 (n° 38), pages 43 à 60.
25 Benghozi P. « Le scénario généalogique porte-la-honte », *Dialogue*, 2010/4 (n° 190), pages 25 à 40.
26 Bell R. M. *Holy Anorexia*, Chicago/États-Unis d'Amérique, 1985.
27 Bernard M. « L'altérité originaire ou les mirages fondateurs de l'identité », *Protée*, 2001 (Vol. 29), N° 2, pages 7-24.
28 Bergson H. *Matière et mémoire Essai sur la relation du corps à l'esprit*, Paris, PUF, 1965.
29 Bettelheim B. *psychanalyse des contes de fées*, Robert Laffont, 1976.
30 Bion W. R. « Notes sur la mémoire et le désir », *Revue française de Psychanalyse*, Vol. 53, N° 5, 1989.
31 Bion W. R. « Attaques contre la liaison », traduction François Robert, *La Pensée* (2015), pages 160 à 179.
32 Bilheran A. « L'autorité — Psychologie et psychopathologie », Armand Colin, 2016.
33 Boëtsch G. « "L'homme-chair" comme métaphore du primitivisme, anthropophage et anthropophagie dans la pensée anthropologique française du XIXe siècle », Communication inédite, 12e Journée de la Société d'Écologie humaine, Bordeaux, 2000.
34 Bowlby J. *Attachement et perte*, Vol. 1, *L'attachement*, Paris, PUF, 2002.
35 Bonnet G. « Le Moi et ses doubles », *Imaginaire et inconscient*, 2004/2 (N° 14), pages 23 à 34.
36 Borie N. *Les énigmes du corps parlant*, UFORCA, 2016.
37 Bouloumié A. « Représentations des ogres dans la littérature », *Sens-Dessus* 2013/2 (N° 12), pages 105 à 120.

37′ Bousseyroux M. « Le mystère du corps parlant », dans *L'En-Je Lacanien*, 2004/2 (n° 3), pages 67 à 77.
38 Breton P. *La parole manipulée*, La Découverte Poche, 2020.
38° Bruno P. et coll. « Phallus et fonction phallique chez Lacan », *Psychanalyse* 2007/3 (n° 10), pages 95 à 103.
38′ Buanic C. « Les animaux rêvent-ils comme nous ? », Chroniques Science & Vie TV, 19 août 2019 à 16 h 19.
39 Bülher P. « Offres fictives d'identité narratives — quelques personnages des récits de la Passion en transcription littéraire », *Revue de Théologie et de Philosophie*, 135 (2003), pages 161 à 177.
40 Busnel M. -C. Et Héron A. « Le développement de la sensibilité fœtale », HAL : hal-01598836, 2017.
40′ Butler R. *The Longevity Prescription: The 8 Proven Keys to a long, Healthy Life*, Avery, 2011.
41 Campa O. « L'autre rive du temps », *Les Études philosophiques*, 2006/3 (n° 78), pages 283 à 296.
42 Campagnola F. « Bonne foi et loyauté en droit des contrats », *Village de la Justice*, 16 septembre 2016.
43 Campet-Denisse L. « Des mets et des mots pour une culture épicurienne », *La Lettre de l'Enfance et de l'Adolescence*, 2003/2 (n° 52), pages 39 à 44.
44 Canellopoulos L. « "L'anorexie, malaise dans la filiation" : à propos de la transmission du féminin », dans *Nouvelles figures de la filiation — perspectives croisées entre sociologie et psychanalyse*, Collection Psychologies Presses universitaires de Rennes, 2017.
44′ Canestri J. « Le paternel, le tiers et la tiercéité », *Revue française de psychanalyse*, 2013/5 (Vol. 77) pages 1582 à 1585.
45 Capelier B. cité par Gilles Seban dans *Création artistique et figuration délirante*, L'Harmattan, 2002.
45° Carrère d'Encausse H. *Ma patrie, c'est la langue française, Albert Camus, Séance publique annuelle*, académie-française.fr, le 3 décembre 2009.
45′ Carroll L. *Les Aventures d'Alice au pays des merveilles*, J'ai lu, 2004.
46 Cascales T. « La mémoire du nourrisson : évolution du concept », *Enfant et Psy*, 2013/4, (n° 61), pages 159 à 168.
46′ Cervantes (de) M. *L'ingénieux Hidalgo Don Quichotte de la Manche*, Seuil, 2001.
46″ Charlet-Debray A. *La psychologie de l'enfant*, Le Cavalier bleu, Collection Idées reçues, 2008.
47 Chartier D. cité par Gilles Seban dans *Création artistique et figuration délirante*, L'Harmattan, 2002.
48 Chebili S. *Figure de l'animalité dans l'œuvre de Michel Foucault*, L'Harmattan, Ouverture philosophique, 2000.
48′ Clôture par Jacques Lacan du congrès de l'EFP (Congrès de l'EFP 23-24 mars 1976 : « Inhibition et acting out » : Neuvième congrès de l'École

freudienne de Paris, Palais des congrès de Strasbourg.) *Lettres de l'École freudienne*, 1976, n° 19, pages 555 à 559.
49 Couvert M. « Le champ de la spécularité », *la clinique pulsionnelle du bébé*, 2018, pages 95 à 113.
50 Coulacoglou C. *Le test des contes de fées : 21 planches de test FTT révisé*, ECPA, 1996.
51 Crespin G. C. « La spécularité », *L'Épopée symbolique du Nouveau-né*, 2007, pages 73 à 90.
52 Cupa D. « Topographie de la sensualité : le Moi-peau », *Revue française de psychanalyse*, 2006/1 (n° 29), pages 83 à 100.
53 Dalsace Y. « Le temps juif », Le site du judaïsme Massorti France, 2013.
54 Davis A. *Femme, race, classe*, Essai (Poche), 2020.
55' Descartes R. *Discours de la méthode*, Le Livre de Poche, 2001.
56 Declerck P. *Les naufragés — Avec les clochards de Paris*, Terre humaine, Plon, 2001.
57 Deleuze G. cité par Gilles Seban dans *Clinique du sens*, Librairie Galerie Racine, 2020.
58 Derrida Jacques selon Precht R. D. *Amour — Destruction d'un sentiment*, Belfond, 2011.
58' Deutch H. *Les « comme si » et autres textes*, Le Seuil, 2007.
59 Devissaguet H. « Les vertus de l'amour », Cours interactif de philosophie dans le cadre du Projet Europe, Éducation, École, 2017.
60 Doja A. « Foi et croyances religieuses », *Philosophie*, n° 145, 2020.
61 Dolto F. et Nasio D. *L'enfant du miroir*, Paris, Payot, 2002.
62 Dontenville H. *La mythologie française*, Paris, Payot, 1948.
63 Ducceschi Judes S. *Anorexie mentale Quand un père passe... et manque*, L'Harmattan, Psychologiques, 2018.
64 Dulaure J. -A. *Les divinités génératrices Le culte du phallus chez les anciens et les modernes*, Marabout, 1974.
65 Dumézil G. *Idées romaines*, NRF, Gallimard, 1979.
66 Dupré La Tour M. « Le lien : repères théoriques », *Dialogues*, 2001/1 (n° 155), pages 27 à 40.
67 Émile Littré *Dictionnaire de la langue française — 7* volumes, *Encyclopaedia Universalis*, 2007.
67' Fain M. « Mentalisation et passivité », *Revue française de psychosomatique*, 2001/2 (n° 20)
68 Filloux J. « Les idéaux et le féminin », Journée du IVe Groupe, *Topique*, 2003 (n° 83).
69 Foglia M. *Montaigne, pédagogue du jugement*, Classique Garnier, 2011.
70 Forget J. -M. « Une pulsion pas comme les autres », *La Revue lacanienne*, 2008/1 (n° 1), pages 98 à 102.
71 Foucault M. *Les Mots et les Choses*, Tel Gallimard, 2014.

71' Foucault M. *Histoire de la folie à l'âge classique*, Collection Tel (n° 9), Gallimard, 1976.
72 Freud S. *L'Interprétation du rêve*, eBox éditions, 2013.
73 Freud S. *Pour introduire le narcissisme*, Petite Bibliothèque Payot, 2012.
74 Freud S. *Au-delà du principe de plaisir*, Presse universitaire de France, 2013.
75 Freud S. *Trois essais sur la théorie de la sexualité*, Points Essais, 2012.
76 Freud S. *Pulsions et destins des pulsions*, Petite Bibliothèque Payot, 2018.
76' Freud S. « L'homme au loup » dans *Cinq psychanalyses*, PUF (Poche), 2010.
77 Freud S. *L'Inquiétante étrangeté et autres essais*, Gallimard, 1988.
78 Freud S. *Le Moi et le Ça*, Presse universitaire de France, Quadrige Grands Textes, 2011.
79 Freud S. *Inhibition, symptôme et angoisse*, Éditions Payot, 2014.
80 Freud S. *Totem et tabou*, Éditions Payot & Rivages, 2004.
81 *Freud et l'Image*, 4e Colloque du Crime, Savoir et Clinique, Paris-Sorbonne, avril 2009.
82 Freud S. *Deuil et mélancolie*, Petite Bibliothèque Payot Classique, 2011.
83 Freud S. *La tête de Méduse*, PUF, 1981.
84 Freud S. « La féminité », *Nouvelles Conférences d'introduction à la psychanalyse*, Paris, Gallimard, 1989, page 158.
85 Freud S. « Considérations actuelles sur la guerre et la mort —Et autres textes », *Essais de psychanalyse*, Paris, Payot, 1981.
86 Freud S. *Malaise dans la civilisation*, Payot (Poche), 2010.
86' Freud S. « La prédisposition à la névrose obsessionnelle », *Revue française de psychanalyse*, Tome III, n° 3, Ed. Doin et Cie, 1929, pages 437-447.
87 Freyburger G. *Fides. Études sémantiques et religieuses*, Les Belles Lettres, 1987.
88 Gagnol L., Mounet C., Arpin I. « De la piste animale aux lignes de désir urbaines. Une approche géotechnologique de la trace », *L'Information géographique*, Armand Colin, 2018/82 (n° 2), pages 11 à 38.
88' George A. R. rt Al-Rawi F. N. "Gilgamesh dreams of Enkidu: An Old Babylonian tablet of Gilgamesh in the Sulaymaniyah Museum", *Revue d'assyriologie et d'archéologie orientale*, vol. 113, n° 1, 2019, pages 131 à 138.
89 Gernet L. *Anthropologie de la Grèce antique*, Flammarion, 1982.
89' Girard *Le Sacrifice*, Bibliothèque Nationale, 2003.
90 Glas J. « Narcissisme originaire et organisation spéculaire », *Revue française de psychanalyse*, 2008/4 (Vol. 72), pages 1081 à 1098.
91 Gleyse J. *Le Verbe et la Chair*, L'Harmattan, 2010.
92 Golse B. « Naissance de la pensée et aléas de son développement », *Information psychiatrique*, 2006/9 (Vol. 82), pages 713 à 721.
93 Golse B. « De la symbolisation primaire à la symbolisation secondaire Plaidoyer pour un gradient spatio-temporel continu autour de la notion d'écart », *Cahier de psychologie clinique*, 2013/1 (n° 40), pages 151 à 164.

94 Green A. « Cannibalisme, réalité ou fantasme agi », (in « Destin du cannibalisme »), *Nouvelle revue de psychanalyse*, 1972, 6, pages 27 à 52.
95 Grimal P. *Dictionnaire de la mythologie grecque et romaine*, Paris, PUF, 1986.
96 Groddeck G. *Le Livre du ça*, Tel Gallimard, 1976.
97 Grolleau F. « Est-il raisonnable d'aimer », *Le Philosophoire* n° 25, septembre 2005.
97′ Guay de Bellisen H. *Dans le ventre du loup*, Flammarion, 2018.
98 Grunberger B. cité par Gilles Seban dans *Création artistique et figuration délirante*, L'Harmattan, 2002.
99 Guiart J. « Claude Lévi-Strauss. Le totémisme aujourd'hui (compte rendu) », *Revue de l'histoire des religions*, 1967 (Vol.17261), pages 84 à 88.
100 Guy C. *Pouvoir (faire) autorité*, Le Coq-Héron, 2012/1 (n° 28).
101 Guyotat J. « Transmission. Filiation », *Recherche en psychanalyse*, 2005/1 (n° 3), pages 115 à 119.
101° Heidegger M. *L'Être et le Temps*, (trad. Rudolf Boehm et Alphonse de Waelhens), Paris, Gallimard, 1972.
101′ Herfray C. « Altérité et différence », *Persée*, 1996/51/pages 72-83.
102 Héritier F. « Le corps dans le corset du sens », *Champ psychosomatique*, 2006/2 (n° 42), pages 39 à 54.
103 Hoffmann E. T. A. *L'Homme au sable*, Flammarion, 2009.
104 Inglin-Routisseau M.-H. « Père symbolique, père démiurge : statut et fonction du créateur dans les livres destinés aux enfants », dans *Les pères en débat* (2007), pages 107 à 114.
105 Jaeger P. *Le Narcissisme phallique*, Lien permanent, le 9 juillet 2011.
106 Jaillard D. *Sacrifices et polythéisme en Grèce ancienne*, École Pratique des hautes études, Conférences, PSL, 2018.
107 Jaillard D. ASDIWAL, *Revue genevoise d'anthropologie et d'histoire des religions*, n° 11, 2016, pages 154 à 156.
107′ Janov A. *Le Cri primal*, Flammarion Champs essais, 2009.
108 Jean G. *Le Pouvoir des contes*, Casterman, 1996.
108′ Jeammet P. *L'Anorexie mentale*, Paris, Doin, 1985 ; rééd. 1993, 1996.
108″ Jeammet P. *L'Hospitalisation des adolescents : états des lieux et perspectives* (dir.), Paris, Fondation de France, ministère de l'Emploi et de la Solidarité, Secrétaire d'État à la santé, 1997.
108‴ Jeammet P. *La Boulimie : comprendre et traiter*, Paris, Masson, 2002.
108⁗ Jeammet P. *Anorexie, boulimie, les paradoxes de l'adolescence*, Paris, Hachette littératures, 2004 ; rééd. 2005, 2008, 2011.
109 Jodelet D. « Formes et figures de l'altérité » dans *L'Autre : Regards psychosociaux* sous la direction de Margarita Sanchez-Mazas et Laurent Licata, chapitre I, pp. 23-47. Les Presses de l'Université de Grenoble, 2005, 416 pp.

110 Joly F. « Le corps et l'inconscient chez l'enfant — Prolégomènes à une métapsychologie du lien corps/psyché », *Journal de la psychanalyse de l'enfant*, 2012/1 (Vol. 2), pages 285 à 321.
111 Joly F. « Le corps de narcisse. Petite note interrogative... », *Journal de la psychanalyse de l'enfant*, 2014/2 (Vol. 4), pages 15 à 24.
112 Joulain P. et Marnette C. « Emprise, Pulsion, Possession », *Cahiers jungiens de psychanalyse*, 2010/1 (N° 131), pages 73 à 95.
113 Jung G. *Psychologie de l'inconscient*, Le Livre de Poche, 1996.
113' Jung J. « Le narcissisme primaire, le double et l'altérité », *Recherche en psychanalyse* 2015/1 (n° 19), pages 77 à 86.
114 Kaës R. « Psychanalyse et représentation sociale », *Les Représentations sociales* (2003), pages 104 à 132.
115 Kaës R. cité par Arlette Bouloumié (cf.).
116 Kilani M. « Le cannibalisme, une catégorie bonne à penser », *Études sur la mort*, 2006/1 (n° 129), pages 33 à 46.
116' Klee W. *Du spirituel dans l'art, et dans la peinture en particulier*, Folio Essais Gallimard, 1988.
117 Klein M. *La Psychanalyse des enfants*, PUF Quadrige, 2001.
118 Kohut H. *Le Soi*, PUF, Le Fil rouge, 2004.
118' Korichi M. *Traité des bons sentiments*, Albin Michel, 2016.
119 Labrusse-Riou C. *La notion d'état de nécessité en droit pénal et en droit civil*, Thèse de doctorat en droit privé, 1997.
120 Lacan J. « La science et la vérité », *Cahiers pour l'analyse*, sténographie de la leçon d'ouverture du séminaire tenu l'année 1965-1966, L'École normale, 23 pages.
121 Lacan J. « Le stade du miroir comme formateur de la fonction du "Je" », dans *Écrits, tome* I, Points Essai, 1999.
122 Laplanche J., J. -B. Pontalis *Vocabulaire de la psychanalyse*, PUF, 1984.
123 Laznik M.-C. « Le complexe de Jocaste », *Revue française de psychanalyse*, T2005/4 (Vol.69), pages 993 à 1011.
124 Le Goff J. *L'Imaginaire médiéval : essais*, Nouvelle revue française, Éditions Gallimard, 1985.
125 Leguil C. « *Star Wars* : D'Œdipe à Hamlet, la malédiction des Skywalker », L'Hebdo-Blog 58, 31 janvier 2016.
126 Leroy A. « Star Wars Un mythe familial », *Psychologies & Psychothérapies*, ESF Éditeur, 2015.
126' Lery (de) J. *Voyage en terre du Brésil*, Classique Le Livre de Poche, 1994.
126" Levinas E. *Autrement qu'être ou au-delà de l'essence*, Biblio essais Le Livre de Poche, 1990.
127 Lévi-Strauss C. *Race et Histoire*, Folio Essais, 1987.
128 Lévi-Strauss C. *Le Totémisme aujourd'hui*, Presses universitaires de France, 2002.
129 Lévi-Strauss C. *Le Cru et le Cuit (Vol* 1), Plon, 2009.

130 Lévi-Strauss C. *Tristes Tropiques*, Plon, 2014.
131 Lévi-Strauss C. *Nous sommes tous des cannibales*, La Librairie du XXI siècle, Seuil, 2019.
132 Lévi-Strauss C. *Le Triangle culinaire*, l'Arc, 26, 1967, page 23.
133 Lichtenstein D. « Une instance clinique de la pulsion de mort dans une analyse d'enfant » Traductrice Mila Signorelli, *Recherche en psychanalyse*, 2019/2 (N° 28), pages 78 à 82.
134 Lindell H. « Quelles sont (vraiment) les différences entre les catholiques et les évangéliques ? », *La Vie*, le 4 juillet 2014.
135 Lizotte A. cité par Gilles Seban dans *Création artistique et figuration délirante*, L'Harmattan, 2002.
136 Lopez J-F. « Histoire de l'anorexie : du miracle religieux à la maladie psychiatrique », www.lopezpsychologue.fr, 12 juin 2019.
137 Macé E. *L'Après-patriarcat*, Paris, Seuil, 2015.
137' Magritte R. « Les rendez-vous du Jeu de Paume », Galerie nationale du Jeu de Paume, 11 février-9 juin 2003.
138 Maître J. « Sainte Catherine de Sienne : Patronne des anorexiques ? », Open Édition Journal, in « Femmes et religions », Dossier, 1995.
139 Maître J. « Anorexie religieuse, anorexie mentale », *Revue française de psychanalyse*, 2001/5 (Vol. 65), pages 1551 à 1560.
140 Maldiney .H cité par Gilles Seban dans *Création artistique et figuration délirante*, L'Harmattan, 2002.
140' Mahler M. *Psychose infantile*, Payot, Paris, 1977.
141 Mahler M., Dupont J. *Symbiose et séparation, individuation*, Le Coq-Héron, 2013/2 (N° 213), pages 59 à 73.
142 Malulu Lock G. *La coexistence humaine et la participation politique du citoyen. Une réévaluation de l'espace politique avec Hanna Arendt*, Graduat en Philosophie, 1999.
143 Manon S. « Freud et Jünger – La guerre révélatrice des tréfonds de la nature humaine », *Philolog*, 11 mars 2014.
144 Marcelli D. *Les yeux dans les yeux —L'énigme du regard*, Albin Michel, 2006.
144' Marx K. *Le Capital*, Éditions Soleil, 2016.
145 Mascret D. « L'orgasme pendant l'accouchement existe bien », *Le Figaro*, 5 juin 2013.
145* Menès M. « L'inquiétante étrangeté », *La Lettre de l'enfance et l'adolescence*, 2004/2 (n° 56), pages 21 à 24.
145° Merleau-Ponty M. *Phénoménologie de la perception*, Gallimard (Poche), 1976.
145' Michelot C. « Lewin Kurt (1890-1947) », dans *Vocabulaire de psychosociologie* (2002), pages 505 à 517.
145" Midal F. *Narcisse n'est pas égoïste*, Flammarion, 2019.
146 Mijolla-Mellor (de) S., Mijolla (de) A. *Psychanalyse*, PUF Fondamental, 1999.
147 Miller J.-A. « L'image du corps en psychanalyse », *La Cause freudienne*, 2008/1 (N° 68), pages 94 à 104.

147° Minkowski E. *Le Temps vécu*, Presse universitaire de France, 2013.
147′ Mons A. « La force des fissures », *Sociétés*, 2013/2 (n° 120), pages 91 à 104.
148 Montaigne (de) M. E. « Des Cannibales » suivi de « Des Coches », Édition Pierre Michel Collection Folio classiques (n° 6679), 2019.
148° Montesquieu *Lettres persanes*, Le Livre de poche, 2006.
148′ Morel G. *La Loi de la mère Essai sur le sinthome sexuel*, Economica Anthropos, 2008.
149 Morin I. « Œuvre de silence », *Psychanalyse*, 2009/2 (Vol. 15), pages 5 à 19.
150 Morsel J. « Traces ? Quelles traces ? Réflexions pour une histoire non passéiste », *Revue historique*, 2016/4 (n° 680), pages 813 à 868.
150′ M'Uzan (de) M. *Aux confins de l'identité*, NRF Gallimard, 2005.
151 Noël J. -F. *Le Désir inconscient de Dieu*, Paris, Desclée De Brouwer, 2008.
152 Nunberg H. *Principes de psychanalyse. Leur application aux névroses*, Paris, PUF, 1987.
152' Olievenstein C. *Écrit sur la bouche*, Odile Jacob, 1995.
153 Olievenstein C. *Le Non-dit des émotions*, Odile Jacob, 2016.
154 Onnis L. « Appartenance et identité à la lumière des mythes familiaux — Implication thérapeutique dans l'anorexie et la boulimie de l'adolescence », *Thérapie familiale*, 2015/1 (Vol. 36), pages 13 à 28.
154' Ovide *Les Métamorphoses*, Folio Classique, 1992.
155 Paladino A., Passerini A. et Curtis (de) I. « Autoscopie et rêve-éveillé ou l'autoscopie dans la procédure imaginative », *Imaginaire et inconscient*, 2006/1 (N° 17), pages 225 à 241.
156 Parat H. *Corps et psyché à l'épreuve du maternel*, Conférence d'introduction à la psychanalyse, 2010-2011.
157 Pardo E. « L'asexualité, phénomène contemporain », *Recherche en psychanalyse*, 2002/2 (n° 10), pages 251 à 256.
158 Paris H. Star Wars *au risque de la psychanalyse : Dark Vador, adolescent mélancolique ?* Érès, 2012.
159 Parmentier S. « Les objets kleiniens », *Figures de la psychanalyse*, 2009/2 (N° 18), pages 13 à 22.
160 Pellion T. « Présentation de l'objet à l'adolescence — le cas de la pulsion scopique », *Recherche en psychanalyse*, 2009/2 (N° 8), pages 265 à 281.
161 Péju P. cité par Arlette Bouloumié (cf.).
161′ Petit H. « Le réel : un mot dont Lacan force le destin », *Che vuoi ?* 2005/2 (N° 24), pages 203 à 212.
162 Piaget J. *La naissance de l'intelligence chez l'enfant*, Pais, Delachaux et Niestlé, 1936.
163 Piaget J. *La construction du réel chez l'enfant*, Paris, Delachaux et Niestlé, 1937.
164 Piaget J. *Le Structuralisme*, Paris, PUF, 1968, pages 47.
165 Piveteau J. -L. « Lieu et territoire : une consanguinité dialectique ? (Entretien avec Aline Brochot et Martin de la Soudière) », Persée, 2010.

166 Platon *Théétète – Parménide*, Garnier Flammarion Philosophie, 1993.
166′ Platon *Les Lois* Livres I à IV, GF Poche, 2006.
167 Platon *Le Banquet*, Flammarion, 2007.
167′ Platon *La République*, Flammarion (Poche), 2002.
167° Platon *Théétète*, Flammarion, 2016.
167″ Platon *Gorgias*, Flammarion, 2018.
167‴ Plutarque *Les vies parallèles. Alcibiade — Coriolan*, Belles Lettres, 1999.
168 Pommier G. « Actualité du festin totémique », *La clinique lacanienne*, 2010/2 (N° 18), pages 163 à 173.
169 Pommier G. *Qu'est-ce qui pousse vers l'autre sexe ? L'adolescent et ses parents : d'une dépendance à l'autre*, Érès, 2014.
170 Porot A. *Manuel alphabétique de psychiatrie*, PUF, 1984.
171 Pouillon J. « Manières de table, manières de lit, manières de langage », *Nouvelle revue de psychanalyse*, 6, (in « Destin du cannibalisme »), 1972.
171′ Pury (de) A., Römer T., Schmid K. L'Ancien Testament Commenté —La Genèse, Texte intégral Nouvelle Bible Segond, Éditions Labor et Fides, Bayard, 2016.
172 Quignard P. *Le Sexe et l'Effroi*, Gallimard, Folio, 1994.
172′ Rabelais F. *Gargantua*, Points, 1997.
172″ Racamier P.-C. *Antœdipe et ses destins*, Apsygee Éditions, 1989.
173 Racamier P. -C., Sens C., Carretier L. « La mère et l'enfant dans la psychose du post-partum », *L'Évolution psychiatrique*, Vol. 26, 4, 525-527, 1961.
174 Racamier P. -C. cité par Gilles Seban dans *Création artistique et figuration délirante*, L'Harmattan, 2002.
174′ Rav Ron Chaya *Questions au Rav Ron Chaya*, Tome I, Éditions LEAVA, 2016
175 Renoue M. « Voir l'altérité ? De l'outrenoir et de la vie artificielle », *SIGNATA, Annales de sémiotique*, 2014/5, pages 333 à 349.
175° Riché N. « Comme une image », *L'Express* du 19 mai 2019.
175′ Ricœur J. -P. « Devrions-nous être davantage dans une civilisation de l'amour ? », dans *La Pulsion de mort entre psychanalyse et philosophie*, Érès, 2004.
175″ Ricœur P. *Parcours de la connaissance*, Les Essais Stock, 2004.
176 Ricœur P. *La Philosophie de l'amour*, Satprem, 2012.
177 Robin M.-M. *La Fabrique de pandémie*, La Découverte, 2021.
178 Roheim G. cité par Arlette Bouloumié (cf.).
179 Rostand E. *Cyrano de Bergerac*, Folio-Classique, 2000.
180 Roussillon R. « Déconstruction du narcissisme primaire », *L'Année psychanalytique internationale*, 2011/1 (Vol. 1), pages 177 à 193.
181 Roussillon R. « Symbolisation primaire et identité », *Agonie, Clivage et Symbolisation* (2012), pages 217 à 235.
181°′ Ruta M. *Schopenhauer et Schelling, philosophes du temps et de l'éternité. La deuxième voie du post-kantisme*, Ouverture philosophique, L'Harmattan, 2014.

181′ Saint-Exupéry (de) A. *Le Petit Prince sous les étoiles*, Éditions Fleurus, 2013.
182 Sastre P. *La domination masculine n'existe pas*, Anne Carrière, 2015.
183 Schaeffer J. « Mythes de l'amour — Amour des mythes », *Cliniques méditerranéennes*, 2004/1 (n° 69), pages 21 à 34.
183' Schur M. *La mort dans la vie de Freud*, TEL Gallimard, N° 65 - 25 mars 1982.
184 Seban G. « Tabou dans la tribu, tribut de sa modernité : l'inceste », *Nervure*, Tome XIII, N° 8, novembre 2000.
185 Seban G. *Création artistique et figuration délirante*, L'Harmattan, 2002.
185' Seban G. *Fleur de peau*, Librairie-Galerie Racine, 2003.
186 Seban G. *Clinique du Sens*, Librairie-Galerie Racine, 2020.
187 Segal H. cité par Gilles Seban dans *Création artistique et figuration délirante*, L'Harmattan, 2002.
188 Selz M. « Le sacrifice et la psychanalyse : un rapport problématique », *Pardès*, 2005/2 (Vol. 39), pages 117 à 136.
189 Sénèque le Père cité par Vassilelou A. « À propos d'un passage de Sénèque le Père (Controv. II, Praef., 4 : la psychologie d'un père ambitieux pour ses enfants au Ier siècle ap. J.-C. », *Société d'études latines de Bruxelles*, T. 32, Fasc.1 (janvier-mars, 1973), p. 162-165 (4 pages).
190 Schilder P. *L'Image du corps*, Collection Tel (n° 53), Gallimard, 1980
190' Shibles W. A. "The myth of patriarchy", *Journal of Value Inquiry*, 1991/25(4), pages 305 à 318.
190′° Simonney D. « Lalangue en questions », *Essaim*, 2012/2 (n° 29) pages 7 à 16.
190″ Spira M. cité par G. Seban dans *Création artistique et figuration délirante*, L'Harmattan, 2002.
191 Stenou K. *Images de l'autre. La différence : du mythe au préjugé*, Paris, Seuil/Unesco, 1998.
191′ Streri A. « Chapitre premier Perspectives théoriques et hypothèses », *Voir, Atteindre, Toucher* (1991), pages 31 à 64.
191″ Strubel A. *Le Haut Livre du Graal : (Perlesvaus)*, Lettres gothiques, Le Livre de Poche, 2007.
192 Terral-Vidal M. « L'*acting out* ou l'échappée sur la scène du monde », *Figures de la psychanalyse*, 2010/1 (n° 19), pages 229 à 234.
192′ Tinland O. « Karl Marx : "La religion est l'opium du peuple" », *Le Point*, publié le 16/12/2017.
193 Tisseron S. « L'image comme processus, le visuel comme fantasme », *Cahier de psychologie clinique*, 2003/1 (N° 20), pages 125 à 135.
194 Thompson S. *Motif-index of Folk-Literature*, Bloomington University office, 1932–1937.
195 Tricot M. « L'ombilic du rêve », *Figures de la psychanalyse*, Érès, 2010/1 (n° 19), pages 75 à 80.

196 Urbain J. -D. « La trace et le territoire », *Actes sémiotiques* publié en ligne le 30 juin 2014.
197 Vernant J. -P. « La mort dans les yeux », *Figure de l'Autre en Grèce ancienne*, Hachette littérature, Pluriel, Essai (Poche), 2011.
197′ Vigouroux Y. *La photographie est un miroir déformant*, Musée critique de la Sorbonne.
198 Walker R. « Devenir de la troisième vague », *Ms. Magazine*, 1992.
199 Weil S. *L'Enracinement*, Paris, Gallimard, 1949, page 45.
200 Wendland J. « Compétences du nourrisson et représentations maternelles du bébé. Résultat d'une intervention précoce », *La Psychiatrie de l'enfant*, 2004/1 (Vol. 47), 183 à 228.
200′ Wiezel E. *Le Golem*, éditions Pocket, 2001.
201 Wilden A. *Système et Structure. Essai sur la communication et l'échange*, Montréal Boréal Express, 1983, pages 285 à 306.
202 Winnicott D. W. *Jeu et Réalité. L'espace potentiel*, Gallimard Folio Essais, 2002.

Table des matières

Structures éditoriales du groupe L'Harmattan

L'Harmattan Italie
Via degli Artisti, 15
10124 Torino
harmattan.italia@gmail.com

L'Harmattan Hongrie
Kossuth l. u. 14-16.
1053 Budapest
harmattan@harmattan.hu

L'Harmattan Sénégal
10 VDN en face Mermoz
BP 45034 Dakar-Fann
senharmattan@gmail.com

L'Harmattan Cameroun
TSINGA/FECAFOOT
BP 11486 Yaoundé
inkoukam@gmail.com

L'Harmattan Burkina Faso
Achille Somé – tengnule@hotmail.fr

L'Harmattan Guinée
Almamya, rue KA 028 OKB Agency
BP 3470 Conakry
harmattanguinee@yahoo.fr

L'Harmattan RDC
185, avenue Nyangwe
Commune de Lingwala – Kinshasa
matangilamusadila@yahoo.fr

L'Harmattan Congo
219, avenue Nelson Mandela
BP 2874 Brazzaville
harmattan.congo@yahoo.fr

L'Harmattan Mali
ACI 2000 - Immeuble Mgr Jean Marie Cisse
Bureau 10
BP 145 Bamako-Mali
mali@harmattan.fr

L'Harmattan Togo
Djidjole – Lomé
Maison Amela
face EPP BATOME
ddamela@aol.com

L'Harmattan Côte d'Ivoire
Résidence Karl – Cité des Arts
Abidjan-Cocody
03 BP 1588 Abidjan
espace_harmattan.ci@hotmail.fr

Nos librairies en France

Librairie internationale
16, rue des Écoles
75005 Paris
librairie.internationale@harmattan.fr
01 40 46 79 11
www.librairieharmattan.com

Librairie des savoirs
21, rue des Écoles
75005 Paris
librairie.sh@harmattan.fr
01 46 34 13 71
www.librairieharmattansh.com

Librairie Le Lucernaire
53, rue Notre-Dame-des-Champs
75006 Paris
librairie@lucernaire.fr
01 42 22 67 13

www.ingramcontent.com/pod-product-compliance
Lightning Source LLC
LaVergne TN
LVHW011441061026
849535LV00004BA/910
* 9 7 8 2 1 4 0 3 3 7 0 5 5 *